形态学实验教程

张立平　张　慧　常翠鸣
刘　凯　王志富　　　　主编

山东大学出版社
·济南·

图书在版编目(CIP)数据

形态学实验教程/张立平等主编.—济南:山东
大学出版社,2021.7(2023.07 重印)
ISBN 978-7-5607-7095-6

Ⅰ.①形… Ⅱ.①张… Ⅲ.①人体形态学－实验－医
学院校－教材 Ⅳ.①R32-33

中国版本图书馆 CIP 数据核字(2021)第 144553 号

策划编辑 唐 棣
责任编辑 毕文霞
文案编辑 蔡梦阳
封面设计 杜 婕

出版发行 山东大学出版社
社 址 山东省济南市山大南路 20 号
邮政编码 250100
发行热线 (0531)88363008
经 销 新华书店
印 刷 济南巨丰印刷有限公司
规 格 720 毫米×1000 毫米 1/16
29 印张 534 千字
版 次 2021 年 7 月第 1 版
印 次 2023 年 7 月第 3 次印刷
定 价 64.00 元

《形态学实验教程》编委会

主　编　张立平　张　慧　常翠鸣　刘　凯　王志富
副主编　瞿宝明　孔　群　丁海玲
编　委　（以姓名拼音为序）
　　　　卜运祥（齐鲁理工学院）
　　　　常翠鸣（齐鲁理工学院）
　　　　丁海玲（齐鲁理工学院）
　　　　孔　群（齐鲁理工学院）
　　　　李振华（山东大学）
　　　　刘　凯（山东大学）
　　　　瞿宝明（齐鲁理工学院）
　　　　王　云（齐鲁理工学院）
　　　　王志富（齐鲁理工学院）
　　　　邢子英（山东大学）
　　　　张　慧（齐鲁理工学院）
　　　　张立平（齐鲁理工学院）

前　言

党的二十大报告明确提出教育、科技、人才是全面建设社会主义现代化国家的基础性、战略性支撑。我们要全面贯彻党的教育方针，落实立德树人根本任务，培养高层次创新型、应用型医学人才。

随着医学教育的发展和教育改革的深化，培养和提高学生的动手能力、科研能力与创新意识已成为当前医学人才培养的关键。在高素质医学应用型人才培养的过程中，基础医学形态学实验是重要环节之一，不仅培养了学生的实验技能，还培养了学生的创新能力和严谨的科学态度，使学生的知识结构、思维能力、实践能力和创新能力全面协调发展。

为深入贯彻党的二十大精神，进一步优化形态学实验教学，提高教学质量，我们总结教学经验和实验教材使用情况，重新组织编写了《形态学实验教程》。

本教材将人体解剖学、组织与胚胎学、病理解剖学课程实验有机地结合在一起，遵循循序渐进的原则，设计了52个实验项目，涵盖经典的基础验证性实验、综合性实验和创新性试验。每个实验项目都能明确实验目的、实验注意事项、实验材料、实验内容及案例分析，可以培养学生的实践动手能力，独立思考、分析问题、解决问题的能力，提高学生的自主学习能力，为建立完整的医学科学体系起到了积极的推动作用。

由于时间紧迫及编写者的水平有限,书中各种错误在所难免,望各位同仁及读者提出宝贵意见,敦促本教材不断完善,为做好形态学课程的教学工作共同努力。

编　者

2023 年 3 月

于济南

目 录

第一部分　人体解剖学实验

第二部分　组织学与胚胎学实验

第三部分　病理解剖学实验

第一部分

人体解剖学实验

绪　论

一、人体解剖学实验的任务

人体解剖学是一门形态科学,直观性强、名词多、描写多是其特点。人体解剖学实验是在老师的指导下,学生通过对人体形态结构进行独立的观察、寻认、分析、对比、描述、记忆、归纳总结,从而获得比较全面、系统的正常人体解剖学知识的教学活动。其主要任务是通过对尸体标本和教学模型的观察,活体的触摸,加深对形态知识的理解,将形态活学活用,帮助学生记忆。在实验时,要坚持形态与功能相互依存的观点、进化发展的观点、局部与整体统一的观点、理论与实验相结合的观点。在学习中,要学会将教材、标本、模型、教材图谱和多媒体教学软件有机结合起来,以达到正确全面地认识和记忆人体形态结构,学好解剖学的目的。

二、人体解剖学实验的方法和要求

人体解剖学实验课一般采取实验要点讲授、学生独立观察标本(或示教)和老师课后小结三个环节。学生要把人体众多的器官、结构弄清楚,需要边读教材、教材图谱,边仔细观察标本和联系活体,并注意标本的方位和切面,还可画一些简教材图,这样更可加深印象。看清形态以后,学生还要结合功能和发生来思考,再适当联系临床应用,力求弄懂,这样所学的知识就更灵活,记忆也更牢固。为此,同学们应当从以下几个方面严格锻炼和要求自己。

第一,学会配合使用教材、实验指导、教材图谱和直观教具(包括模型和标本),独立地进行标本观察。

第二,熟练掌握人体解剖学的常用方位术语及各系统的常用术语,熟悉人体解剖学一般的描述方法及各个系统的特点。

第三,善于利用各种直观教具(包括各种教材图谱、挂教材图、标本、模型),

帮助自己理解教材中的文字描述和寻认各种结构,并找出辨认的根据。

第四,要重点关注老师的课前讲解、提问、示教及小结,不仅要掌握学习的内容,更重要的是学习观点和方法,培养自己独立观察和独立分析的学习能力。

第五,要集中注意力,使自己的思维始终处于积极的状态,争取做到三勤:勤动脑(多思考、多分析),勤动手(多接触标本、多画教材图、勤做笔记、勤小结),勤动口(勤读、善问、相互讨论)。

第六,自觉遵守实验规则,爱惜教具,培养严谨的科学态度,养成良好的学风。

第一章　骨学

实验一　骨学总论与躯干骨

【实验目的】

(1)掌握骨的分类和骨的形态构造。

(2)熟悉骨的化学成分和物理特性。

(3)掌握躯干骨的组成和名称,各种椎骨、胸骨、肋。

(4)掌握椎骨的一般形态和各部椎骨的特征。

(5)掌握胸骨的分部和形态结构。

(6)熟悉肋和骨性胸廓的一般形态结构。

(7)掌握躯干骨的骨性标志。

【实验材料】

一、实验标本与模型

(1)人体骨架标本。

(2)长骨、短骨、扁骨和不规则骨等各类骨标本。

(3)长骨干纵切面标本,示骨松质、骨密质、示骨膜、骨髓腔、骨髓的湿标本。

(4)煅烧骨和脱钙骨标本。

(5)胸骨、肋骨、骶骨和游离椎骨(包括一般颈椎、寰椎、枢椎、隆椎、胸椎和腰椎)。

(6)串连椎骨标本或模型。

二、挂图

（1）骨的构造挂图。

（2）成人和儿童胫骨 X 线片。

（3）躯干骨挂图

三、ECDH 数字人解剖系统（略）

【实验注意事项】

（1）观察骨膜时，应用镊子将骨膜轻轻夹起，以免夹损或撕脱骨膜。

（2）煅烧骨比较脆，实验过程中应注意轻拿轻放。

（3）X 线片为示教内容，重点看骨密质、骨松质和骺线。

（4）观察标本时，应参照教材上的插图，把标本放在解剖位置，分清其上、下、前、后、左、右各方向，遇有疑难问题，可对照完整骨架解决。

（5）重要骨性标志需在活体上摸认，如颈静脉切迹、胸骨角等。

（6）实验完毕后，应将标本、模型整理好，放回指定位置；若发现散失或损坏，应及时向带教老师报告。

【实验内容】

一、骨学总论

（一）骨的数目及分部

正常成人共有 206 块骨（见图 1-1-1），具体部位数目如表 1-1-1 所示。

表 1-1-1　骨的数目及分部

部位及名称	数目
躯干骨（椎骨、胸骨及肋骨）	51 块
颅骨	23 块
上肢骨	64 块
下肢骨	62 块
听小骨	6 块
总计	206 块

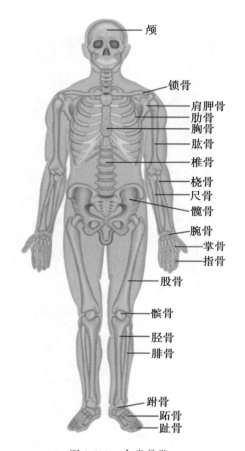

图 1-1-1　全身骨骼

（二）观察骨的分类

骨的分类如图 1-1-2 所示。

1.长骨

长骨主要分布于四肢，呈长管状，分为一体两端。中间细长称体，又称骨干，围成**骨髓腔**，容纳骨髓。两端膨大称**骺**，表面有光滑的关节面，如上肢肱骨和下肢股骨。

2.短骨

短骨多成群分布于连结牢固且运动较灵活的部位，可承受较大的压力，呈立方体状，如腕部的腕骨和踝部的跗骨。

3.扁骨

扁骨呈板状，主要参与颅腔、胸腔和盆腔的构成，起到保护腔内器官的作用，如颅盖骨、胸骨和肋骨等。

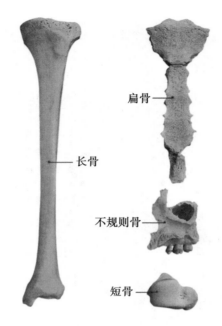

扁骨

长骨

不规则骨

短骨

图 1-1-2　骨的分类

4.不规则骨

不规则骨形态不规则,功能也不尽相同,如椎骨、蝶骨;有些不规则骨内有和外界相通的腔隙,称为**含气骨**,如额骨和上颌骨。

（三）观察骨的构造

取一块没有去骨膜的湿骨标本,可见在骨的外表覆有一层不光滑的致密膜状组织纤维膜,即为**骨膜**,其主要有纤维结缔组织构成,含有丰富的血管、神经、淋巴管,对骨的营养、再生和感觉有重要作用。再取一长骨纵剖标本观察,在骨干中央有一空腔称**骨髓腔**,其周围及两端骺外层的骨质称**骨密质**,骨密质质地致密,抗压抗扭曲性强,骨干中部较厚,两端较薄;长骨骺内部的骨

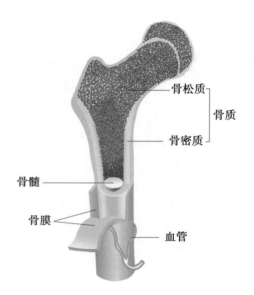

骨松质
骨质
骨密质
骨髓
骨膜
血管

图 1-1-3　骨的构造

质结构疏松,呈海绵状,由相互交织的骨小梁排列而成,为**骨松质**,如图 1-1-3 所示。

（四）骨的化学成分和物理性质

（1）取煅烧骨一段，用手轻压，观其结果。

（2）观察一段弯曲的经稀盐酸浸过的骨。

二、躯干骨

躯干骨（51 块）：椎骨包括颈椎 7 块、胸椎 12 块、腰椎 5 块、骶骨 1 块、尾骨 1 块；胸骨有 1 块；肋骨有 24 块。

（一）椎骨

1.椎骨的一般形态观察

椎骨由**椎体**、**椎弓**组成。椎体在椎骨前份，呈短圆柱状。椎弓为椎体后方呈弓形的骨板，椎体与椎弓围成**椎孔**。全部椎孔贯通，构成容纳脊髓的**椎管**。椎弓与椎体相连的部分较细，称**椎弓根**。两侧椎弓根向后内扩展变宽，称**椎弓板**。椎弓板伸出的 7 个突起：1 个**棘突**、1 对**横突**、1 对**上关节突**和 1 对**下关节突**。椎弓根的上、下缘各有一切迹，相邻椎骨的上、下切迹共同围成**椎间孔**，内有脊神经和血管通过，如图 1-1-4 所示。

2.各部椎骨的特点

椎骨组成如图 1-1-5 所示。

（1）颈椎：共有 7 个，横突有孔，称**横突孔**。棘突短而分叉，第 7 颈椎棘突特长，末端不分叉而形成结节。第 1 颈椎又叫**寰椎**，前弓较短，后弓较长，侧块两个；无椎体、棘突、关节突。第 2 颈椎又叫**枢椎**，特点是由椎体向上伸出的凸起即**齿突**，与寰椎的齿突凹相关节。第 7 颈椎又名隆椎，棘突特别长，末端不分叉。在活体上很容易摸到第 7 颈椎的棘突，低头时凸起尤为明显，是临床计数椎骨和针灸取穴的标志。

（2）胸椎：共 12 个，椎体两侧有黄豆大小的关节面，称**肋凹**，与肋骨的肋头构成胸肋关节。横突的前面也有关节面，绿豆大小，称**横突肋凹**，与肋骨的肋结

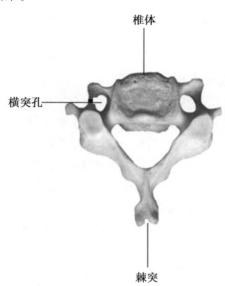

图 1-1-4　颈椎

椎体

横突孔

棘突

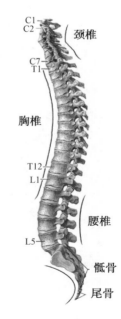

图 1-1-5　椎骨组成

C1
C2　颈椎

C7
T1

胸椎

T12
L1

腰椎

L5

骶骨

尾骨

节构成肋横突关节。棘突较长,斜向后下,彼此掩盖,呈叠瓦状。

(3)**腰椎**:共5个,椎体高大,棘突短宽,呈板状,水平伸向后方,故相邻棘突之间的间隙较大,临床上常在第3腰椎棘突和第4腰椎棘突之间或第4腰椎棘突和第5腰椎棘突之间行腰椎穿刺术。

(4)**骶骨**:成人骶骨由5块骶椎融合而成,呈三角形,底朝上,尖朝下。骶骨呈三角形,底向上,尖向下,前面光滑微凹,上缘中份向前隆凸,称**岬**。其中部有4条横线,是椎体融合的痕迹;横线两端有4对**骶前孔**;背面隆凸粗糙,有4对**骶后孔**。骶前、后孔均与骶管相通,有骶神经前后支通过。骶管上连椎管,下端的开口称**骶管裂孔**,裂孔两侧有向下突出的**骶角**,骶管麻醉常以此作为标志。骶骨的两侧的上份有**耳状面**,与髂骨的耳状面构成骶髂关节。

(5)**尾骨**:由4~5块退化的尾椎融合而成,上接骶骨,下端游离为尾骨尖。

(二)胸骨

胸骨(见图1-1-6)上端为**胸骨柄**,胸骨柄上缘有三个切迹,正中的称**颈静脉切迹**,两侧为**锁切迹**,与锁骨相接。胸骨中部呈长方形,称**胸骨体**。体与柄连接处微向前突,即为**胸骨角**,可在体表扪及。胸骨角两侧平对第2肋,是计数肋骨的重要标志。胸骨角向后平对第4胸椎体下缘。胸骨体下端为一形状不定的薄骨片,称**剑突**。

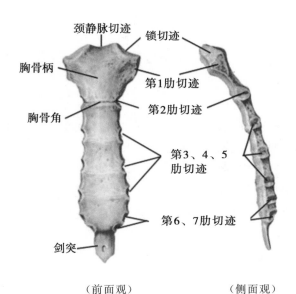

（前面观）　　　　　　　（侧面观）

图 1-1-6　胸骨

（三）肋

肋骨（见图 1-1-7）为细而长的弓状扁骨，分为中部的体和前、后两端，前端稍宽，与肋软骨相接；后端膨大，称**肋头**，有关节面与胸椎肋凹相关节。肋头外侧的狭细部分称**肋颈**。颈外侧的粗糙突起，称**肋结节**，肋结节外侧面有关节面与相应胸椎的横突肋凹相关节。肋体分内、外两面及上、下两缘，在内面近下缘处有一浅沟称**肋沟**，有肋间神经、血管经过；肋体的后份弯曲度更为明显，称肋角。其中，第一肋骨扁宽而短，分上、下面和内、外缘，无肋角和肋沟，其内缘前份有**前斜角肌结节**，为前斜角肌附着处。在前斜角肌结节的前、后方分别有**锁骨下静脉沟**和**锁骨下动脉沟**，分别有锁骨下静脉和锁骨下动脉通过。

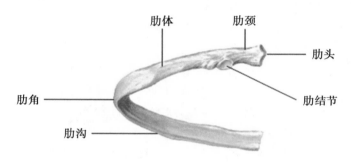

图 1-1-7　肋骨

躯干骨观察完毕后，请同学们对照骨标本，在自己的身体上摸认下列各骨性标志：

（1）寰椎、枢椎、隆椎：体表容易摸认，是临床计数椎骨和针灸取穴的标志。

（2）胸骨颈静脉切迹：位于胸骨上缘，两侧胸锁关节之间的凹陷，其上方为胸骨上窝。

（3）胸骨角：位于胸骨柄与胸骨体的连接处向前的横向突起，两侧接第 2 肋软骨，为计数肋骨的标志；平对第 4 胸椎体下缘，是支气管分叉处、主动脉弓起始部、心脏上界、食管的第二狭窄处和胸导管左移处的水平。胸骨角平面也是上、下纵隔的分界线。

（4）棘突：在后正中线可以摸到大部分椎骨的棘突。第 7 颈椎的棘突较长，位于颈背部最突出的隆起，末端不分叉，在皮下形成一个隆起，为计数椎骨的标志。胸椎棘突斜向后下，呈叠瓦状。腰椎棘突呈水平位，第 4 腰椎棘突平对两侧髂棘最高点。

（5）剑突：胸骨下部，位于两侧肋弓之间。

(6)肋弓:常作为腹部触诊确定肝、脾位置的标志。两侧肋弓与胸剑结合构成**胸骨下角**,剑突与肋弓构成**剑肋角**,左侧剑肋角是心包穿刺的进针部位。

(7)肋和肋间隙:第1肋大部分位于锁骨后方,难以触及。肋和肋间隙是胸部和腹上部器官定位的标志。

(8)第12肋:竖脊肌外侧可扪及。

【思考题】

(1)试述骨的分类及各类骨的特征。

(2)试述骨的构造。

(3)试述椎骨的共同形态特征和各部分椎骨的不同特点。

【案例分析】

假性骨折

不懂医学的人偶尔感到腹部不适,摸到自己上腹部的肋骨活动时,误认为自己骨折,于是到医院去检查,去拍 X 线片或做 CT,结果显示一切正常。这既浪费了金钱,又浪费了时间。同学们如遇到此种情况,要以医者仁心的态度耐心地向患者解释,人体共有 12 对肋骨,上 10 对是连接在胸部正中的胸骨两侧,是不游离的;下两对是游离的,能活动,以适应胃部的扩张和收缩,是正常的,不需要过于惊慌。

实验二 上、下肢骨

【实验目的】

(1)掌握上、下肢骨的组成、名称、数目、位置。

(2)掌握肩胛骨、锁骨、肱骨、桡骨、尺骨、髋骨、股骨、胫骨及腓骨的形态和主要结构。

(3)掌握上、下肢骨的重要骨性标志。

(4)熟悉手部骨、足骨的分部和形态结构。

【实验材料】

一、标本与模型

（1）全套上、下肢骨。

（2）完整骨架。

（3）小儿髋骨。

（4）成人手骨、足骨 X 线片。

二、挂图

全身骨骼及上、下肢骨挂图。

三、ECDH 数字人解剖系统（略）

【实验注意事项】

（1）观察时，要按实验内容的描述，把骨标本放在解剖位置，注意分清前、后、左、右。

（2）要经常对照完整骨架观察，熟悉各骨的结构在整体中的位置。

【实验内容】

一、上肢骨

一侧上肢骨共 32 块，包括上肢带骨 2 块，自由上肢骨 30 块。

（一）上肢带骨

1.锁骨

锁骨（见图 1-1-8）位于胸部与颈部交界处的皮下，全长可触及。锁骨呈"S"形，内侧端粗大称**胸骨端**，与胸骨柄相关节；外侧端扁平称**肩峰端**，与肩峰相关节。锁骨对固定上肢、支撑肩胛骨、便于上肢灵活运动起重要作用，是重要的体表标志。

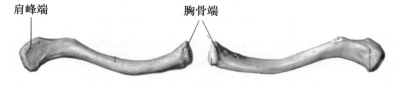

肩峰端　　　　　　胸骨端

图 1-1-8　锁骨

2.肩胛骨

肩胛骨(见图 1-1-9)是三角形的扁骨,位于胸廓后外侧的上份,介于第 2～7 肋之间,可分为三缘、三角和两面。**上缘**的外侧部有一弯曲的指状突起,称**喙 突**;内侧缘较薄,靠近脊柱,又称**脊柱缘**;外侧缘肥厚邻近腋窝,又称**腋缘**。**上角** 在内上方,平对第 2 肋;**下角**平第 7 肋水平,体表易于摸到,为计数肋的标志。 外侧角膨大,有朝向外面的关节面,称**关节盂**,与肱骨头相关节。其前面与胸廓 相对,为一大的浅窝,称**肩胛下窝**;后面有一向前外上突出的骨嵴,即为**肩胛冈**, 将肩胛骨后面分为冈上窝和冈下窝两部分。肩胛冈向外侧延伸的扁平突起,称 **肩峰**,是肩部的最高点。

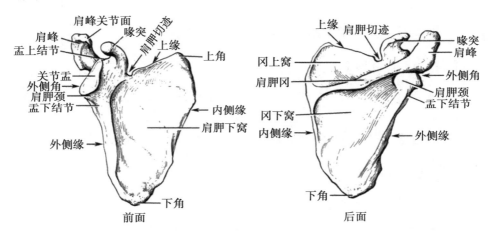

图 1-1-9 肩胛骨

(二)自由上肢骨

1.肱骨

肱骨(见图 1-1-10)位于上臂,是典型的长骨,可分为一体两端。上端有呈 半球形的**股骨头**,与肩胛骨的关节盂相关节。头周围的环形浅沟,称**解剖颈**。 颈的外侧和前方有隆起的**大结节**和**小结节**,大、小结节之间有**结节间沟**。其上 端与体交界处较细为**外科颈**。肱骨体中份外侧面有一粗糙隆起称**三角肌隆起**, 为三角肌附着处。在粗隆的后内侧有一斜行的浅沟称**桡神经沟**,内有同名神经 经过。肱骨中部骨折可能伤及桡神经。肱骨下端外侧有一半球形的**肱骨小头**, 与桡骨头上面的关节面构成关节。其内侧部为形如滑车状的**滑车切迹**,与尺骨 滑车切迹构成关节,滑车的后上方有一深窝,称**鹰嘴窝**。小头的外侧和滑车内 侧各有一突起,分别称为**外上髁**和**内上髁**。内上髁的后下方有**尺神经沟**,内上髁骨折或肘关节脱位时,有可能伤及沟内的尺神经。

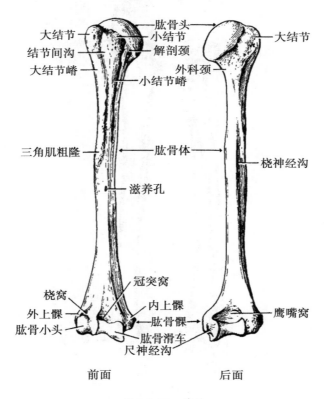

图 1-1-10　肱骨

2.桡骨

桡骨(见图 1-1-11)位于前臂的外侧,分一体两端。其上端稍膨大称**桡骨头**,上面的关节凹,与肱骨小头形成肱桡关节。头的周围为**环状关节面**,与尺骨桡切迹形成桡尺近侧关节;头下方稍细,称**桡骨颈**。颈的内下侧有突起的**桡骨粗隆**,为肱二头肌的附着点。桡骨下端粗大,外侧有突向下的锥形突起,称**桡骨茎突**,为骨性标志。其下端的内侧面有与尺骨头相关节的尺切迹;下面有腕关节面与腕骨形成桡腕关节。

3.尺骨

尺骨(见图 1-1-11)位于前臂的内侧,分一体两端。其上端的前面有一大的凹陷关节面,称**滑车切迹**(半月切迹),与肱骨滑车相关节。切迹的上、下方各有一突起,上方大者称**鹰嘴**,下方小者为**冠突**。冠突的外侧面有**桡切迹**,与桡骨头相关节。尺骨下端称**尺骨头**,其后内侧向下的突起称**尺骨茎突**。

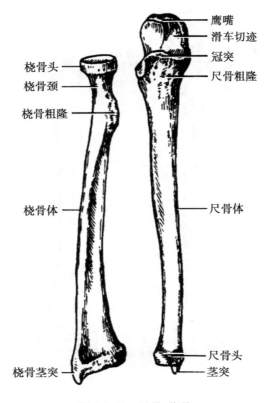

图 1-1-11　尺骨、桡骨

4.手骨

手骨(见图 1-1-12)分为腕骨、掌骨和指骨(用串连的手骨标本并结合手部 X 线片观察)。

(1)**腕骨**:由 8 块小的短骨组成,它们排列成远侧、近侧两列,每列 4 块。由桡侧向尺侧,近侧列依次为**手舟骨**、**月骨**、**三角骨**、**豌豆骨**;远侧列为**大多角骨**、**小多角骨**、**头状骨**、**钩骨**。手舟骨、月骨和三角骨近端共同形成一椭圆形的关节面,与桡骨的腕关节面及尺骨下端的关节盘构成桡腕关节。所有腕骨在掌面形成一凹陷的腕骨沟。

(2)**掌骨**:5 块,由桡侧向尺侧,依次称第 1～5 掌骨。掌骨分一体及两端,近侧端名底,远侧端称头,底与头之间部分为体。

(3)**指骨**:共 14 节,除拇指仅有 2 节外,其余 4 指均为 3 节,由近端向远端依次为近节指骨、中节指骨和远节指骨。指骨的近端称底,中间部为体,远端为滑车。

上肢骨观察完毕后,请同学们对照骨标本,在自己身体上摸认下列各骨性标志锁骨、肩胛冈、肩胛骨下角、肩峰、鹰嘴、肱骨内上髁、肱骨外上髁、尺骨头、尺骨茎突、豌豆骨和掌骨等。

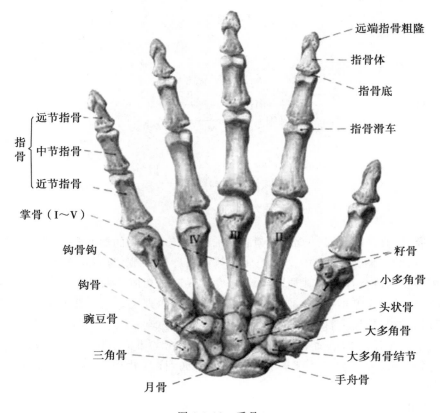

远端指骨粗隆

指骨体

指骨底

指骨滑车

籽骨

小多角骨

头状骨

大多角骨

大多角骨结节

手舟骨

指骨 {
远节指骨

中节指骨

近节指骨 }

掌骨（I～V）

钩骨钩

钩骨

豌豆骨

三角骨

月骨

图 1-1-12　手骨

二、下肢骨

一侧下肢骨共 31 块,包括下肢带骨 1 块,自由下肢骨 30 块。

（一）下肢带骨

下肢带骨(见图 1-1-13)主要是指髋骨。髋骨是由髂骨、坐骨、耻骨三骨融合成一骨。在融合部的外侧面有一深窝,称髋臼。坐骨、耻骨之间围成闭孔。

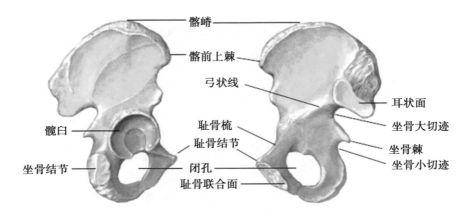

外侧面观　　　　　　内侧面观

图 1-1-13　　下肢带骨(髋骨)

1.髂骨

髂骨构成髋骨的后上部,分为肥厚的髂骨体和扁阔的髂骨翼。翼的上缘肥厚,称**髂嵴**。髂嵴的前、中交界处向外侧突出称**髂结节**,为一重要的骨性标志,临床常在此进行骨髓穿刺抽取红骨髓检查其造血功能。两侧的髂嵴的最高点连线,约平第 4 腰椎棘突,是临床确定椎骨序数的方法之一。髂嵴前端为**髂前上棘**,后端为**髂后上棘**。在髂前、后上棘的下方各有一突起,分别为髂前下棘和髂后下棘。髂骨的内面光滑凹陷,称**髂窝**。髂窝的下界有圆钝的骨嵴,称**弓状线**,窝的后部骨面粗糙不平,有一耳状关节面,称**耳状面**,与骶骨的耳状面相关节。

2.坐骨

坐骨构成髋骨的后下部,分坐骨体和坐骨支。体后缘有一尖锐的突起,称**坐骨棘**,棘下方为**坐骨小切迹**。坐骨棘与髂后下棘之间为**坐骨大切迹**。坐骨体下后部延伸为较细的**坐骨支**,其末端与耻骨下支结合。体与支移行处的后部是肥厚而粗糙的**坐骨结节**,为坐骨的最低点,体表可触及。

3.耻骨

耻骨构成髋骨的前下部,分为体和上支、下支。耻骨体和髂骨体结合处骨面粗糙隆起,称**髂耻隆起**。自体向前内延伸出耻骨上支,其末端急转向下,成为耻骨下支。耻骨上支的上缘锐薄,称耻骨梳,耻骨梳向前终于耻骨结节。耻骨上下支相互移行处内侧的椭圆形粗糙面,称**耻骨联合面**。

18

（二）自由下肢骨

1.股骨

股骨（见图 1-1-14）1 块，位于大腿部，是全身最长最粗的长骨，可分为一体两端。其上端有球形的**股骨头**，与髋臼相关节，头的外下方较细部分为**股骨颈**，体与颈交界处有两个隆起，上外侧为**大转子**（同学们用手掌贴在股上部的外侧，并旋转下肢，可以感受到大转子在手掌下转动），下内侧的较小为**小转子**。大、小转子之间，在后方有隆起的**转子间嵴**，在前面以**转子间线**相连。股骨体后面有纵行的骨嵴，称**粗线**。此线上端分叉，向外上延伸为**臀肌粗隆**；其下端有两个向下后

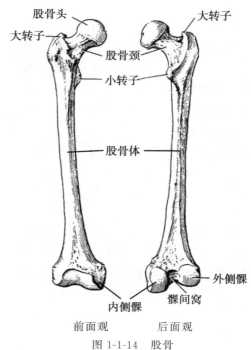

图 1-1-14　股骨

的膨大，分别称**内侧髁**和**外侧髁**。两髁侧面最突起处，分别为**内上髁**和**外上髁**；两髁之间有**髁间窝**。

2.髌骨

髌骨（见图 1-1-15）位于股骨下端的前面，股四头肌腱内，上宽下尖，前面粗糙，后面为光滑的关节面，与股骨髌面形成关节，髌骨可在体表摸到。

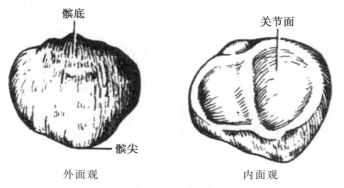

图 1-1-15　髌骨

3.胫骨

胫骨（见图 1-1-16）位于小腿内侧，对支持体重起重要作用，故较粗壮，分一体两端。其上端膨大，向两侧突出，形成**内侧髁**和**外侧髁**。两髁之间有向上的隆起称**髁间隆起**，为前后交叉韧带的附着处。其上端与体移行处的前面有粗糙的隆起称**胫骨粗隆**，它是股四头肌腱的附着处。胫骨体呈三棱形，其前缘和内侧面在体表可摸到。下端内侧面向下突出称**内踝**。

4.腓骨

腓骨（见图 1-1-16）位于小腿外侧，细而长，上端略膨大称**腓骨头**，头下方变细称**腓骨颈**，下端膨大称为**外踝**。腓骨头浅居皮下，是重要的骨性标志。

5.足骨

足骨（见图 1-1-17）可分为跗骨、跖骨及趾骨（用串连的足骨标本并结合足部 X 线片进行观察）。

（1）跗骨：共 7 块，排成前、中、后3 列。后列为**跟骨**和**距骨**，跟骨后部粗糙隆起称**跟骨结节**；距骨上面有前宽后窄的**距骨滑车**，与胫、腓骨下端相关节。中列为**足舟骨**。前列为**内侧楔骨、中间楔骨、外侧楔骨和骰骨**。

（2）跖骨：共 5 块，由内侧向外侧依次为第 1～5 跖骨。其后端为底，中间为体，前端为头。

（3）趾骨：有 14 节，蹈指 2 节，其余各趾均为 3 节，趾骨的形态和命名与指骨相似。

下肢骨观察完毕后，同学们应在自己的身体上摸认下列骨性标志：**髂嵴、髂前上棘、髂后上棘、坐骨结节、耻骨结节、股骨大转子、股骨内侧髁、股骨外侧**

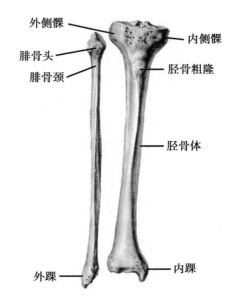

图 1-1-16　胫骨、腓骨

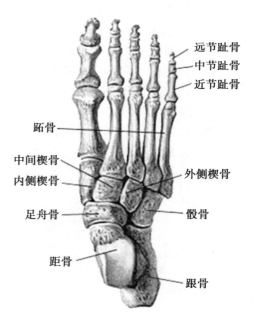

图 1-1-17　足骨

髁、股骨内上髁、股骨外上髁、髌骨、胫骨内侧髁、胫骨外侧髁、胫骨粗隆、腓骨头、内踝、外踝、跟骨结节。

【思考题】

(1)试述肩胛骨的特点。

(2)简述肱骨的形态结构。

(3)髋骨是由哪几块骨融合而成的?

(4)股骨的主要结构有哪些?

(5)在活体上摸辨上、下肢各骨。

【案例分析】

股骨头无菌性坏死

股骨头无菌性坏死是壮年人常见的一种疾病。虽然其病因尚未明确,但医学界普遍认为多数是因为股骨头过度疲劳缺血所致。股骨头既要负责下肢髋关节的运动,又要将躯干的重力传递至下肢,生理功能极其重要。如若长期过度负重劳累就会导致股骨头长期缺血而坏死,致使患者丧失劳动能力甚至生活不能自理,会给患者带来极大痛苦。同学们学习此知识后,本着预防为主和提高国民素质的原则应向长期从事重体力劳动者宣传此病的危害性,使其注意劳逸结合,严防此病发生。

实验三 颅骨

【实验目的】

(1)掌握颅骨的名称、数目及重要的孔道和结构。

(2)掌握鼻旁窦的名称、位置及开口。

(3)掌握颅骨的主要骨性标志。

(4)熟悉颅骨整体观以及颅底内面观的主要孔道和结构。

(5)熟悉新生儿颅骨的特征。

【实验材料】

一、标本和模型

(1)完整颅骨、分离颅骨、颅盖、颅底骨、颅矢状切面和婴儿颅标本。

（2）放大彩颅和筛骨、颞骨、蝶骨模型。

（3）鼻腔外侧壁模型。

二、挂图

（1）颅骨前面观、侧面观、颅底内外面观挂图和颅正中矢状切、鼻旁窦挂图。

（2）下颌骨挂图。

三、ECDH 数字人解剖系统（略）

【实验注意事项】

（1）颅骨某些部位骨质薄而易碎，观察时要轻拿轻放。

（2）观察分离颅骨时，应随时对比完整颅骨，以便了解分离颅骨及其重要结构在完整颅上的位置。

（3）观察时，要参考书中的插教材图，帮助寻找结构。在观察颅底外面时要特别注意解剖位置。

【实验内容】

颅骨（见图 1-1-18）共 23 块（不包括 6 块听小骨），分为脑颅和面颅两部分。脑颅骨有 8 块，其中成对的包括顶骨和颞骨，不成对的包括额骨、枕骨、筛骨和蝶骨。面颅骨包括 15 块，其中成对的包括鼻骨、泪骨、下颌骨、颧骨、腭骨、下鼻甲，不成对的包括犁骨、上颌骨和舌骨。

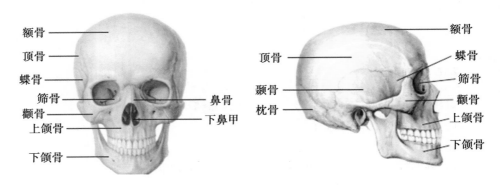

图 1-1-18　颅骨

一、脑颅骨

脑颅骨共 8 块，位于颅的后上部，围成颅腔，容纳脑。其分为成对和不成对两类,其中成对的有**顶骨**、**颞骨**;不成对的有**额骨**、**枕骨**、**蝶骨**、**筛骨**。

（一）额骨

额骨1块,位于颅的前上部,分为**额鳞**、**眶部**、**鼻部**三部分。

（二）顶骨

顶骨2块,外隆内凹,呈四边形,居颅顶中部,左右各一,两块顶骨间为矢状缝相连。

（三）枕骨

枕骨1块,位于颅的后下部,呈勺状,前部有**枕骨大孔**,枕骨借此分为四部分:前为基底部,后为枕鳞,两侧为侧部。

（四）颞骨

颞骨2块,位于颅骨两侧,并延至颅底,参与构成颅底和颅腔侧壁,形状不规则,一外耳门为中心分为三部分:**鳞部**、**鼓部**、**岩部**。

（五）蝶骨

蝶骨1块,位于颅底中部,枕骨的前方,形似展翅的蝴蝶,分**蝶骨体**、**蝶骨大翼**、**蝶骨小翼**和**蝶骨翼突**四部分。

（六）筛骨

筛骨1块,位于颅底,在蝶骨的前方及左右两眶之间,为脆弱的含气骨。通过放大的筛骨模型观察,筛骨额状切面呈"巾"字形,分为三部分:①**筛板**:呈水平位,构成鼻腔的顶,板上有许多小孔,称**筛孔**。②**垂直板**:居正中矢状位,构成骨性鼻中隔的上部。③**筛骨迷路**:位于垂直板的两侧,内含筛窦;迷路内侧壁上有两个卷曲的小骨片,即上鼻甲和中鼻甲。

二、面颅骨

面颅骨共15块,位于颅的前下部,构成眶、鼻腔、口腔和面部的骨性支架。其分为成对和不成对两类,其中成对的有**上颌骨**、**鼻骨**、**颧骨**、**泪骨**、**腭骨和下鼻甲**;不成对的有**犁骨**、**下颌骨**、**舌骨**。

（一）上颌骨

上颌骨2块,位于面颅的中央,构成颜面的中央部,几乎与全部面颅骨相接,内有大的含气腔,称**上颌窦**。

（二）鼻骨

鼻骨2块,为成对的长条形小骨片,上窄下宽,居两眶之间,构成鼻背。

（三）颧骨

颧骨1块,位于眶的外下方,呈菱形,形成面颊的骨性突起,颧骨的颞突向后接颞骨的颧突,构成**颧弓**。

（四）泪骨

泪骨 2 块，为一对方形小骨片，位于眶内侧壁的前份，前接上颌骨额突，后连筛骨眶板。

（五）腭骨

腭骨 2 块，呈"L"形，位于上颌骨腭突与蝶骨翼突之间，分为**水平板**和**垂直板**两部。

（六）下鼻甲

下鼻甲 2 块，为附于上颌体和腭骨垂直板鼻面的一对卷曲薄骨片。

（七）犁骨

犁骨 1 块，为垂直位斜方形骨板，构成骨性鼻中隔的后下部。

（八）下颌骨

下颌骨 1 块，位于面部的前下部，可分为一体两支。**下颌体**居中央，呈马蹄形，上缘有容纳下牙根的牙槽。体的前外侧面有**颏孔**。**下颌支**是由体向后方伸出的方形骨板，其上缘有两个突起，前为**冠突**，后为**髁突**。髁突上端膨大，称**下颌头**，与下颌窝相关节。下颌支后缘与下颌体相交处，称**下颌角**。下颌支内面中央有**下颌孔**。

（九）舌骨

舌骨 1 块，呈"U"形，分离独立（借肌肉和韧带与颅相连），位于下颌骨的下方。

三、颅的整体观

（一）颅盖

颅盖取完整颅骨从上方观察，可看到在额骨与顶骨之间有横行的**冠状缝**，左右两顶骨之间有**矢状缝**，顶骨与枕骨之间有似呈"人"字形的**人字缝**。新生儿的颅取婴儿颅观察，可见颅顶各骨之间的间隙较大，有结缔组织膜填充，称**囟**。其中最大的囟为**前囟**（额囟），呈菱形，位于冠状缝与矢状缝会合部。在矢状缝和人字缝相交处，有三角形的**后囟**（枕囟）。

（二）颅底

1.颅底内面观

取颅底骨标本，可见**颅底内面**（见图 1-1-19）高低不平，由前向后呈阶梯状排列着 3 个凹陷，分别称颅前窝、颅中窝和颅后窝。窝内有许多孔、裂，它们大都与颅外相通，故观察时，应同时查看它们在颅外的位置。

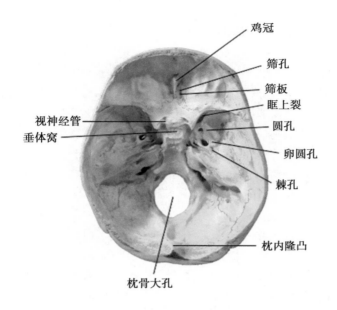

图 1-1-19　颅底内面

（1）**颅前窝**：由额骨、筛骨和蝶骨构成，窝中央低凹部分是筛骨的**筛板**，板上有许多**筛孔**，有嗅丝通过。

（2）**颅中窝**：主要由蝶骨和筛骨构成，中央是**蝶骨体**，体上面有容纳垂体的**垂体窝**，窝前两侧有视神经管，管外侧有**眶上裂**，它们都通入眶腔。蝶骨体两侧，自前向后依次有**圆孔、卵圆孔**和**棘孔**，自棘孔有脑膜中动脉沟向外上走行。

（3）**颅后窝**：主要由枕骨和颞骨岩部构成。窝内有**枕骨大孔**，孔前方有**斜坡**。孔的前外缘上有**舌下神经管**；孔的后上方有**枕内隆凸**；隆凸两侧有横行的**横窦沟**，横窦沟折向前下续为**乙状窦沟**，末端终于**颈静脉孔**。在颞骨岩部的后面有**内耳门**，由此通入**内耳道**。

2.颅底外面观

颅底外面后部中央有**枕骨大孔**，孔的后上方有**枕外隆凸**，孔两侧有椭圆形关节面为**枕髁**。髁的前外侧有**颈静脉孔**，其前方的圆形孔为**颈动脉管外口**。颈动脉管外口的后外侧有细长的**茎突**，其后外方为颞骨的**乳突**。茎突与乳突之间有**茎乳孔**。茎乳孔前方的凹陷为**下颌窝**，与下颌头相关节。下颌窝前方的横行隆起称**关节结节**。其前部有牙槽和硬腭的骨板，向后可见被犁骨分成左右两半的**鼻后孔**。

（三）颅前面观

颅前面观主要为两眶和骨性鼻腔等。

1.眶

眶呈圆锥形,可分为一尖、一底和四壁,容纳眼球及其附属结构。尖向后内,有**视神经管**通颅腔。底为**眶口**,朝向前下,略呈四边形,口的上、下缘分别称**眶上缘和眶下缘**。眶上缘上可见**眶上孔**(或眶上切迹),在眶下缘中份下方有**眶下孔**。眶上壁为颅前窝的底;眶内侧壁邻鼻腔和筛窦,近前缘处有**泪囊窝**,向下续为**鼻泪管**,通入鼻腔。试用探针从泪囊窝经鼻泪管,可通达鼻腔下鼻道;眶下壁为上颌窦的顶;外侧壁与上、下壁交界处后份各有**眶上裂**和**眶下裂**,内有血管、神经通过。

2.骨性鼻腔

骨性鼻腔位于面颅中央,由犁骨和筛骨垂直板构成的骨性**鼻中隔**,将其分为左右两半。在正中矢状切面颅骨标本或鼻腔外侧面模型上观察可见外侧壁上有 3 个向下卷曲的骨片,分别为**上鼻甲**、**中鼻甲**、**下鼻甲**。各鼻甲下方分别为**上鼻道**、**中鼻道**、**下鼻道**,上鼻甲后上方与蝶骨之间的间隙,称**蝶筛隐窝**。

鼻腔外侧壁(见图 1-1-20)上有 4 对**鼻旁窦**,是额骨、上颌骨、筛骨和蝶骨内的含气骨腔,位于鼻腔周围并开口于鼻腔。**额窦**位于额骨内,开口于中鼻道;**上颌窦**最大,位于上颌骨内,开口于中鼻道,其窦口高于窦底,故直立时窦内积液不易引流;**筛窦**位于筛骨迷路内,由许多不规则的小房组成,可分为前、中、后三群,其前、中群开口于中鼻道,后群开口于上鼻道;**蝶窦**位于蝶骨体内,开口于上鼻甲后上方的蝶筛隐窝。

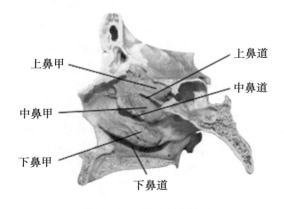

图 1-1-20　鼻腔外侧壁

（四）颅侧面观

在完整颅骨侧面（见图 1-1-21）观察，可见中部有一骨性孔为**外耳门**，门后方是乳突，前方为颧弓，颧弓上方的凹陷为**颞窝**。在颞窝区内，额、顶、蝶、颞四骨交汇处称**翼点**。此处骨质薄弱，外伤和骨折时，易损伤其内面的脑膜中动脉前支，引起颅内硬膜外血肿。

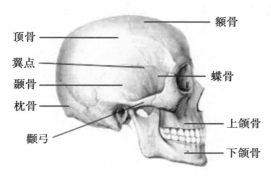

顶骨　　翼点　　颞骨　　枕骨　　颧弓　　额骨　　蝶骨　　上颌骨　　下颌骨

图 1-1-21　颅骨侧结构

颅骨观察完毕后，请同学们对照颅骨标本，在自己身体上认真摸认下列骨性标志：**乳突、枕外隆凸、下颌角、下颌头和颧弓**。

【思考题】

（1）解释名词：翼点、颅囟。

（2）颅骨由哪些骨组成？

（3）简述鼻旁窦的组成和开口。

（4）颅底内面的重要结构有哪些？

【案例分析】

二次昏迷

有一位农民 63 岁，男性，下楼时不慎摔倒滚落在地，头触地昏迷过去，家人将其抬到床上休息。老农稍后醒来，口述头疼，几分钟后又昏迷过去。家中有亲戚在省会的医院做医生，于是家人将老农的情况电话告知该医生，该医生听后立即告知家人说这是颅内出血压迫脑组织导致的二次昏迷，并嘱家人立即用最快的速度将患者送至省会的医院进行检查治疗。CT 显示患者颅顶骨破裂，骨裂茬将脑血管刺破引起颅内出血，随即医生行开颅手术急救。由于送医及时，手术成功，患者康复的很好，几乎未留下任何后遗症。

巧合的是患者病愈出院回家后的第二天，邻村的一位 56 岁男性农民，因提水桶时用力过猛突然晕倒,稍后醒来后口述头疼。其家人知道其常年患有高血压症,认为休息一下吃点降压药就会好的,未及时送医,结果该农民颅内血肿压迫脑干的生命中枢而死亡。从上述两例患者的病情可以看出,前者老年农民因颅骨骨折刺破脑血管引起颅内出血出现二次昏迷,因治疗及时血肿未压迫脑干生命中枢而避免了死亡;而后者老年农民却因误医而亡。

通过上述内容可知,同学们应努力学习好医学专业知识,不断提高全心全意为人民服务的思想意识。当你遇到颅骨受伤出现二次昏迷症状患者时,要果断尽快将患者送至有开颅条件的医院去治疗,以保全患者生命。

第二章　关节学

实验四　躯干骨和上肢骨的连结

【实验目的】

(1)掌握脊柱的组成和椎骨间的连结。

(2)掌握肩、肘关节的组成、特点和运动。

(3)熟悉脊柱的生理弯曲、胸廓的构成和形态。

(4)熟悉桡腕关节的组成、特点和运动。

(5)了解脊柱和胸廓的运动。

(6)了解胸锁关节、肩锁关节的组成和特点;手关节的名称和组成。

【实验材料】

一、标本与模型

(1)脊柱和椎骨间连结标本(示椎间盘、棘间韧带、棘上韧带、黄韧带、前纵韧带、后纵韧带)。

(2)肩、肘、桡腕关节标本(打开和未打开关节囊两种),前臂骨连结标本(示前臂骨间膜)。

(3)躯干骨、上肢骨和完整骨架标本。

二、挂图

(1)骨连接总论挂图

(2)躯干骨和上肢骨挂图

三、ECDH 数字人解剖系统(略)

【实验注意事项】

(1)实验中观察各类骨连结时,应紧密配合骨标本进行观察。

(2)注意爱护标本,不得用力拉扯,标本看完后要放回原处。

【实验内容】

一、躯干骨的连结

(一)椎骨间的连结

1.椎体间的连接

椎体之间借椎间盘及前、后纵韧带相连。椎体之间稍膨大,此即连结相邻椎体的**椎间盘**。椎间盘中央部为白色而质较软的**髓核**,周围部为多层以同心圆排列的**纤维环**。颈腰部椎间盘前厚后薄,而胸部椎间盘则相反同时注意观察**椎间孔**的位置。在椎体和椎间盘的前面有上下纵行的**前纵韧带**;从去椎弓标本上观察,可见椎体和椎间盘的后面有纵行的**后纵韧带**。

2.椎弓间的连结

取经正中线纵剖的脊柱标本观察,可见连于棘突尖端纵行的棘上韧带;连于两棘突之间较短的**棘间韧带**;连于相邻两椎弓板之间的为**黄韧带**。

3.脊柱

在完整骨架上观察,可见脊柱位于背部正中,构成人体的中轴,由 24 块椎骨、1 块骶骨和 1 块尾骨及其连结组成。从侧面观察,脊柱呈"S"形,有颈、胸、腰、骶 4 个生理弯曲。其中**颈曲**、**腰曲**凸向前,**胸曲**、**骶曲**凸向后。从后面观察,脊柱在后正中线上有一串棘突。颈椎棘突较短,近水平位;胸椎棘突较长,斜向后下,呈叠瓦状,相互掩盖;腰椎棘突呈水平位,棘突之间间隙较大。

(二)胸廓

在完整骨架上观察,可见胸廓由 12 个胸椎、12 对肋、1 块胸骨和它们之间的连结组成。成人胸廓呈前后略扁,上窄下宽的圆锥形;新生儿的胸廓横径与前后径大致相等,近似桶状。胸廓有上、下两口,其中上口较小,向前下方倾斜,由第 1 胸椎、第 1 对肋和胸骨柄上缘围成,是胸腔与颈部的通道。胸廓下口宽而不整齐,由第 12 胸椎,第 11、12 对肋,左右肋弓和剑突围成,相邻两肋之间的间隙称肋间隙。从前面观察,胸廓前壁最短,胸骨居正中,上 7 对肋骨前端借助软骨与胸骨相连;第 8、9、10 对肋骨前端依次与上位肋软骨相连,形成**肋弓**;第 11、12 对肋软骨前端游离于腹壁肌中。观察完胸廓标本后,同学们可在自己的身体上,用手掌紧贴胸廓,然后深呼吸,体会肋前端的移动情况。

二、上肢骨的连结

上肢骨连结包括上肢带骨连结和自由上肢骨连结。先在完整骨架上观察了解胸锁关节和肩锁关节两上肢带骨连结的组成,然后重点观察自由上肢骨连结。

(一)胸锁关节

胸锁关节(见图 1-2-1)是上肢与躯干相连的唯一关节,由锁骨的胸骨端和胸骨的锁切迹及第 1 肋软骨的上面构成,属于多轴关节。关节囊坚韧并由胸锁前韧带、胸锁后韧带、锁间韧带、肋锁韧带等囊外韧带加强;囊内有纤维软骨构成的关节盘,将关节腔分为外上和内下两部分。关节盘下缘附着于第 1 肋软骨,能阻止锁骨向内上方脱位。胸锁关节的活动度虽小,但以此为支点扩大了上肢的活动范围。

关节盘

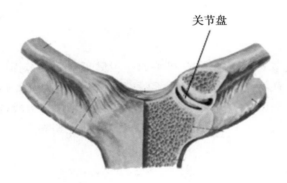

图 1-2-1　胸锁关节

(二)肩关节

肩关节(见图 1-2-2)由肱骨头和肩胛骨的关节盂构成。

先取未打开关节囊的标本观察,可见关节囊向上附着于肩胛骨关节盂的周缘,向下止于肱骨的解剖颈。关节囊上部较紧,下部松弛。在肩关节的上方,有横架于肩胛骨喙突和肩峰之间的喙肩韧带,从上方保护肩关节。在肱骨结节间沟内有肱二头肌长头腱自关节囊内穿出。此外,肩关节的前、后、上方有许多肌腱跨过,均有加强关节囊的作用,但关节囊的前下方没有肌腱和韧带加强,是关节囊的薄弱点。

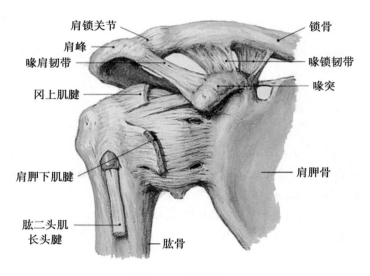

图 1-2-2　肩关节

再取打开关节囊的标本观察,可见原先粗糙不平的关节面因有关节软骨覆盖而变为光滑。从关节面形状上看,可见肱骨头的凸面大大超过关节盂的凹面。在关节盂的周围还可见到一圈颜色较深由纤维软骨构成的盂唇加深关节窝。最后观察关节囊的内、外表面,可见其内表面光滑(滑膜层),外表面粗糙(纤维层)。

以肩关节为例,在活体上进行关节运动形式观察。同学甲解剖姿势站立,同学乙用一手固定甲的肩胛骨,另一手握住甲的上肢(注意使上肢保持伸直),并做下列运动:

屈、伸、外展、内收、旋内、旋外、环转,其中环转是屈、展、伸、收依次结合的连续运动,运动时全骨正好绘出一圆形轨迹。

(三)肘关节

取已打开关节囊的标本(结合骨标本)观察肘关节(见图 1-2-3)组成,可见肘关节包括肱尺关节、肱桡关节、桡尺近侧关节 3 个关节。肱尺关节是由肱骨滑车与尺骨的滑车切迹构成;肱桡关节是由肱骨小头与桡骨头的关节凹构成;桡尺近侧关节是由桡骨头环状关节面与尺骨的桡切迹构成。

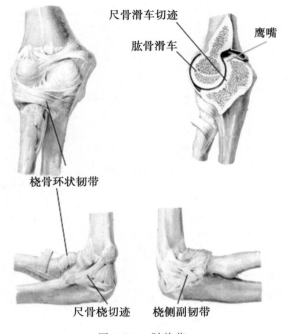

尺骨滑车切迹
鹰嘴
肱骨滑车

桡骨环状韧带

尺骨桡切迹   桡侧副韧带

图 1-2-3 肘关节

再取未打开关节囊的标本观察,可见关节囊前、后壁薄而松弛,后壁尤为薄弱。关节囊的两侧壁厚而紧张,分别形成**桡侧副韧带**和**尺侧副韧带**。此外,关节囊环绕在桡骨头周围的部分也增厚,形成桡骨环状韧带,可防止桡骨头脱出。

肘关节的运动方式主要有屈、伸运动。在活体上观察屈肘和伸肘时肱骨内、外上髁与尺骨鹰嘴三者之间的位置关系肘关节伸直时,肱骨内、外上髁与尺骨鹰嘴三点可连成一条直线。关节屈至 90°时,这三点的连线组成一等腰三角形。

(四)前臂骨连结

前臂骨间膜为连结桡、尺骨之间的坚韧致密结缔组织膜,取前臂骨连结标本,观察前臂处于旋前或旋后位时骨间膜的紧张度。

桡尺近侧关节在肘关节中已观察。

桡尺远侧关节需取已打开关节囊的腕关节标本观察,可见此关节由桡骨下端的尺切迹与尺骨头环状关节面连同尺骨头下面的关节盘构成。关节盘为三角形纤维软骨板,将尺骨头与腕骨隔开。

同学们在自己身上做前臂旋转运动,并结合串连的桡、尺骨观察:旋前,前臂的前面向内侧旋转(此时桡骨下端转至尺骨的前方,两骨交叉),手背向前;旋后,前臂的前面向外侧旋转(此时桡骨下端转回到尺骨外侧,桡、尺骨恢复至并列位置），手背向后。

（五）手关节

手关节（见图 1-2-4）包括桡腕关节、腕骨间关节、腕掌关节、掌骨间关节、掌指关节和指骨间关节。利用手关节湿标本和手 X 线片，重点观察以下关节。

1.桡腕关节（腕关节）

取打开关节囊的**桡腕关节**标本观察关节面，可见手舟骨、月骨和三角骨的近侧关节面共同组成关节头，桡骨下端的腕关节面和尺骨头下方的关节盘构成关节窝。再取未打开关节囊的标本观察，可见关节囊松弛，周围有韧带加强，但这些韧带紧贴关节囊，界限不清。

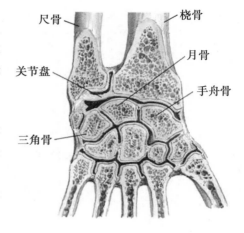

图 1-2-4　手关节

桡腕关节可做屈、伸、收、展和环转运动。同学们可在自己的身体上，以一手固定前臂，运动腕关节。

2.腕掌关节

腕掌关节由远侧列腕骨与 5 个掌骨底构成，除拇指和小指的腕掌关节外，其余各指的腕掌关节运动范围极小。其中大多角骨与第 1 掌骨底构成的拇指腕掌关节则活动性大，可以灵活做屈、伸、收、展、环转和对掌运动。对掌运动是指拇指向掌心及拇指尖与其余 4 指尖掌侧面相接触的运动，也是人类进行握持和精细操作时所必需的主要动作。

3.掌指关节

掌指关节由掌骨头与第 1 指骨底构成。

4.指间关节

除拇指外，其余 4 指均有近侧指间关节和远侧指间关节。

【思考题】

（1）简述关节的基本构造。

（2）肩关节运动灵活的形态学因素有哪些？肩关节为什么易向下方脱位？

【案例分析】

小儿肘关节半脱位

有一位妈妈右手牵着一位 5 岁男孩的左手走在斑马线上过马路时，看见信号灯即将变红,但还有几步未走完。于是,妈妈突然拉着小男孩急走几步穿过马路。过马路后小男孩大哭,直喊胳膊痛,左前臂能做屈伸运动但不能做旋转运动。遂去医院拍片检查,诊断为左肘关节半脱位,需住院治疗。

这是由于妈妈急于赶过马路牵拉小儿的手用力过大,将小男孩左肘关节内的桡骨小头拉出了固定桡骨小头的桡骨小头环韧带,使桡骨小头脱离了与肱骨小头的关节面,故小男孩的左肘关节不能做旋转运动。这也说明同学们不仅要学习解剖学知识,还应了解幼儿的骨骼还未发育完整,应向年轻的爸爸妈妈们宣传该知识。

实验五　下肢骨和颅骨的连结

【实验目的】

(1)掌握髋、膝关节的组成、特点及运动。
(2)掌握颞下颌关节的组成、特点和运动。
(3)熟悉踝关节的组成、特点及运动。
(4)了解骨盆的组成、分部和性差。
(5)足关节的组成、名称和足弓的概念。

【实验材料】

一、标本和模型

(1)髋、膝、踝关节(打开和未打开关节囊两种)湿标本。
(2)骨盆的标本、模型。
(3)颅骨、下肢骨标本。
(4)颞下颌关节湿标本。

二、挂图

下肢骨和颅骨连接挂图。

三、ECDH 数字人解剖系统(略)

【实验注意事项】

同第二章实验四躯干骨和上肢骨的连结。

【实验内容】

一、下肢骨的连结

(一)下肢带骨连结

取骨盆湿标本(或模型)观察,可见骨盆由左右髋骨、骶骨、尾骨以及所属韧带构成。两髋骨在前方正中线借**耻骨联合**相连;后方两髋骨的耳状面与骶骨两侧的耳状面连结成稳固的**骶髂关节**;尾骨则附于骶骨尖的下方,整个骨盆形成一稳定而牢固的骨环。

在骶髂关节后下方,骶骨、尾骨与坐骨之间有两条韧带相连,一条是**骶结节韧带**,从骶骨、尾骨的外侧缘至坐骨结节;另一条是**骶棘韧带**,位于骶结节韧带的前方,从骶骨、尾骨的外侧缘连至坐骨棘。骶棘韧带与坐骨大切迹围成**坐骨大孔**,骶棘韧带、骶结节韧带和坐骨小切迹围成**坐骨小孔**。

骨盆的分部从骶骨岬向两侧经弓状线、耻骨梳、耻骨结节至耻骨联合上缘连成的环行线称**界线**。骨盆以界线分为上部的**大骨盆**和下部的**小骨盆**。临床所指骨盆系指小骨盆。小骨盆有上、下两口,骨盆上口由上述界线围成;骨盆下口由尾骨尖、骶结节韧带、坐骨结节和耻骨弓围成。耻骨弓为两侧耻骨相连形成的骨性弓。骨盆上、下口之间的腔称骨盆腔。骨盆的性差别借助男、女骨盆模型,比较两者上口的大小、形状以及耻骨弓的角度。

(二)自由下肢骨连结

1.髋关节

髋关节由髋臼及股骨头构成。取未打开关节囊的标本观察,前面向下附着于转子间线,后面向下附着于股骨颈内侧,故股骨颈的前面全部包在囊内,后面外侧露在囊外。临床股骨颈骨折有囊内骨折、囊外骨折和混合性骨折之分。关节囊周围有韧带加强,其中以前方的髂股韧带最为强厚,它起自髂前下棘,呈"人"字形跨过关节囊的前方,向下止于转子间线,加强了关节囊前部,并可限制髋关节过伸;而关节囊的后下部相对薄弱。

再取已打开关节囊的髋关节标本观察,可见髋臼为一较深的窝,周缘附有一圈颜色较深的纤维软骨环即**髋臼唇**,增加髋臼的深度。髋臼可容纳股骨头,限制了髋关节的运动范围,但增加了关节的稳固性(与肩关节标本比较)。关节囊内可见**股骨头韧带**,连结在股骨头凹和髋臼之间。

请同学们以解剖学姿势站立,自己运动髋关节:屈,下肢向前运动;伸,下肢向后运动;外展,下肢离开正中矢状面;内收,下肢向正中矢状面运动;旋内,大腿的前面向内侧旋转;旋外,大腿的前面向外侧旋转;环转,上述屈、伸、展和收运动方式的联合运动。

2.膝关节

膝关节由股骨内、外侧髁,胫骨内、外侧髁以及髌骨组成。

关节囊宽阔而松弛,各部厚薄不一,附于各关节面周缘,囊周围有许多韧带加强。关节囊前壁不完整,前方由髌骨和髌韧带填补。**髌韧带**扁平而强韧,从髌骨下端向下止于胫骨粗隆,为股四头肌腱的一部分。其外侧有**腓侧副韧带**,内侧有**胫侧副韧带**。

取已打开关节囊的标本观察,可见在股骨和胫骨的关节面之间有两块半月形的纤维软骨板,分别称**内侧半月板和外侧半月板**(见图 1-2-5)。在关节内的中央部稍后方找寻到两条连结于股骨和胫骨之间的短韧带,它们相互交叉称**前交叉韧带**和**后交叉韧带**。

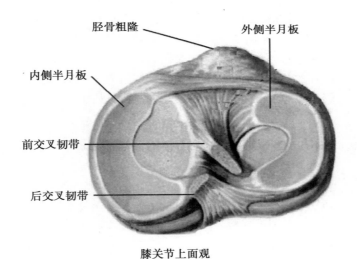

膝关节上面观

图 1-2-5　膝关节的半月板

请同学们自己做膝关节的运动:屈,小腿向后方的运动;伸,小腿向前方的运动。

3.距小腿关节

距小腿关节又称**踝关节**。取下肢骨标本观察此关节,其由胫骨和腓骨下端组成的上关节面和由距骨滑车构成的下关节面(注意此关节面前宽后窄)构成。再取踝关节湿标本观察,可见关节囊的前壁、后壁薄而松弛,两侧有韧带加强。其内侧韧带(或称三角韧带)为坚韧的三角形纤维束,自内踝尖向下,扇形止于足舟骨、距骨和跟骨;外侧韧带较薄弱,由不连续的三条独立的韧带组成。

请同学们自己做踝关节的运动:背屈(伸踝关节),足向上翘,使足与小腿前面小于直角;跖屈(屈踝关节),足向下压,使足与小腿前面大于直角。

下肢除上述关节外,在跗骨之间有跗骨间关节,跗骨与跖骨之间有跗跖关节,跖骨与趾骨之间有跖趾关节,趾骨与趾骨之间有趾间关节等,可在骨标本上大致了解,不必深究。跗骨间关节比较复杂,主要可做足内翻和外翻运动。足底面朝向内侧为足内翻,足底面朝向外侧称足外翻。

4.足弓

取下肢骨标本观察**足弓**,为前后方向的足纵弓和内外方向的足横弓。站立时,足以跟骨结节及第1、5跖骨头三点着地,使足成为具有弹性的"三脚架"。

二、颅骨的连结

颞下颌关节又名**下颌关节**,是颅骨间唯一的关节。先取颅骨观察,可见下颌关节由颞骨的下颌窝和下颌头构成。然后取颞下颌关节湿标本(配合模型)观察,可见关节囊松弛,前部较薄弱,外侧有韧带加强。再观察打开关节囊的标本,在关节腔内有一纤维软骨构成的关节盘,将关节腔分隔为上、下两部分。运动下颌时,两侧下颌关节联合运动,可做开口、闭口,使下颌骨前进、后退及侧方运动。

【思考题】

(1)男、女骨盆的差别有哪些?

(2)膝关节有哪些特点?

(3)简述下颌关节的组成及运动形式。

【案例分析】

下颌关节脱位

一群老年人坐在一起聊天,谈笑风生。其中一位老太太大笑后,张着嘴无法合拢,遂用手绢捂住口去医院就诊,经诊断,确定为下颌关节脱位。医生取一根筷子置于患者上、下颌牙齿之间后部,又取一条毛巾分别缠绕于自己的左右手拇指,然后双手握住其下巴颏往下一压,接着又往后一推,只听"卡巴"一声响,把筷子抽出后,患者的嘴巴成功合上。此医生的操作称之为"下颌关节复位"。

同学们请用解剖学知识解释医生为什么这样操作,并按照医生的操作方法自己在人体骨架的颅骨标本上练习几遍,直到练熟为止。

第三章　肌学

实验六　全身肌学

【实验目的】

(1)掌握肌的构造、分类、起止点和辅助装置。

(2)掌握背肌位置、分群、斜方肌、背阔肌的位置、起止、竖脊肌的位置。

(3)掌握颈肌位置、分群、舌骨肌群的分布和胸锁乳突肌位置和起止点。

(4)掌握胸肌组成和胸小肌位置,胸小肌和胸大肌的起止点。

(5)掌握膈的位置和构造特点。

(6)掌握腹前外侧壁各肌位置、层次和结构特点。

(7)了解腹直肌鞘和腹股沟管的形态。

(8)了解肛提肌的位置、形态。

(9)掌握面肌和咀嚼肌的分类和位置,咬肌的起止、作用。

(10)掌握上肢带肌组成、各肌位置、三角肌起止作用。

(11)掌握臂肌组成、各肌位置、肱二头、三头肌的起止、作用;了解肱肌和喙肱肌的位置。

(12)了解前臂肌各群肌的名称。

(13)了解手肌中间群各肌的位置。

(14)掌握髂腰肌、腰大肌的位置、起止点,梨状肌的位置以及臀部肌肉的分类位置。

(15)掌握大腿肌的分群及各群肌名称、作用;掌握股四头肌的起止、作用。

(16)掌握小腿肌的分群及各群肌名称、作用;掌握小腿三头肌的位置及作用。

【实验材料】

一、标本和模型

（1）上、下肢肌的甘油标本和塑化标本以及全身肌肉模型。

（2）躯干肌甘油、塑化标本以及普通模型。

（3）膈的标本、模型。

（4）腹壁肌标本及模型。

（5）盆底肌标本及模型。

（6）表情和咀嚼肌标本及模型。

二、挂图

（1）头颈肌、躯干肌挂图。

（2）四肢肌挂图

三、ECDH 数字人解剖系统（略）

【实验注意事项】

在实验室要严格遵守实验室规章制度，学生上课要穿隔离衣，注意清洁卫生，不要大声喧哗。每个学生都要亲自动手对尸体标本进行认真观察，反对怕脏不动手，只看书本的学习方法。

为了理解肌的作用，学生在实验中应注意观察肌的起止点，附着在骨的何处，该肌跨过关节的哪一面，对关节的运动起何重要作用以及肌纤维的方向等。

学生要爱护标本，实验时勿将肌纤维撕扯损坏；观察肌的起止点时，可将骨放在一边作为对照，避免因观察肌的起止点而将标本撕脱；学习的时候多注意联系之前学过的知识点；尸体标本观察完后应立即用塑料布或湿布盖好。

【实验内容】

一、肌学概述

肌根据组织结构和功能不同可分为骨骼肌、心肌和平滑肌。**骨骼肌**是运动系统的动力部分，多数附着于骨骼，因受躯体运动神经支配，可通过人的意志控制，又称随意肌。骨骼肌分布广泛，全身共有 600 余块，约占体重的 40%。每块肌都有一定的形态、构造和功能，并分布着丰富的血管、神经和淋巴管，所以每块肌都可以视为一个器官。

（一）肌的形态分类

骨骼肌的形态多样，按其外形可分为**长肌**、**短肌**、**扁肌**（阔肌）和**轮匝肌**四种。

（二）肌的构造

肌有**肌腹**和**肌腱**两部分构成。**肌腹**主要由骨骼肌纤维组成，具有收缩性；**肌腱**由致密结缔组织组成，具有力的传递的作用。长肌的腱为圆索状；扁肌的腱薄而宽阔，称**腱膜**。

（三）肌的起止、配布与作用

骨骼肌通常都跨过关节，并以其两端附着于两块或两块以上骨的表面。一般把肌在固定骨上的附着点称为**起点**或**定点**；把肌在移动骨上的附着点称为**止点**或**动点**。肌的配布与关节的运动轴关系密切，把分布在运动轴同侧作用完全相同的肌，称为**协同肌**；把分布在运动轴异侧作用完全相反的肌，称为**拮抗肌**。各肌群通过神经系统的支配调节，彼此协调，完成各种运动。

（四）肌的辅助结构

肌的辅助结构位于肌的周围，具有保护、约束、协助肌等作用，包括筋膜、滑膜囊和腱鞘等。

1.筋膜

筋膜分浅筋膜和深筋膜两类。

（1）浅筋膜又称皮下组织，位于真皮之下，包被全身各部，有疏松结缔组织构成，内含脂肪和浅血管、皮神经、浅淋巴管。浅筋膜有保持体温和保护深面组织、器官的作用。

（2）深筋膜又称固有筋膜，位于浅筋膜深面，包裹于肌的表面，由致密结缔组织构成。四肢的深筋膜发达，深入到肌群间并附着于骨，形成肌间隔和筋膜鞘。深筋膜由保护、约束肌和减少按摩的作用。

2.滑膜囊

滑膜囊由滑膜构成，为双层扁平、密闭的结缔组织小囊，内含少量滑液，多见于肌腱和骨面间。滑膜囊有减少按摩的作用。

3.腱鞘

腱鞘是套在手、足等处长肌腱周围的双层鞘管，分内、外两层，外层为纤维层，与周围结缔组织相连；内层为滑膜层，紧包肌腱，可分泌为少量滑液。腱鞘的作用是减少腱活动时与骨面间的摩擦。

二、头颈肌

（一）头肌

头肌分为面肌和咀嚼肌两部分。

1.面肌

面肌（只要求了解具体名称和位置）又称表情肌（见图 1-3-1），位置浅表，呈环形、辐射状，分布于面部孔裂周围，收缩时牵引皮肤，改变眼裂、口裂的形状以显示表情，并参与语言和咀嚼等活动。

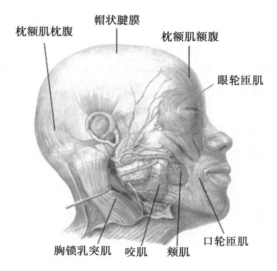

图 1-3-1　表情肌

（1）**颅顶肌**：左右各有一块枕额肌，由前面的额腹、后面的枕腹和两腹之间的帽状腱膜构成。

（2）**眼轮匝肌**：位于眼裂周围，收缩时使眼裂闭合。

（3）**口轮匝肌**：位于口裂周围，收缩时使口裂闭合。

（4）**颊肌**：在面颊的深部，此肌紧贴口腔侧壁的黏膜，收缩时可使唇、颊紧贴牙齿，帮助咀嚼和吸吮。

2.**咀嚼肌**

咀嚼肌（见图 1-3-2）有 4 对，现只观察咬肌和颞肌。

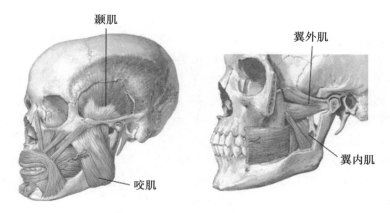

图 1-3-2　咀嚼肌

（1）**咬肌**：位于下颌支的外侧面，呈方形，起自颧弓，止于下颌骨外面的咬肌粗隆。当牙咬紧时，在下颌角的前上方，颧弓的下方可摸到坚硬的隆起。

（2）**颞肌**：起自颞窝，肌束呈扇形向下集中，经颧弓深面，止于下颌骨冠突。当牙咬紧时，在颞窝区颧弓的上方可摸到坚硬的隆起。咬肌和颞肌两肌的作用主要是上提下颌骨，使上、下颌咬合。

（3）**翼内肌**：起自翼窝，向下外方止于下颌角内面的翼肌粗隆。

（4）**翼外肌**：起自颞下窝内，自蝶骨大翼的下面和翼突的外侧面，向后外止于下颌颈和颞下颌关节的关节盘。

（二）颈肌

颈肌如图 1-3-3 所示。

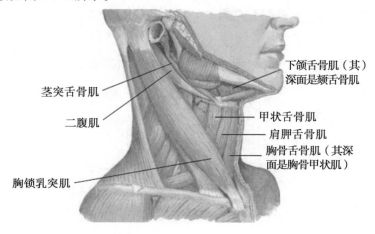

图 1-3-3　颈肌

1.颈浅肌群

(1)**胸锁乳突肌**：位于颈部两侧，是一重要的肌性标志，起自胸骨柄前面和锁骨的内侧端，两头会合斜向后上方，止于颞骨的乳突。在观察活体时，当头向一侧转动可明显看到从前下方斜向后上方呈长条状的肌肉隆起。其一侧收缩可使头向同侧屈，面转向对侧；两侧收缩，可使头后仰。

(2)**颈阔肌**：在颈前部两侧浅筋膜中，收缩时降口角。

2.颈中肌群

颈中肌群包括舌骨上肌群和舌骨下肌群。

(1)舌骨上肌群：位于舌骨与下颌骨之间，有**二腹肌**、**下颌舌骨肌**、**茎突舌骨肌**和**颏舌骨肌**组成，封闭口腔底和帮助吞咽运动。

(2)舌骨下肌群(只要求了解其名称和位置)：位于颈前部，在舌骨下方正中线两旁，每侧有 4 块肌，包括**胸骨舌骨肌**、**胸骨甲状肌**、**甲状舌骨肌**、**肩胛舌骨肌**。

3.颈深肌群

颈深肌群(见图 1-3-4)位置较深，位于颈椎两侧，主要有**前斜角肌**、**中斜角肌**和**后斜角肌**。3 块肌均起自颈椎横突，前斜角肌和中斜角肌下行分别止于第 1 肋，后斜角肌止于第 2 肋。前、中斜角肌与第 1 肋之间的间隙称为斜角肌间隙，内有臂丛及锁骨下动脉通过。

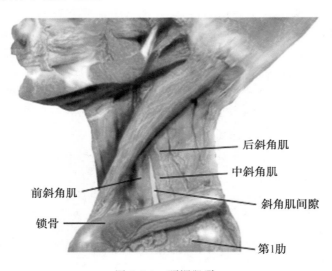

图 1-3-4　颈深肌群

三、躯干肌

（一）背肌

躯干背面有浅群上部的斜方肌,下部的背阔肌、肩胛提肌、菱形肌,深群有竖脊肌。

1.斜方肌

斜方肌位于项背部,起自枕骨、项韧带和全部胸椎棘突,止于锁骨外侧部和肩胛冈等处。

2.背阔肌

背阔肌位于背下部和胸的后外侧部,起自下 6 个胸椎、全部腰椎棘突,以及髂嵴等处,止于肱骨小结节嵴。其下内侧部为腱膜,即腰背筋膜浅层。

3.肩胛提肌

肩胛提肌位于项部两侧,斜方肌深面,起自上 4 块颈椎横突,肌束向外下方,止于肩胛骨上角和肩胛骨脊柱缘的上部,收缩时上提肩胛骨。

4.菱形肌

菱形肌位于斜方肌中深面,由大小菱形肌合成,呈菱形,起自第 6、7 颈椎和上位 4 个胸椎,肌束向外下方,止于肩胛骨内侧缘。

5.竖脊肌

竖脊肌深群肌,位于脊柱棘突两侧,向上分出多条肌束分别止于椎骨、肋骨及颞骨乳突。

6.胸腰筋膜

胸腰筋膜包裹在竖脊肌周围,形成该肌的鞘,可分为浅、中、深三层。在剧烈运动中,胸腰筋膜常可扭伤,为腰肌劳损病因之一。

（二）胸肌

胸肌(见图 1-3-5)包括胸上肢肌和胸固有肌。

1.胸上肢肌

(1)**胸大肌**:位于胸廓前上部的皮下,宽而厚,呈扇形覆盖胸廓前壁的上部。该肌起自锁骨的内侧半、胸骨和上部肋软骨,肌束向外汇集,止于肱骨大结节嵴。其作用包括使肩关节内收、内旋,若上肢固定则可上提躯干,也可上提肋以助吸气。

(2)**胸小肌**:位于胸大肌的深面,起自第 3~5 肋骨,止于肩胛骨的喙突。其作用为拉肩胛骨向前下。

(3)**前锯肌**:紧贴胸廓外侧壁,起自上第 8、9 肋,经肩胛骨前面止于肩胛骨的内侧缘和下角。其作用为拉肩胛骨向前和紧贴胸廓。

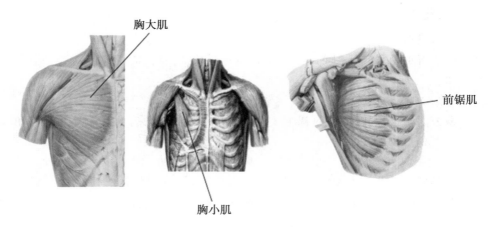

图 1-3-5　胸肌

2.胸固有肌

（1）**肋间外肌**：位于肋间隙的浅层，起自上一肋骨的下缘，纤维斜向前下，止于下一肋骨的上缘。在肋软骨间隙处，无肋间外肌，由结缔组织形成的肋间外膜代替。其作用为上提肋，使胸腔容积扩大，以助吸气。

（2）**肋间内肌**：位于肋间外肌的深面，翻起肋间外肌便可见到。其肌纤维方向与肋间外肌相反，起自下一肋的上缘，斜向内上，止于上一肋的下缘，在肋角以后为肋间内膜代替。其作用为降肋，使腔容积减小，以助呼气。

（三）膈

在膈专用标本上观察，可见膈位于胸、腹腔之间，构成胸腔的底和腹腔的顶，呈穹隆形封闭胸廓下口。其周围为肌性部，起自胸廓下口的内面和腰椎的前面，各部肌束向中央集中移行于中心腱。

膈上有 3 个裂孔：①**主动脉裂孔**：约在第 12 腰椎水平、膈与脊柱之间，有主动脉和胸导管通过；②**食管裂孔**：在主动脉裂孔的前上方，约平第 10 胸椎高度，有食管和迷走神经通过；③**腔静脉孔**：位于食管裂孔右前方的中心腱内，约平第 8 胸椎高度，有下腔静脉通过。

膈肌的作用：膈是主要的呼吸肌，收缩时助吸气，舒张时助呼气；若膈与腹肌同时收缩，则使腹压增加，有协助排便、呕吐、咳嗽、分娩等功能。

（四）腹肌

腹肌（见图 1-3-6）包括腹前外侧群和腹后群。

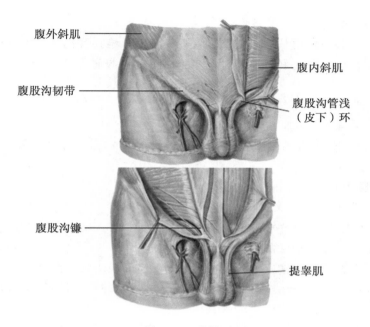

图 1-3-6　腹肌

1.腹前外侧群

腹前外侧群包括腹直肌、腹外斜肌、腹内斜肌和腹横肌等。

（1）**腹直肌**：位于腹前正中线的两旁,居腹直肌鞘内,将鞘前壁翻开,可见该肌为上宽下窄的带形多腹肌。在肌的表面可见 3～4 条横行的腱结构,称腱划。

（2）**腹外斜肌**：为一宽阔扁肌,位于腹前外侧壁的浅层,起端呈锯齿状,肌纤维由后外上斜向前下,大部分肌束向内在腹直肌外侧缘处移行为腱膜,经腹直肌前面,参与构成腹直肌鞘的前层,最后终于腹前壁正中的白线。腱膜的下缘卷曲增厚连于髂前上棘与耻骨结节之间,称腹股沟韧带。在耻骨结节的外上方,腹外斜肌腱膜分裂形成一近似三角形的裂隙,称腹股沟管浅环（皮下环）。内有精索或子宫圆韧带走行。

（3）**腹内斜肌**：位于腹外斜肌的深面,将腹外斜肌翻开,可见该肌纤维大部分从外下方斜向前上方,近腹直肌外侧缘移行为腱膜,分成前后两层包裹腹直肌,分别参与腹直肌鞘前层和后层的组成。腹内斜肌下缘游离成弓形,下部的部分腱膜与腹横肌腱膜结合止于耻骨梳内侧,称联合腱（或称腹股沟镰）。腹内斜肌最下部的一些细散肌纤维,包绕精索和睾丸,称提睾肌。

（4）**腹横肌**：位于腹内斜肌的深面,翻开腹内斜肌,可见腹横肌的肌束横行向内,其腱膜越过腹直肌后面参与组成腹直肌鞘后层。其下部肌束及其腱膜分别参与构成腹股沟镰和提睾肌。

腹肌的共同作用是形成腹壁,保护腹腔脏器,维持腹内压;收缩时,可协助完成排便、分娩、呕吐和咳嗽等生理功能;同时参与脊柱前屈、侧屈和旋转等运动。

2.腹肌后群

腹肌后群由腰方肌和腰大肌组成。

(1)**腰方肌**:位于腹后壁,脊柱的两侧,起自第 12 肋骨下缘和第 1～4 腰椎横突,止于髂嵴。

(2)**腰大肌**:将在下肢肌中观察。

3.腹部筋膜

(1)**腹直肌鞘**:由腹外侧壁 3 个阔肌的腱膜构成,分前、后两层包裹腹直肌,前层由腹外斜肌腱膜与腹内斜肌腱膜前层愈合而成,后层由腹内斜肌腱膜后层与腹横肌腱膜愈合而成。在脐以下 4～5 cm处,三层阔肌腱膜全部移至前层,后层缺如,其下缘形成一凸向上的弧形分界线称**弓状线**(半环线),此线以下腹直肌后面与腹横筋膜相贴。

(2)**白线**:为腹壁三层腹壁阔肌腱膜的纤维在正中线交织而成,上起自剑突,下抵耻骨联合。

(3)**腹股沟管**:位于腹股沟韧带内侧半上方,长 4～5 cm,为男性精索或女性子宫圆韧带所通过的一间隙,有两口、四壁。其内口称腹股沟管深环,位于腹股沟韧带中点上方约一横指处,为腹横筋膜包裹精索或子宫圆韧带并随之入腹股沟管的起始处;外口即腹股沟管皮下环。其管的四壁:前壁为腹外斜肌腱膜和腹内斜肌,后壁为腹横肌腱膜和腹股沟镰,上壁是腹内斜肌和腹横肌的弓状下缘,下壁为腹股沟韧带。腹股沟管是腹壁的薄弱区,是疝的好发部位。

四、上肢肌

(一)肩肌

肩肌(见图 1-3-7)位于肩关节周围,能运动肩关节,并增强肩关节的稳固性,包括三角肌(重点观察)、肩胛下肌、冈上肌、冈下肌、大圆肌、小圆肌。

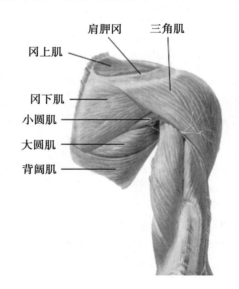

图 1-3-7　肩肌

1.三角肌

三角肌在肩部外侧面观察,该肌覆盖在肩关节的前、外、后三面,呈三角形。三角肌与肱骨头使肩部形成圆隆的外形。此肌近端宽大,起自锁骨的外侧端、肩峰及肩胛冈,远侧端集中成三角的尖,止于三角肌粗隆。其作用主要是使肩关节外展,此外还可协助屈和伸肩关节。

2.冈上肌

冈上肌被斜方肌覆盖,起于冈上窝,向外经肩峰深面,从上方跨过肩关节,止于肱骨大结节嵴,作用是使肩关节外展。

3.冈下肌

冈下肌起于冈下窝,向外跨过肩关节的后面,止于肱骨大结节中部,作用是使肩关节外旋。

4.小圆肌

小圆肌位于冈下肌下方,起于肩胛骨外侧缘后面,斜向外上方跨过肩关节后面,止于肱骨大结节下部,作用是外旋肩关节。

(二)臂肌

臂肌可分为前群(屈肌群)和后群(伸肌群)。

1.臂肌前群

肱二头肌位于臂前面,肌腹呈梭形,有长、短两头。长头靠外侧,以一长腱起自肩胛骨关节盂上方(此起点可在肩关节标本上见到),通过肩关节囊,经结节间沟穿出;短头在内侧起自肩胛骨喙突,两头在臂下部合为一个肌腹,向下经肘关节前方,止于桡骨粗隆。用力屈肘90°并使前臂旋后,则肱二头肌在臂前面明显隆起,其肌腱亦可在肘关节前面中份摸到,为重要的肌性标志。肱二头肌内侧称肱二头肌内侧沟,内有重要的血管及神经通过;外侧称为肱二头肌外侧沟。其作用为屈肘关节,使前臂旋后,长头还可协助屈肩关节。

在肱二头肌短头的后内方,有**喙肱肌**。在肱二头肌下半部分的深面,有**肱肌**。

2.臂肌后群

肱三头肌(见图 1-3-8)位于上臂后面,起端有 3 个头,即长头、内侧头和外侧头。长头起自肩胛骨关节盂的下方,向

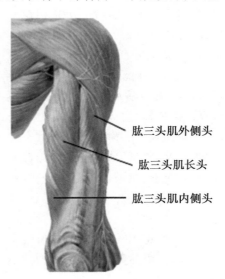

肱三头肌外侧头

肱三头肌长头

肱三头肌内侧头

图 1-3-8　臂肌后群

下行于大、小圆肌之间；外侧头起自肱骨后面桡神经沟外上方的骨面；内侧头起自桡神经沟内下方。3 个头汇合成 1 个肌腹，以扁腱通过肘关节后面，止于尺骨鹰嘴。其作用是伸肘关节，长头可使臂后伸并内收。

（三）前臂肌

前臂肌位于桡、尺骨周围，共 19 块，分前、后两群。

1.前臂肌前群

前群位于前臂的前面，主要为屈腕、屈指及前臂旋前的肌肉，故称屈肌群，共 9 块肌，分为浅、深两层。

浅层肌有 6 块，从桡侧向尺侧依次为：**肱桡肌**、**旋前圆肌**、**桡侧腕屈肌**、**掌长肌**、**尺侧腕屈肌**和位于稍深面的**指浅屈肌**。除肱桡肌起于肱骨外上髁外，其余均共同以总腱起于肱骨内上髁。其中旋前圆肌止于桡骨体中部外侧面，其他分别止于腕、掌、指骨。同学们试用力握拳屈腕，在腕掌面，可清楚地见到从桡侧向尺侧有桡侧腕屈肌腱、掌长肌腱、指浅屈肌腱和尺侧腕屈肌腱。

深层肌有 3 块，包括位于尺侧的**指深屈肌**，位于桡侧的**拇长屈肌**，以及位于前臂远侧上述两肌深面的**旋前方肌**。

2.前臂肌后群

后群位于前臂的后面，主要作用是伸腕、伸指和使前臂旋后，故称伸肌群，共 11 块肌，分浅、深两层排列。

浅层肌（见图 1-3-9）有 6 块，自桡侧向尺侧依次为**桡侧腕长伸肌**、**桡侧腕短伸肌**、**指伸肌**、**小指伸肌**和**尺侧腕伸肌**及其后方的**肘肌**。

深层肌也有 5 块，观察时将浅层肌拉开，由桡侧向尺侧（从上至下）依次为**旋后肌**、**拇长展肌**、**拇短伸肌**、**拇长伸肌**和**示指伸肌**。

当伸腕、伸拇指并外展时，在腕的背面可清楚见到从桡侧向尺侧有拇长展肌腱、拇短伸肌腱、拇长伸肌腱和指伸肌腱。

（四）手肌

手肌（见图 1-3-10）全部位于手的掌面，分为外侧群、中间群和内侧群，主要作用为运动手指。

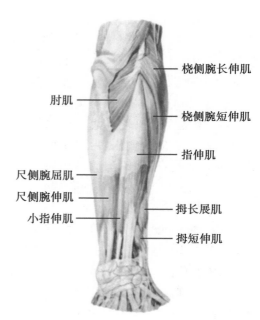

桡侧腕长伸肌

肘肌

桡侧腕短伸肌

指伸肌

尺侧腕屈肌

尺侧腕伸肌

小指伸肌

拇长展肌

拇短伸肌

图 1-3-9　前臂肌后群（浅层）

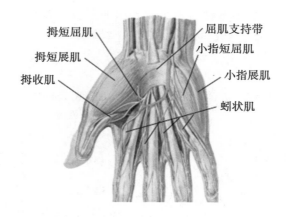

拇短屈肌　　　　　　屈肌支持带
拇短展肌　　　　　　小指短屈肌
拇收肌　　　　　　　小指展肌
　　　　　　　　　　蚓状肌

图 1-3-10　手肌

1.外侧群

外侧群在拇指侧构成隆起称**鱼际**,有**拇短展肌**、**拇短屈肌**、**拇对掌肌**和**拇收肌**。

2.内侧群

内侧群在小指侧形成隆起称**小鱼际**,有**小指展肌**、**小指短屈肌**及**小指对掌肌**。

3.中间群

中间群位于掌心,包括 4 块**蚓状肌**和 7 块**骨间肌**。

(五)上肢的局部结构

(1)腋窝:后壁为肩胛下肌、大圆肌和背阔肌;内侧壁为胸侧壁上部和前锯肌;外侧壁为肱骨、肱二头肌和喙肱肌;顶即腋腔上口,由锁骨、第 1 肋和肩胛骨上缘围城,与颈部交通;底由腋筋膜和皮肤封闭。腋窝中有臂丛神经,血管淋巴等重要结构。

(2)肘窝:上界为肱骨内、外上髁之间的连线,外侧界为肱桡肌,内侧界为旋前圆肌,窝内有血管神经通过。

(3)腕管:由腕骨沟和屈肌支持带围成,管内有拇长屈肌腱、指浅屈肌腱、指深屈肌腱和正中神经通过。

五、下肢肌

下肢肌依其部位可分为髋肌、大腿肌、小腿肌和足肌。

(一)髋肌

髋肌分布于髋关节周围,主要运动髋关节,分前、后两群。

1.髋肌前群

髋肌前群由髂腰肌和阔筋膜张肌组成。

（1）**髂腰肌**：由腰大肌和髂肌组成。腰大肌起自腰椎体侧面和横突，髂肌位于腰大肌的外侧，起自髂窝，两肌会合向下经腹股沟韧带深面，止于股骨小转子。其作用是使髋关节前屈和旋外；下肢固定时，可使躯干前屈，如仰卧起坐。

（2）**阔筋膜张肌**：位于大腿上部的前外侧，肌腹在阔筋膜（大腿深筋膜）两层之间。

2.髋肌后群

髋肌后群（见图 1-3-11）由臀大肌、臀中肌、臀小肌和梨状肌等组成。

（1）**臀大肌**：为臀部浅层一块大而肥厚的肌（多数标本上已切断），起自髂骨外面和骶骨背面，肌纤维由内上斜向外下，经髋关节的后面，止于股骨的臀肌粗隆。其作用是使髋关节后伸和旋外。

（2）**臀中肌**和**臀小肌**：翻开臀大肌，可见其深面有一块纤维略呈扇形的臀中肌；再翻开臀中肌，可见其深面另有一块呈扇形的臀小肌。其作用是外展髋关节。

（3）**梨状肌**：位于臀中肌的内下方，起自盆内骶骨前面，纤维向外穿坐骨大孔达臀部，将坐骨大孔分为梨状肌上孔和梨状肌下孔，止于股骨大转子。其作用是外展、外旋髋关节。

（二）大腿肌

大腿肌（见图 1-3-12）分为前群、内侧群和后群。

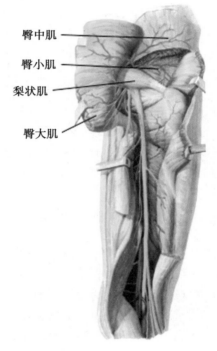

臀中肌
臀小肌
梨状肌
臀大肌

图 1-3-11　髋肌后群

1.大腿肌前群

（1）**缝匠肌**：在大腿前面，呈扁带状，起自髂前上棘，斜向下内，止于胫骨上端内侧面。其作用是屈髋和屈膝关节。

（2）**股四头肌**：为股部前面最强大的肌，包括股直肌、股内侧肌、股外侧肌和股中间肌 4 个头。股直肌在大腿前面，起自髂前下棘；股内侧肌位于大腿前内侧部，起自股骨粗线内侧唇；股外侧肌位于大腿的外侧，起自股骨粗线外侧唇；股中间肌在股直肌深面，起自股骨体的前面。4 个头向下合并为 1 条股四头肌肌腱，包绕髌骨的前面和两侧，向下续为髌韧带，止于胫骨粗隆。其作用是伸膝关节,股直肌尚有屈髋作用。

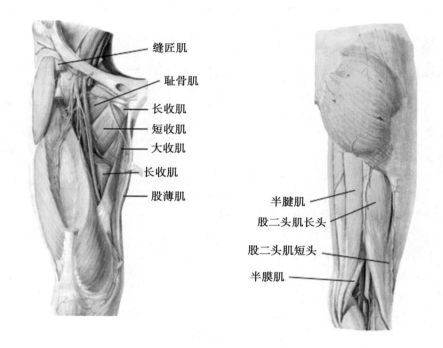

缝匠肌

耻骨肌

长收肌

短收肌

大收肌

长收肌

股薄肌

半腱肌

股二头肌长头

股二头肌短头

半膜肌

图 1-3-12　大腿肌

2.大腿肌内侧群

大腿肌内侧群在缝匠肌的内侧,共 5 块肌,分层排列。浅层自外侧向内侧依次为**耻骨肌、长收肌、股薄肌**,深层有**短收肌**和**大收肌**。其作用主要是内收大腿,故又称内收肌群。

股三角在大腿前面的上部,腹股沟韧带下方,为一底朝上,尖向下的三角形区域。上界为腹股沟韧带,内侧界为长收肌的内侧缘,外侧界为缝匠肌的内侧缘,三角内有神经、血管和淋巴结等。

3.大腿肌后群

大腿肌后群有 3 块肌,居内侧的有**半腱肌**及其深面的**半膜肌**;居外侧的为**股二头肌**。3 块肌均起自坐骨结节,经髋、膝关节的后方,止于胫骨和腓骨的上端。其作用主要是伸髋关节、屈膝关节。

（三）小腿肌

小腿肌可运动膝、踝及足部关节,分前、后、外侧三群。

1.小腿肌前群

前群(见图 1-3-13)在小腿前面观察,可见胫骨前缘外侧有 3 块肌,在踝关节前方较易辨认,自内侧向外侧分别为**胫骨前肌、踇长伸肌、趾长伸肌**。3 肌均起自胫、腓骨上端和骨间膜,向下经踝关节前方,止于跖骨、趾骨背面。其作用包括伸踝关节(背屈)、伸趾、并使足内翻。

2.小腿肌外侧群

外侧群(见图 1-3-13)在小腿外侧观察,浅层为**腓骨长肌**,深层为**腓骨短肌**,两肌的腱经外踝后方绕至足底,长肌止于第 1 跖骨,短肌止于第 5 跖骨。其作用是使足外翻和屈踝关节(跖屈)。

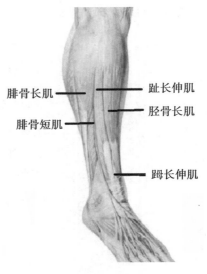

图 1-3-13　小腿肌前群、外侧群

3.小腿肌后群

后群位于小腿后方,分浅、深两层。

(1)浅层(见图 1-3-14):有强大的小腿三头肌,由腓肠肌及其深面的比目鱼肌合成。**腓肠肌**位于小腿后面最浅层,腓肠肌的内侧头和外侧头分别起自股骨内、外侧髁的后面。**比目鱼肌**在腓肠肌的深面,形如比目鱼状,起自胫、腓骨上端的后面。腓肠肌及比目鱼肌起点的三个头会合成一肌腹,在小腿的上部形成膨隆的小腿肚,向下续为**跟腱**,止于跟骨。其作用包括屈踝关节和上提足跟。

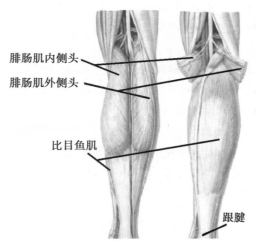

图 1-3-14　小腿肌后群浅层

（2）深层（见图 1-3-15）：深层有 3 块肌，翻开比目鱼肌观察，可见深层由内侧向外侧依次为**趾长屈肌**、**胫骨后肌**和**蹞长屈肌**。此 3 块肌起于胫、腓骨之间的骨间膜后面，向下移行为肌腱，经内踝后方转至足底，分别止于跗骨和趾骨。其作用是使足跖屈和内翻，屈趾。

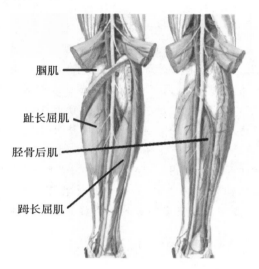

腘肌

趾长屈肌

胫骨后肌

蹞长屈肌

图 1-3-15　小腿肌后群深层

（四）足肌

足肌分为内侧群、外侧群和中间群。

【思考题】

（1）在标本上指出浅、深筋膜和肌间隔，说明结构特点。

（2）对照标本说明人体各部肌肉名称、位置。

（3）简述膈、肛提肌、额枕肌、腹直肌、腹外斜肌、腹内斜肌、腹横肌和肱三头肌的形态特点。

（4）运动四肢六大关节的各主要肌肉有哪些？

（5）在活体上辨认出竖脊肌、咬肌、胸锁乳突肌、背阔肌和胸大肌下缘、腹直肌、腹股沟韧带、三角肌、肱二头肌、掌长肌腱、桡侧腕屈肌腱、臀大肌、股四头肌、髌韧带、腓肠肌、跟腱。

【案例分析】

吞咽法治呃逆

有人吃辛辣之物或吸入冷空气后，开始呃逆，俗语叫打"嗝得"，每隔3～5秒就打一次，每打一次全身都要抖动一下，很不舒服，严重影响正常生活及工作。常有人悄悄在呃逆者背后大喊一声"嗨"，呃逆者被吓了一大跳，然后呃逆停止了，这种方法被称为"惊吓疗法"。这种疗法的原理是大脑皮层突然受到意外刺激后抑制了膈神经的呃逆传导，使膈肌不再痉挛，胃部也就不再受膈肌的压迫而呃逆。但这种方法不科学，如果呃逆者是高血压或心脏病患者就可能会出现意外情况。所以，可以用吞咽法治疗呃逆，既方便又安全。其具体使用方法是让呃逆者打一次呃逆后立即喝一口水含在口中并屏住气开始吞咽5～7次，之后缓缓呼气；如身边无水也可干咽唾液5～7次，方法同上，效果一样，老少皆宜。吞咽法治呃逆的原理是利用一种刺激去抑制大脑皮层的呃逆反射，这种刺激就是强迫性的吞咽动作。同学们，如果你们掌握了膈肌的位置、神经支配及作用，是否就明白了吞咽法治呃逆的原理？这样就能更好地治疗呃逆者了。

第四章　消化系统

实验七　消化管

【实验目的】

（1）掌握内脏学的概念和特点；掌握胸部标志线和腹部分区。

（2）掌握咽峡的组成，腮腺的位置及腮腺管的开口部位，舌的形态、黏膜和舌肌。

（3）熟悉口腔的构造和分部，下颌下腺与舌下腺的位置及导管开口部位，牙的结构，了解出牙和牙式。

（4）掌握咽的形态、位置、分部和结构；腭扁桃体的位置。

（5）熟悉咽和各部的交通；掌握鼻咽、口咽、喉咽的结构。

（6）掌握食管的位置及 3 个狭窄的部位。

（7）掌握胃的形态、分部和位置；了解胃壁的构造。

（8）掌握小肠的分部及主要形态结构；熟悉小肠的位置。

（9）掌握大肠的形态特点、分部和位置；阑尾的位置及其根部的体表投影；熟悉直肠的位置、弯曲、结构及肛管的结构。

（10）描述肝的位置和形态。

（11）描述胆囊的位置、形态；解释肝门、胆囊底的体表投影和肝外胆道的组成。

（12）熟悉胰的位置、形态。

【实验材料】

一、标本与模型

(1)头部正中矢状切面标本(观察口腔、牙、舌、唾液腺、食管等)。

(2)游离的舌、胃、小肠、大肠、直肠(包括肛管)标本。

(3)切开的空肠、回肠标本;盆腔矢状切面标本(示直肠、肛管的结构)及模型。

(4)打开的胸腔、腹盆腔标本(示消化管各器官的位置及毗邻关系)。

(5)半身人模型。

二、挂图

消化系统挂图。

三、ECDH 数字人解剖系统(略)

【实验注意事项】

(1)观察内脏游离标本,首先应将标本按解剖学姿势放好,然后再按实验指导顺序仔细观察;同时注意结合整体标本和图谱观察位置关系。

(2)切忌用锐器损坏标本,也不要过分牵拉以免损坏正常结构及各部位置关系。

(3)进行活体观察时,态度要严肃认真。

【实验内容】

一、口腔

口腔(见图 1-4-1)需要取头部正中矢状切面标本并结合小圆镜对照活体进行观察。口腔前壁为口唇,两侧壁为颊,上壁为腭,下壁为口底,向前以口裂通体外,向后经咽峡通咽腔,借助上、下牙弓及牙龈分为前外侧部的**口腔前庭**和后内侧部的**固有口腔**。

1.口唇和颊

口唇和颊由皮肤、肌和口腔黏膜构成。上唇表面正中线上有一浅沟

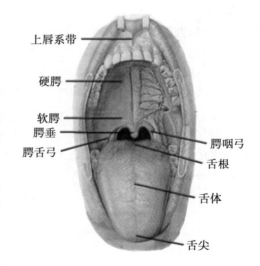

图 1-4-1　口腔

上唇系带
硬腭
软腭
腭垂
腭舌弓
腭咽弓
舌根
舌体
舌尖

即人中，其上、中 1/3 交界处为人中穴。从鼻翼两旁至口角两侧各有一浅沟即鼻唇沟，颊构成口腔外侧壁，由外面的皮肤和皮下组织、颊肌和内面的黏膜组成。在上颌第二磨牙牙冠相对的颊黏膜上有**腮腺管乳头**。

2.腭

腭在头正中矢状切面标本上观察，腭为口腔上壁，前 2/3 为**硬腭**，后 1/3 为**软腭**，分隔口腔和鼻腔。软腭由黏膜及肌构成，前缘与硬腭相续，后缘游离而下垂，其中央向下突起即**腭垂**，自软腭游离缘向两侧形成前、后两条由黏膜形成的弓形皱襞，近前方的一条叫**腭舌弓**，向下续于舌根；后方的一条叫**腭咽弓**，止于咽的侧壁，前、后两弓之间的凹窝内有**腭扁桃体**。由腭垂、左右两侧腭舌弓和舌根共同围成的狭窄区域即为**咽峡**，它是口腔与咽的分界线。

3.牙

取牙模型观察，每个牙可分为三部，露于口腔的部分即为**牙冠**，在牙冠的表面，被有一层洁白的**釉质**，埋在牙槽内的部分即**牙根**，牙根尖部有一小孔，即为**牙根尖孔**，牙冠和牙根交界处即**牙颈**。牙槽表面和牙颈周围都被覆着口腔黏膜和结缔组织构成的**牙龈**。牙嵌入上、下颌骨牙槽内，分别排列成上牙弓和下牙弓。**乳牙**共 20 个，包括**切牙**、**尖牙**和**磨牙**；**恒牙**（见图 1-4-2）共 28～32 个，包括**切牙**、**尖牙**、**前磨牙**和**磨牙**。

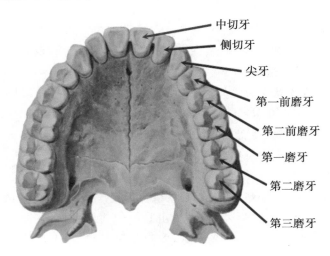

中切牙
侧切牙
尖牙
第一前磨牙
第二前磨牙
第一磨牙
第二磨牙
第三磨牙

图 1-4-2　恒牙

4.舌

取游离舌标本观察，舌（见图 1-4-3）位于口腔底，分为上、下两面，上面可见一"人"字形的**界沟**，将舌分成前 2/3 的**舌体**和后 1/3 的**舌根**。舌体的前端即为

舌尖;舌下面正中线处有一黏膜皱襞即**舌系带**;在舌系带根部的两侧各有一小黏膜隆起即**舌下阜**,是下颌下腺和舌下腺大管的开口。由舌下阜向两侧延伸,各有一黏膜隆起即**舌下襞**。其深面有舌下腺,其深面由舌下腺,表面有舌下腺小管的开口。

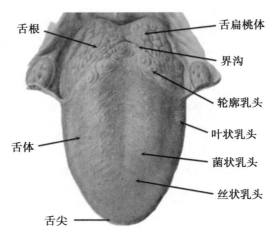

图 1-4-3　舌

取小圆镜对舌黏膜进行活体观察。舌黏膜被覆于舌的上、下面,舌上面的黏膜上有许多小突起即为舌乳头。按其形状可分**丝状乳头**、**菌状乳头**和**轮廓乳头**等。丝状乳头数量最多,遍布舌背;菌状乳头数量较少而体积较大,为红色钝圆形小突起,散在丝状乳头之间;轮廓乳头最大,有 7～11 个,排列于界沟前方。

舌肌取头部正中矢状切面标本观察。舌内肌起止点均在舌内,其纤维有纵、横和垂直 3 种(不必观察)。舌外肌中最重要者有**颏舌肌**,起自下颌骨体后面中央,肌纤维向后上方呈扇形分散,止于舌内。

5.大唾液腺

大唾液腺有 3 对,即**腮腺**、**下颌下腺**和**舌下腺**。其中最大者为腮腺,位于耳郭前下方,外表略呈三角形。腮腺导管由腮腺的前缘发出,在颧弓下方一横指处,向前横过咬肌表面,再呈直角向内,穿过颊肌,开口于上颌第 2 磨牙相对的颊黏膜处。

二、咽

在头颈部正中矢状切面标本结合切开咽后壁的咽肌标本观察。咽是一漏斗形肌性管道,上起颅底,下至食管上端(平第 6 颈椎体下缘),后面紧邻上 6 个颈椎,前面与鼻腔、口腔及喉腔相通。因此,可将咽分鼻咽,口咽和喉咽三部分。

1.鼻咽

鼻咽是鼻腔向后的直接延续,上达颅底,下至软腭平面。位于下鼻甲后方约1 cm处有**咽鼓管咽口**,其前、上、后方的明显隆起即**咽鼓管圆枕**,圆枕后方与咽后壁之间有纵行凹陷即**咽隐窝**。

2.口咽

口咽上续鼻咽,下连喉咽,向前经咽峡通口腔。口咽的前壁主要为舌根的后部,其正中线上有一黏膜皱襞与会厌相连接即舌会厌正襞,两侧的深窝为会厌谷,为异物停留处。口咽的侧壁在腭舌弓和腭咽弓之间的凹陷即**扁桃体窝**,容纳腭扁桃体。

3.喉咽

喉咽位于喉口和喉的后方,是咽腔比较狭窄的最下部分。在喉口两侧与咽腔壁之间各有一个**梨状隐窝**。

三、食管

在示食管位置的整尸上观察。食管是一前后扁窄的肌性管道,成人长约25 cm,上端第6颈椎体下缘处与咽相接,为食管的第1狭窄处;距中切牙15 cm;在第4、5胸椎之间高度,交叉于左主支气管侧之后处为食管的第2狭窄处;距中切牙25 cm;在第10胸椎水平穿膈肌食管裂孔处为食管的第3狭窄处,入腹腔后,在第11胸椎左侧接胃的贲门,距中切牙40 cm。

四、胃

胃的形态如图1-4-4所示。

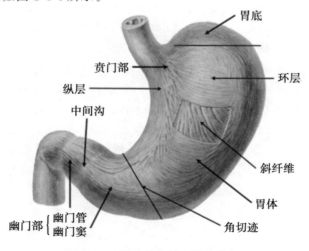

图 1-4-4　胃壁的肌层即胃的分部

1.胃的位置与形态

从打开腹腔标本上观察,胃空虚时一般位于左季肋区及腹上区。胃的形态,从游离胃可见:

(1)两口:入口,即**贲门**,与食管相接;出口,即**幽门**,约在第1腰椎右侧,与十二指肠相接。

(2)两壁:**胃前壁**朝向前上方;**胃后壁**朝向下方。

(3)两缘:上缘即**胃小弯**,在近幽门处折弯成角即**角切迹**;下缘即**胃大弯**,凸向左下方。

2.胃的分部

胃分为四部分,靠近贲门的部分即**贲门部**;贲门平面以上,向左上方膨出的部分即**胃底**;胃的中间大部即**胃体**;在角切迹右侧至幽门之间的部分即**幽门部**。幽门部又可分为幽门管和幽门窦两部分,幽门部紧接幽门而呈管状的部分即**幽门管**,幽门管向左至角切迹之间稍膨大的部分即**幽门窦**。

从游离胃内面观察,在胃小弯处,黏膜皱襞多为纵行,4~5条。在幽门括约肌内表面的黏膜向内形成环状皱襞,即幽门瓣。胃的肌织膜由内斜、中环、外纵3层平滑肌构成。在幽门处环形肌特别增厚,形成**幽门括约肌**。

五、小肠

在切开腹腔的整体标本观察,小肠全长5~7 m,起自胃的幽门,盘曲于腹部,下接盲肠,从上至下可分为十二指肠、空肠和回肠三部分。

1.十二指肠

取十二指肠游离标本观察,其呈"C"形包绕胰头,长约25 cm,可分为上部、**降部、水平部和升部**。其上部起于胃的幽门,上部左侧与幽门根连接处肠壁较薄,黏膜光滑无环状襞,即十二指肠球部;降部起于十二指肠上部,达第3腰椎体下缘处急转向左,移行于水平部,剖开降部,可见降部中份肠腔后内侧壁上有一纵行的黏膜皱襞,即十二指肠纵襞,此襞下端有一乳头状隆起,即**十二指肠大乳头**,上有胆总管与胰管的共同开口,它距中切牙约75 cm;水平部在第3腰椎平面自右向左,横过下腔静脉至腹主动脉前面,移行于升部;升部自腹主动脉前方斜向左上方至第2腰椎左侧,再向前下转折续于空肠,转折处形成的弯曲即十二指肠空肠曲,它被由肌纤维和结缔组织共同构成的十二指肠悬肌固定于腹后壁。

2.空肠和回肠

在十二指肠末端处找出十二指肠空肠曲,此即**空肠**的起始处,空肠与**回肠**(见图1-4-5)之间并无明显界限,大致空肠位于腹腔的左上方,回肠占右下方,两者长度比约2:3。空肠与回肠均由小肠系膜连于腹后壁,在切开的空肠与回肠标本上观察结构区别可发现空肠壁厚,回肠壁薄;空肠内面环形襞大而多,回肠则小且少。将其展平拿起来对着亮光进行观察,可以看到很多散在不透光点,像芝麻样大小(大小不定)的孤立淋巴滤泡。仅有此孤立淋巴滤泡者则为空肠,回肠末端除有孤立淋巴滤泡外,尚有成片的椭圆形不透光区,大小不一的集合淋巴滤泡。

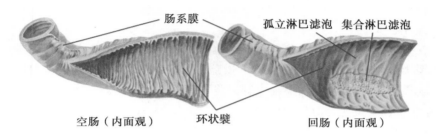

图 1-4-5　空回肠黏膜

六、大肠

大肠(见图 1-4-6)全长约 1.5 m,略成方框形,围绕在空、回肠的周围。其起自右髂窝,终于肛门,可分为**盲肠**、**阑尾**、**结肠**、**直肠**和**肛管**五部分。

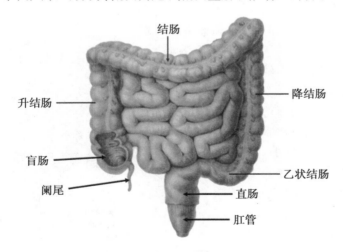

图 1-4-6　大肠

盲肠和结肠外形有三个主要特点(取一段离体结肠标本观察):①**结肠带**是肠管表面的 3 条纵带;②**结肠袋**是由肠壁上的许多横沟隔开而成的环形囊袋状突起;③**肠脂垂**为结肠带附近许多大小不等的脂肪突起。

（一）盲肠和阑尾

1.盲肠

盲肠为大肠的起始部，下端以膨大的盲端开始，一般位于右髂窝内，向上连于结肠。在切开标本或模型上观察盲肠的内部结构，可见其左后上方有回肠末端的开口，此口即为**回盲口**，口的上、下缘各有一半月形的黏膜皱襞即**回盲瓣**。在回盲瓣的下方约2 cm处，有阑尾的开口。

2.阑尾（蚓突）

在整体标本上观察**阑尾**，其上端连通盲后内壁，下端游离。3条结肠带最后都汇集于阑尾根部，故沿结肠带向下追踪，是寻找阑尾的可靠方法。阑尾根部的体表投影：通常在脐与右髂前上棘连线的中外1/3交界处。此点即为麦克伯尼点，急性阑尾炎时，此点可有压痛。

（二）结肠

在腹腔深层标本观察结肠，按其位置和形态，可分为升结肠、横结肠、降结肠及乙状结肠四部分：①升结肠是盲肠上升至结肠右曲的部分；②横结肠介于结肠右曲至结肠左曲之间的部分；③降结肠由结肠左曲下降至左侧髂嵴处的一段；④乙状结肠平左髂嵴处接续降结肠，呈"乙"字形弯曲，向下进入盆腔续于直肠。

（三）直肠

在盆腔矢状切面标本游离的标本上观察**直肠**（见图1-4-7），其位于盆腔内，上端平第3骶椎处接乙状结肠，下端至盆膈处续于肛管。注意直肠并不"直"，在矢状切面上有两个弯曲，其上部与骶骨前面的曲度一致，形成凸向后的**骶曲**；下端绕过尾骨尖前面转向后下方，形成一凸向前的**会阴曲**。直肠的下端的肠腔膨大即**直肠壶腹**，直肠壶腹内面的黏膜，形成2~3个半月形襞即**直肠横襞**。其中最大而恒定的一个皱襞在壶腹上份，距肛门7 cm。

（四）肛管

取游离直肠至肛门矢状切面标本观察肛管。肛管为大肠的末段，上端连于直肠，下端开口肛门，长3~4 cm。肛管上段的黏膜形

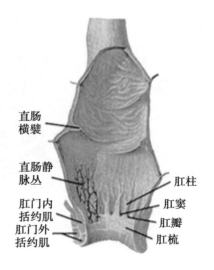

图1-4-7 直肠和肛管腔面的形态

成6~10条纵行皱襞即**肛柱**，各肛柱下端之间有半月形黏膜皱襞相连即**肛瓣**。两个相邻肛柱下端与肛瓣围成袋状小陷窝即**肛窦**。各肛瓣和肛柱的下端共同

连成一锯齿状的环形线即为**齿状线**（肛皮线）。齿状线以下有一宽约1 cm表面光滑的环状带，即为**肛梳**。肛梳下缘有一环状线即**白线**，此线恰为肛门内、外括约肌的交界处，活体指诊时可触知一环状沟。白线以下的皮肤颜色较深，下方不远即终于**肛门**。肛管的环形肌层特别增厚，形成**肛门内括约肌**。围绕在肛门内括约肌周围的骨骼肌构成**肛门外括约肌**，主要作用为括约肛门。

【思考题】

（1）解释名词：上消化道、下消化道、咽峡、咽淋巴环、胃窦、十二指肠球、麦氏点、齿状线、肛直肠环。

（2）上消化道出血产生柏油样便，血液经何途径排到体外？

（3）简述食管的三个狭窄部位。

（4）简述咽的位置、交通、分部及各部重要结构。

（5）简述胃的形态与分部。

（6）简述空、回肠在结构上的比较。

（7）在活体上辨认各类牙、舌乳头、舌系带、舌下阜、腮腺管开口、咽峡、腭咽弓、腭舌弓、腭扁桃体和腭垂。

（8）在标本上指出咽鼓管咽口、贲门、幽门、胃底、胃窦、幽门窦、十二指肠球、十二指肠空肠曲、十二指肠大乳头、结肠三个特征、回盲瓣和齿状线。

【案例分析】

插胃管

当需要洗胃、抽取胃液或胆汁进行生化检查或鼻饲喂食时，都需要通过插胃管来完成。胃管上有长度刻度表，胃管从口腔或鼻腔进入至15 cm时（以中切牙为刻度标志），操作者就会感到胃管遇到了阻力。这是食管的起始部即食管与咽的交界处，也是食管的第一个狭窄处。此处腔隙狭窄，再加上胃管对该处黏膜肌肉的刺激收缩，胃管前行的阻力就变大了。此时操作者的手就要轻度左右轮流旋转前进，缓慢通过此狭窄处；一定不能用力通过，以避免胃管擦伤食管黏膜毛细血管出现渗血或直接出血，影响检查及治疗结果。当胃管刻度到达25 cm处时又会遇到阻力，这是食管的第二个狭窄处，也是食管与左主支气管交叉处，食管与左主支气管紧密相贴，位于左主支气管的前方。由于主支气管有软骨环凸向食管，故食管通过此处时呈扁平状狭窄。此时操作者的手要轻轻上提再向下前进，反复几次使食管缓慢扩张后徐徐通过此狭窄处；同样不能用力通过，以避免胃管擦伤食管黏膜毛细血管引起出血。当胃管刻度到达40 cm处时又遇到了阻力，这是食管的第三个狭窄处，是食管通过膈肌的部位。由于膈肌是骨骼肌,受到刺激时收缩强度要比食管的平滑肌收缩强度要大,故通过此处时更要小心谨慎。同学们在操作胃管时除熟练掌握解剖学知识外,还应树立全心全意为人民服务的思想,圆满完成工作任务。

实验八　消化腺

【实验目的】

(1)掌握肝的形态、位置及体表投影;掌握胆的形态、分部、位置及胆囊底的体表投影。

(2)熟悉输胆管道的组成及开口部位。

(3)了解肝和胆囊的功能。

(4)掌握胰的位置和形态;熟悉胰管的开口部位。

【实验材料】

一、标本与模型

(1)游离肝和胰的标本。

(2)打开腹腔的整体标本,示肝、胰的位置及肝外胆道。

(3)肝、胰的模型。

(4)半身人模型。

二、挂图

消化腺挂图。

三、ECDH 数字人解剖系统(略)

【实验注意事项】

(1)实验时肝、胆、胰标本易损坏,要注意爱护标本。

(2)观察标本时要注意各器官的解剖位置。

【实验内容】

一、肝

(一)肝的形态

用离体的肝标本、肝模型配合观察发现肝呈楔形,可分上、下两面和前、后两缘及左、右两叶。肝上面隆凸,贴于膈穹隆之下即为**膈面**(见图 1-4-8),借**镰状韧带**分为**肝左叶**、**肝右叶**两叶。肝下面凹凸不平,与许多内脏接触即**脏面**(见图 1-4-9),脏面朝向下后方,有排列呈"H"形的左、右纵沟和横沟。**左纵沟**窄而深,沟前部有**肝圆韧带**,后半有**静脉韧带**;**右纵沟**阔而浅,前部有**胆囊窝**,容纳胆囊;后部为**下腔静脉窝**,有下腔静脉由此通过。**横沟为肝门**,是肝门静脉、肝固有动脉、肝左管、肝右管、淋巴管和神经等出入肝的门户。

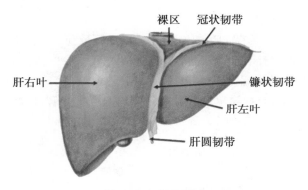

图 1-4-8　肝的膈面

(二)肝的位置

在打开腹腔的整体标上并配合半身人模型观察,肝大部分位于右季肋区和腹上区,小部分位于左季肋区。肝的右界和上界与膈穹隆一致,肝的右界起自腋中线肋弓最低点(第 10 肋)至第 7 肋连于上界,由此向左作上凸弧线,于右锁骨中线上与第 5 肋至胸剑结合,左锁骨中线稍内侧平第 5 肋间隙。肝下界与肝的

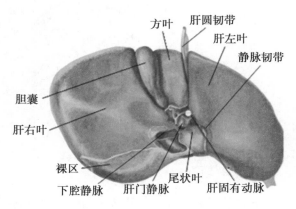

图 1-4-9　肝的脏面

前缘一致,在右腋中线平第 10 肋,至右侧第 8、9 肋软骨结合外离开肋弓,经剑突下 3～5 cm 处斜向左上,经左侧第 7、8 肋软骨结合处扣连于上界左端。正常成人,肝的下界在右肋弓下一般不能触及,剑突下可触及。小儿肝的前缘可低于右肋弓下缘 2～3 cm,7 岁以后儿童右肋弓下已不能摸到。

二、胆囊和胆道系统

胆囊位于肝下面的胆囊窝内,呈鸭梨形,分为**胆囊底、胆囊体、胆囊颈**和**胆囊管**。胆囊管弯曲,向下与左侧的肝总管会合成**胆总管**。胆总管位于肝门静脉右前方,与胰管汇合,形成略膨大的总管即**肝胰壶腹**,开口于十二指肠大乳头。在肝胰壶腹的管壁内,有环形平滑肌即为**肝胰壶腹括约肌**,可控制胆汁的排出和防止十二指肠内容物逆入胆总管和胰管内。

三、胰

胰(见图 1-4-10)位于胃后方,横行于第 1、2 腰椎前方,分**胰头、胰体、胰尾**三部分。胰头在右方,有十二指肠包绕,胰体横跨第 1 腰椎及下腔静脉和腹主动脉前面,胰的左端是胰尾,胰尾较细,与脾门接触。在胰的实质内偏后方,有一条与胰的长轴平行,起自胰尾向右横贯其全长的主排泄管,即**胰管**,最后与胆总管合并,共同开口于十二指肠大乳头。

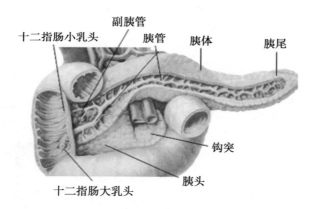

图 1-4-10 十二指肠与胰

【思考题】

(1)解释名词:肝门、肝蒂、肝总管、胆总管、肝胰壶腹。

(2)简述肝的位置。

(3)简述肝的膈面和脏面的分叶名称及分叶标志。

(4)简述肝的上界和下界的体表投影。

(5)简述胆囊的位置及分部名称和胆囊底的体表投影。

(6)简述胆汁的产生部位及排出途径。

(7)简述胰的位置及分部。

【案例分析】

胰头癌患者为什么会出现黄疸症

当患者的尿液呈不透明的杏黄色,眼巩膜、耳垂出现黄染时,医生首先考虑是否患了肝炎或胆囊结石。这是因为胆汁是由肝细胞分泌的,而胆囊是储存胆汁的器官。但经血液化验肝功能正常,经 B 超和 CT 检查肝和胆囊的形态结构也是正常的。然而 CT 发现胰腺头部有占位性病变且浸润压迫了胆总管,在经鉴别诊断后确诊为胰头癌合并阻塞胆总管。这是因为胆汁由肝细胞分泌,经毛细胆管汇入左右肝管,在肝的脏面肝门处汇入肝总管,再与胆囊管组成胆总管,胆总管向下经十二指肠上部的后面穿入被十二指肠环抱的胰头内,后与胰腺管合成肝胰壶腹开口于十二指肠降部的肠腔内。胆总管因胰头癌的浸润及阻塞,胆汁无法排泄至十二指肠内,肝细胞不断产生的胆汁被肝的毛细血管吸收进入血循环,致使巩膜及耳垂被黄染,肾脏产生的尿液呈不透明的杏黄色。

有些地区医疗条件较差,医院无 CT 扫描设备,遇到因胰头癌出现黄疸的患者容易误诊为肝炎,延误了最佳治疗时机,减少了患者的生存概率,同学们应在熟练掌握解剖学知识的基础上,以高度的责任心来诊治此类患者。

第五章　呼吸系统

实验九　呼吸器官

【实验目的】

(1)掌握呼吸系统的组成。

(2)熟悉固有鼻腔内黏膜分部。

(3)掌握喉的位置,主要喉软骨的名称;熟悉喉黏膜的主要形态结构,喉腔的分部。

(4)掌握气管的位置,主要气管软骨的名称;熟悉气管主要形态结构,气管的分部。

(5)掌握肺的形态和结构,熟悉肺的位置及体表投影。

(6)掌握壁胸膜、脏胸膜和胸膜腔;熟悉壁胸膜的分部和肋膈隐窝的位置,胸膜的体表投影。

(7)掌握纵隔的含义和分部。

【实验材料】

一、标本与模型

(1)头颈部正中矢状切面标本。

(2)颅骨矢状切面示骨性鼻腔与鼻旁窦标本。

(3)喉腔矢状切面标本与模型。

(4)离体呼吸系统标本。

(5)游离肺标本与模型。

(6)胸膜示教标本。

(7)喉软骨模型与标本。

(8)纵隔标本与模型。

(9)半身人模型。

二、挂图

呼吸系统挂图。

三、ECDH 数字人解剖系统(略)

【实验注意事项】

(1)呼吸系统器官的结构比较小,因此必须细心地观察。

(2)观察时动作要轻,以免损坏标本。

【实验内容】

一、呼吸道

(一)鼻

鼻分为外鼻、鼻腔和鼻旁窦三部分。

1.外鼻

外鼻(见图 1-5-1)有鼻根、鼻背、鼻尖及鼻翼等部,外鼻下端有鼻孔。

2.鼻腔

在头正中矢状切面标本观察,鼻腔由鼻中隔分为左右鼻腔,每侧鼻腔又分为鼻前庭和固有鼻腔。**鼻前庭**为鼻翼所围成的空腔,内面衬以皮肤,生有鼻毛;**固有鼻腔**由骨性鼻腔被覆以黏膜构成。外侧壁上有**上鼻甲**、

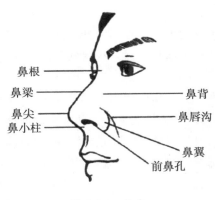

图 1-5-1 外鼻

（图中标注：鼻根、鼻梁、鼻尖、鼻小柱、鼻背、鼻唇沟、鼻翼、前鼻孔）

中鼻甲及**下鼻甲**,各鼻甲下方分别形成**上鼻道**、中鼻道和下**鼻道**。固有鼻腔的黏膜可因其结构和功能不同,分为**嗅区**和**呼吸区**两部分。

3.鼻旁窦

额窦位于额骨体内、眉弓的深面,呈三棱锥形。筛窦由位于鼻腔外侧壁上

方与两眶之间的筛骨迷路构成,根据其部位分为前筛窦、中筛窦和后筛窦。蝶窦位于蝶骨体内,又被中膈分成左右二腔。上颌窦位于上颌骨内是**鼻旁窦**中最大的一对。额窦、上颌窦、前筛窦和中筛窦开口于中鼻道;后筛窦开口于上鼻道;蝶窦开口于蝶筛隐窝。

（二）**咽**（见消化系统）。

（三）**喉**

1.喉的位置

在整体标本与半身人模型上观察。喉位于颈前正中,位置表浅,上连于舌骨,下接气管,两侧有颈部大血管、神经和甲状腺侧叶。

2.喉的结构

观察喉软骨模型可以发现其主要包括**甲状软骨**、**环状软骨**、**会厌软骨**和一对**杓状软骨**。甲状软骨是最大的喉软骨,由左右对称的两个方形软骨板构成,两板前缘以直角互相愈着形成前角,其上端向前突出即**喉结**。两板后缘有两对突起,上方的一对为上角,下方的一对为下角。环状软骨在甲状软骨的下方,形如指环。前部低窄呈弓形,即**环状软骨弓**;后部高宽呈板状,即**环状软骨板**。**杓状软骨**位于环状软骨板上方,左右各一,呈三棱锥体形,尖朝上,底朝下,杓状软骨底有向前的突起即**声带突**。**会厌软骨**附着于甲状软骨前角的后面,形似树叶,下端狭细,上端宽阔,游离于喉口上方,前面凸,后面凹。

弹性圆锥为圆锥形弹性纤维膜,其下缘附着于环状软骨上缘,上缘游离,张于甲状软骨前角后面与杓状软骨声带突之间,即声韧带。

3.喉腔

在喉矢状切面标本与模型上观察**喉腔**（见图 1-5-2、图 1-5-3）,其两侧壁有上、下两对黏膜皱襞。上方的一对即**前庭襞**,两侧前庭襞间的裂隙即**前庭裂**;下方的一对即**声襞**,两侧声襞及杓状软骨间的裂隙即**声门裂**。声门裂是喉腔最狭窄的部位,此裂前 2/3 为膜间部,与发音有关。

喉腔分为喉前庭、喉中间腔和声门下腔三部分。前庭裂以上的部分即**喉前庭**;前庭裂和声门裂之间的部分即**喉中部腔**;喉中间腔向两侧突出的隐窝即**喉室**;声门裂以下的部分即**声门下腔**。

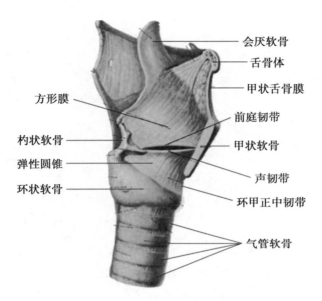

会厌软骨

舌骨体

甲状舌骨膜

方形膜

前庭韧带

构状软骨

甲状软骨

弹性圆锥

声韧带

环状软骨

环甲正中韧带

气管软骨

图 1-5-2　喉腔(侧面观)

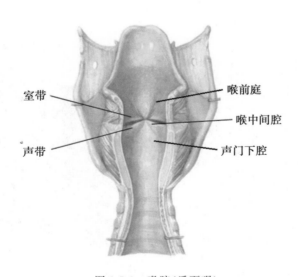

室带

喉前庭

喉中间腔

声带

声门下腔

图 1-5-3　喉腔(后面观)

（四）气管和主支气管

气管和主支气管(见图 1-5-4)在整体标本并配合半身人模型观察。

气管为前后略扁的圆筒状管道,主要由14~16个"C"形气管软骨构成,其间由结缔组织连结,后壁无软骨,由平滑肌和结缔组织所封闭,并紧邻食管。气管上端平第6颈椎体下缘与喉相连,向下至第4、5胸椎之间平面,分为左、右主支气管,分叉处即气管杈。

主支气管是气管杈至肺门之间的管道,左、右分别为左主支气管和右主支气管。左主支气管细、长而较水平;右主支气管粗、短而垂直。

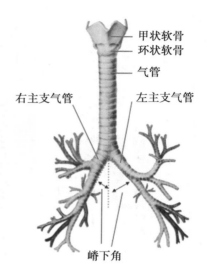

图 1-5-4　气管、支气管及其分支

二、肺

(一)肺的位置与分叶

肺位于胸腔内,纵隔的两侧(整体标本并配合半身人模型观察),左肺狭长,被斜裂分为上、下两叶,即为**左肺上叶**与**左肺下叶**;右肺宽短,被斜裂和右肺水平裂分为**右肺上叶**、**右肺中叶**和**右肺下叶**。

(二)肺的形态

肺(见图 1-5-5)可分为一尖、一底、两面、三缘。**肺尖**呈钝圆形,高出锁骨内侧段上方 2~3 cm。**肺底**位于膈的上方,**肋面广阔圆凸**,贴近肋和肋间肌,**内侧面**贴近纵隔和脊柱。此面中央凹陷处即**肺门**,出入肺门的结构有主支气管、肺动脉、肺静脉、淋巴管及神经等。这些结构由结缔组织和胸膜包绕成束,即肺根。肺的前缘锐利,左肺前缘下半有一明显缺口即心切迹,切迹下方有一向前向内的舌状突起,即**左肺小舌**。肺的后缘圆钝,贴于脊柱的两旁。肺的下缘也较锐利,伸向膈与胸壁之间。

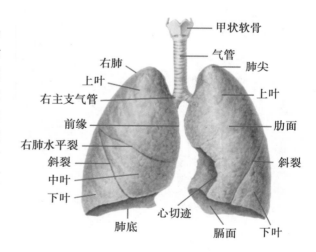

图 1-5-5　肺的形态

三、胸膜(示教)

胸膜在胸腔内形成左、右两个密闭的腔。胸膜分为**壁胸膜**和**脏胸膜**。脏胸膜又即肺胸膜,紧贴在肺的表面不易撕开,壁胸膜贴在胸壁内面。胸膜的脏壁两层在肺根周围相互移行,围成完全封闭的**胸膜腔**(见图 1-5-6)。

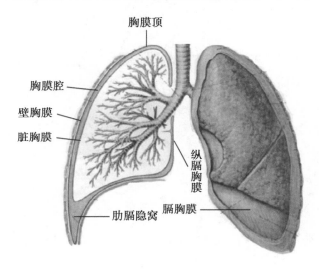

图 1-5-6　胸膜及胸膜腔

壁胸膜由于部位不同,又可分为四部分。**胸膜顶**为突出胸廓上口,包围肺尖的部分;**肋胸膜**贴在肋及肋间肌内面;**膈胸膜**覆盖于膈上面的部分;**纵隔胸膜**衬附于纵隔两侧的部分。在各部胸膜转折处,可形成潜在的间隙,其中最重要的间隙位于肋胸膜与隔膜转折处,即**肋膈隐窝**,为胸膜腔最低部位。

四、纵隔

纵隔(见图 1-5-7)是两侧纵隔膜之间所有器官和组织结构的总称。前界为胸骨,后界为脊柱胸段,两侧界为纵隔胸膜,上界达胸廓上口,下界为膈。纵隔通常以通过胸骨角和第 4 胸椎下缘平面将其分为**上纵隔**和**下纵隔**。下纵隔再以心包为界分为**前纵隔**、**中纵隔**和**后纵隔**三部分。

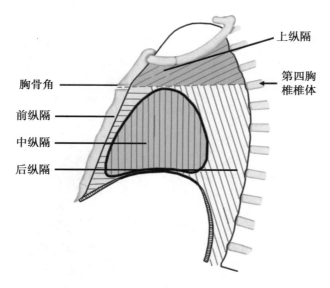

图 1-5-7　纵隔

纵隔主要包括心、心包、大血管、主支气管、食管、胸导管、奇静脉、迷走神经、交感神经、淋巴结等。

【思考题】

(1)解释名词:上呼吸道、下呼吸道、喉结、会厌、声襞、气管权、肺根、胸膜腔、胸膜顶、肋膈隐窝、纵隔。

(2)简述鼻腔、喉腔、左右主支气管的形态特点。

(3)辨认鼻黏膜嗅区及呼吸区,上颌窦、额窦及其开口部位。

(4)在活体上指出喉结、环状软骨及气管颈部。

(5)在标本上说明肺的形态、分叶及位置。

(6)描述胸膜下界位置、纵隔范围及分部标志。

(7)将空气吸入体内,气体经何途径到达血液内?

【案例分析】

气管切开

春节期间,某地农村的孩子们在家门口的街道上玩口吹塑料薄膜发声的游戏。突然有一小孩吸气时将塑料薄膜吸入喉咙,导致无法喘气,小脸憋得由红变紫,昏倒在地,其他孩子吓得大哭起来。正巧该村有一位医科大学的大四学生放假在家,闻声赶来查看情况,听完孩子们的叙述又看了倒地孩子的面色后,立即拿出随身携带的小水果刀在孩子的喉结下方凹陷处正中方位扎了进去。之后该学生又将小刀翻转 90°使小刀呈水平位,喉结下方凹陷处出现了一个带有少许血迹的小孔,倒地孩子立即恢复了呼吸,脸色马上由紫变红。稍许,孩子醒了过来,想哭却哭不出声,只能不断地撇嘴抽搐和掉眼泪。该大学生见孩子没了生命危险便松了一口气,等病孩家长赶来后让其赶快通知乡村医生带气管插管来。乡村医生将气管插管为病孩安放好并简单处理伤口后送至县医院耳鼻喉科抢救,医生借助喉镜取出病孩喉部的塑料薄膜并清洗缝合伤口。

同学们,请回答下列问题:

(1)患儿为什么昏倒? 患儿的面色为什么由红变紫?

(2)医学大学生为什么不是第一时间将患儿送至县医院或乡镇医院?

(3)医学大学生为什么不消毒就将水果刀扎入患儿喉结下方的凹陷处?

(4)喉结下方的凹陷处是什么解剖结构? 为何如此重要? 请在喉标本及模型上反复观察学习。

(5)从医学大学生的表现你能看到他的哪些优秀品质?

重要提示:①凹陷处是环甲正中韧带,是气管的起始处;②声门裂位于甲状软骨的中部,凹陷处的上方。

第六章　泌尿系统

实验十　泌尿器官

【实验目的】

(1)掌握肾的形态、位置;熟悉肾的内部结构;了解肾的被膜。

(2)掌握输尿管的分段及三个狭窄的部位。

(3)掌握膀胱的形态、膀胱三角的构成和特点;熟悉膀胱的位置。

(4)掌握女性尿道外口的开口部位。

【实验材料】

一、标本和模型

(1)腹后壁示肾的被膜及肾蒂的标本。

(2)男、女性盆腔标本(显示男性输尿管与输精管,女性输尿管与子宫动脉的关系)。

(3)男、女性盆腔正中矢状切面标本及模型。

(4)肾的额状切面标本与模型。

(5)男性泌尿生殖器模型。

二、挂图

泌尿系统挂图。

三、ECDH 数字人解剖系统（略）

【实验注意事项】

男性尿道内容在生殖系统学习。

【实验内容】

泌尿系统由肾、输尿管、膀胱及尿道四部分组成。

一、肾

在观察中将离体肾（见图 1-6-1）结合腹后壁原位肾、冠状切面肾的标本进行观察。

（一）肾的外形

在游离肾标本观察肾，其外形似"蚕豆"，分上、下两端，前、后两面和内、外侧两缘。内侧缘中部凹，即为**肾门**，有血管、神经、淋巴管及肾盂等出入，这些结构被结缔组织包裹成束即**肾蒂**。由肾门深入肾实质之间的腔隙即**肾窦**。

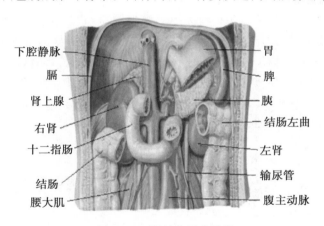

下腔静脉		胃
膈		脾
肾上腺		胰
右肾		结肠左曲
十二指肠		左肾
结肠		输尿管
腰大肌		腹主动脉

图 1-6-1　肾的位置和毗邻

（二）肾的位置

在整体标本中观察肾的位置，其位于脊柱两侧，紧贴腹后壁，为腹膜外位器官，左肾上端平第 11 胸椎下缘，下端平第 2 腰椎下缘，右肾较左肾低半个椎体。

（三）肾的被膜

在整体标本观察肾的被膜（见图 1-6-2），其由内向外依次为**纤维囊、脂肪囊**和**肾筋膜**。

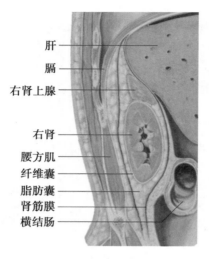

图 1-6-2　肾的被膜纵切面

（四）肾内部结构

在肾的冠状切面（见图 1-6-3）标本和模型观察，肾实质分为边缘的**肾皮质**及深部的**肾髓质**。肾皮质新鲜时呈红褐色。肾髓质位于肾实质的深部，由 15～20 个圆锥形的**肾锥体**组成，肾皮质伸入肾锥体之间的部分即**肾柱**。肾锥体底朝向皮质，尖端钝圆，朝向肾门，即**肾乳头**。围绕在肾乳头周围的膜状小管即**肾小盏**，相邻的 2～3 个肾小盏合成一个**肾大盏**。2～3 个肾大盏合成一个漏斗型的**肾盂**。肾盂出肾门后逐渐变细，移行为输尿管。

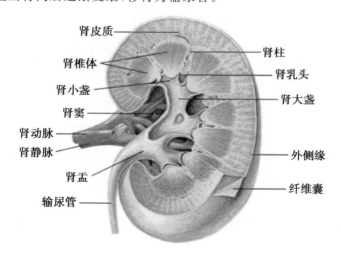

图 1-6-3　肾冠状切面

二、输尿管

输尿管起自肾盂,终于膀胱的肌性管道,成人输尿管长 25～30 cm。输尿管先位于腹部,后进入盆腔,最后穿膀胱壁口。其全程有三个生理性狭窄,第一个狭窄在起始部,第二个狭窄越过小骨盆上口跨髂血管处,第三个狭窄在膀胱壁内。

三、膀胱

膀胱及其毗邻如图 1-6-4 所示。

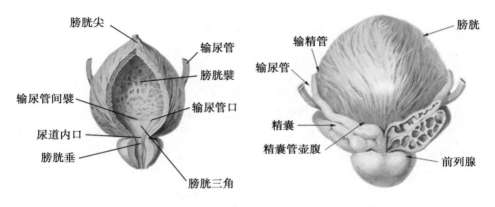

图 1-6-4　膀胱及其毗邻

(一)膀胱的形态

在游离标本上观察膀胱形态,其空虚时为锥体形,分尖、体、底、颈四部分。尖端较小,朝向前上方,即**膀胱尖**;底部膨大似三角形,朝向后下方,即**膀胱底**;尖与底之间即**膀胱体**;膀胱的下部接近前列腺(男)或尿生殖膈(女)处,即**膀胱颈**。

(二)膀胱的位置

在盆腔矢状切面标本观察膀胱的位置。成人膀胱位于小骨盆的前部,耻骨联合后方,空虚时,膀胱尖不超过耻骨联合上缘;尿液充盈时,膀胱尖则高出耻骨联合上缘。当膀胱充盈时,膀胱上面的腹膜也随之上移,临床上在耻骨联合上方,经腹前壁进行膀胱穿刺或膀胱手术,可不经腹膜腔而直达膀胱

膀胱内面靠底部有光滑的三角形区域,即**为膀胱三角**,此三角恰好位于两个输尿管口和尿道内口三者之间的连线内。膀胱三角在剖开的游离膀胱内观察。

四、女性尿道

女性尿道特点为短、直、宽,长 3～5 cm,直径约0.6 cm,上端起自尿道内口,下端开口于阴道前庭,该口即为尿道外口,位于阴道口的前方,距阴蒂约2.5 cm。

【思考题】

(1)肾小球肾炎患者,尿中出现红细胞等,写出红细胞由肾动脉排至体外的途径(可用箭头示)。

(2)试述肾的正常位置及其固定因素。

(3)简述输尿管三个狭窄及临床意义。

(4)简述膀胱的形态、结构、毗邻与临床相关问题。

(5)在活体上划出肾的位置和肾门的体表投影。

(6)在肾的剖面标本上找出肉眼能见的全部结构。

【案例分析】

男性尿道导尿术

有许多老年男性因患前列腺增生肥大压迫尿道引起膀胱尿潴留,使膀胱壁极度膨胀牵拉膀胱壁神经引起剧烈疼痛,到医院就诊首先进行导尿管导尿,再进行前列腺肥大的治疗。男性尿道从尿道外口到膀胱的尿道内口共有两个弯曲,一个是耻骨前弯,另一个是耻骨下弯。耻骨前弯由阴茎海绵体构成,可以拉直;耻骨下弯位于耻骨下方,弯曲是固定的。导尿操作者应首先将阴茎海绵体拉直并在表面及尿道外口消毒,然后进行无菌操作。将蘸有无菌石蜡油的近似"7"字形的导尿管从尿道外口徐徐伸入尿道,至耻骨下弯处时因弯曲的阻力和尿道经过会阴肌,会阴肌部分肌纤维缠绕尿道形成尿道括约肌,起到收缩尿道、实施憋尿的作用,故行进阻力稍大。之后左右捻转导尿管前行,大约再行进0.5 cm时导尿管行进阻力骤增,不能前行,说明导尿管已达前列腺增生部位,也是到了插导尿管的关键步骤。因尿道被前列腺增生的结缔组织挤压导致完全堵塞,行进时必须非常耐心、细心、小心地用力左右旋转前进,严禁用力过大、过快以防导尿管擦伤尿道黏膜毛细血管引起出血。经过一番艰难的操作后,操作手突然感觉到轻松感和空洞感,说明导尿管已进入膀胱腔,尿液循导管流出。在导尿管的末端放置一个带有1 000 mL刻度的广口瓶以存储尿液。当尿液排出300 mL时,在瓶口上方用止血钳夹住导尿管,停止尿流出。停止尿流出是因为膀胱储尿太多,导致膀胱向上膨胀逐渐将心脏顶离正常位置。如果短时间内一次性将膀胱内的尿液全部放出,会引起心脏摆动使心脏跳动骤停导致患者死亡。所以,20分钟后再放300 mL,照如此方法直到排尿结束。

同学们,通过以上操作过程你明白男性尿道的解剖特点了吗? 你能顺利完成操作吗?

第七章　生殖系统及腹膜

实验十一　生殖系统

【实验目的】

(1)掌握睾丸、附睾的位置,精索的位置及其组成,前列腺的位置和形态。

(2)熟悉阴茎的分部和形态结构,射精管的组成;熟悉睾丸,附睾的形态和结构,输精管的行程、位置和分部。

(3)掌握男性尿道的分部、狭窄及弯曲。

(4)掌握卵巢的位置、形态及韧带;输卵管的形态、位置和分部;子宫的位置和形态结构。

(5)熟悉阴道的位置和阴道穹。

(6)掌握女性乳房的结构。

(7)熟悉会阴的位置和分部,坐骨肛门窝的位置。

【实验材料】

一、标本和模型

(1)男性盆腔标本(示输精管、精囊、前列腺)。

(2)男性盆腔正中矢状切面标本(见图 1-7-2)。

(3)游离男性泌尿生殖器标本与模型。

(4)女性生殖器游离标本(末切开的和冠状切面卵巢、子宫和阴道标本)。

(5)女性盆腔标本(腹膜完整无损),兼示外生殖器。

(6)女性盆腔中正中矢状切面标本(兼示盆腔血管)与模型。

(7)会阴的模型和标本。

(8)乳房标本及模型。

二、挂图

(1)男性泌尿生殖系统。

(2)女性生殖生殖系统。

三、ECDH 数字人解剖系统(略)

【实验注意事项】

(1)观察生殖器标本时,需要将标本按解剖学姿势位置放好。

(2)观察生殖器标本时,要严肃认真。

【实验内容】

一、男性生殖系统

男性生殖系统由内生殖器和外生殖器组成。

（一）内生殖器

内生殖器包括生殖腺、输精管道和附属腺体三部分。

1.生殖腺

生殖腺即睾丸(见图 1-7-1),其既可以产生及精子,还可以产生雄性激素。

(1)睾丸的位置及形态:睾丸位于阴囊内,左、右各一。睾丸分内外侧面,前后缘和上下端。

(2)睾丸的构造:在剖开的游离睾丸观察,睾丸内部由许多睾丸小叶组成,每个小叶含有数条**精曲小管**(用镊子在睾丸小叶内轻轻挑起精曲小管进行观

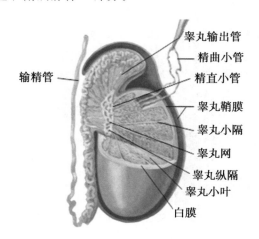

图 1-7-1　睾丸及附睾的结构

察),可见睾丸内含有很多比头发还细的精曲小管。睾丸表面包有一层坚厚的致密结缔组织膜,即**白膜**。睾丸后缘的白膜较厚。

2.输精管道

(1)**附睾**:是贴附在睾丸的上端和后缘的一长条形结构,上部为附睾头,中

部为附睾体,下端为附睾尾末端与输精管相接。

（2）**输精管**：从附睾末端开始,为一细长的管道,长约50 cm,行程较长,可分为**四部分**。①**睾丸部**起自附睾头,沿睾丸后缘和附睾内侧上升至附睾头。②**精索部**（皮下部）介于附睾头与腹股沟管浅环之间,常为结扎输精管的部位。③**腹股沟管部**位于腹股沟管内。④**盆部**自腹股沟管深环向内下入骨盆腔,经输尿管末端前上方至膀胱的后面,两侧输精管膨大形成**输精管壶腹**,其末端与精囊的输出管会合。

精索是柔软的圆索,由腹股沟管深环延至睾丸上端。精索的主要成分为输精管、睾丸动脉、蔓状静脉丛、神经丛和淋巴管等,其外面有被膜包裹。

（3）**射精管**：由输精管壶腹下端与精囊输出管汇合而成,开口于尿道的前列腺部。

（4）**男性尿道**（见图 1-7-2）：在男性盆腔矢状切面标本观察。男性尿道起自膀胱的尿道内口,终于阴茎头的尿道外口,全长 16～22 cm,分为**前列腺部**、**膜部**和**海绵体部**三部分。在临床上前列腺部和膜部合称为**后尿道**,海绵体部为**前尿道**。男性尿道全长有三个狭窄,分别位于尿道内口、膜部和尿道外口处。男性尿道有两个弯曲,一个耻骨下弯,位于耻骨联合的下方,凹向前上方,此部属于尿道的固定部;另一个弯则为耻骨前弯,位于耻骨联合前下方,凹向下,在阴茎根与体之间,将阴茎上提时,此弯变直。

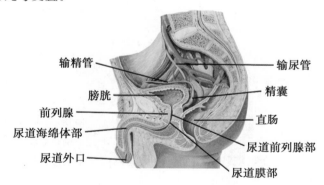

图 1-7-2　男性骨盆正中矢状断面

3.附属腺体

（1）**前列腺**：位于膀胱底与尿生殖膈之间,呈板栗状,上端宽大,下端尖细,体的后面正中有一浅的前列腺沟。

（2）**精囊**：位于膀胱底与直肠之间,是一对长椭圆形囊状器官,下端为输出管,与输精管末端汇合成射精管。

（3）**尿道球腺**：位于尿道膜部两侧,其导管开口于尿道球部。

（二）男性外生殖器

1.阴囊

阴囊为耻骨联合下方的一皮肤囊袋，中间有隔，将阴囊分为左右两半，其中容纳睾丸、附睾和输精管的一部分。

2.阴茎

阴茎（见图1-7-3）分头、体、根三部分。后部为阴茎根，固定在耻骨和尿生殖膈；中部为阴茎体，在耻骨联合前下方；尖端膨大为阴茎头，阴茎头与体交界处有一环状沟即阴茎颈（又即冠状沟）。

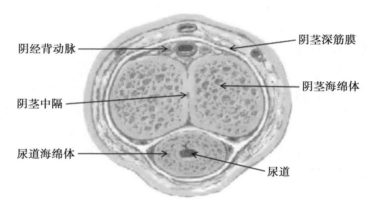

图 1-7-3 阴茎横断面

阴茎主要由一条**尿道海绵体**和两条**阴茎海绵体**构成（从阴茎横断面上进行观察）。尿道海绵体位于左、右阴茎海绵体的腹侧，前端膨大形成阴茎头，后端膨大为尿道球；阴茎海绵体位于阴茎背侧，左、右各一，前端变细嵌入阴茎头后面的凹陷内，后端分开形成左、右阴茎脚，附着耻骨弓。阴茎的皮肤薄，易伸展，有阴茎头处反折而形成双层环形皱襞，即**阴茎包皮**。在阴茎腹侧的包皮与尿道外之间有一纵行的皮肤皱襞，即**包皮系带**。

二、女性生殖系统

女性生殖系统由内生殖器和外生殖器组成。

（一）内生殖器

内生殖器（见图1-7-4）包括生殖腺、输送管道和附属腺体三部分。

1.卵巢

在女性盆腔标本与游离女性生殖器标本上观察**卵巢**，其左、右各一，为椭圆形实质性器官，位于髂内、外动脉起始部之间夹角处，可分为内、外侧面，上、下端和前、后缘。其上端为输卵管端，借**卵巢悬韧带**与盆壁相连；下端为子宫端，借**卵巢固有韧带**连于子宫角。

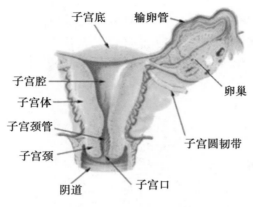

子宫底　输卵管

子宫腔

子宫体

子宫颈管

子宫颈

卵巢

子宫圆韧带

阴道　子宫口

图 1-7-4　女性内生殖器

2.输卵管

输卵管为成对的肌性管道,长 10～14 cm,包裹在子宫阔韧带上缘内。其内侧端连于子宫角,外侧端游离,共分为四部分。

(1)**输卵管子宫部**:此部于从子宫外侧角穿入子宫壁内,以输卵管子宫口,开口于子宫腔。

(2)**输卵管峡部**:短而狭窄,行输卵管结扎手术多在此进行。

(3)**输卵管壶腹部**:此段管腔膨大成壶腹状,约占输卵管全长的 2/3 段,卵子通常在此处受精。

(4)**输卵管漏斗部**:为输卵管的外侧端,扩大成漏斗状,漏头边缘有许多不规则的突起,即**输卵管伞**;漏斗底部向腹部膜腔开口,即**输卵管腹腔口**。

3.子宫

(1)**子宫**的形态:呈倒置的鸭梨状,分前、后两面,左、右两缘,前面朝向膀胱,后面邻直肠。子宫从上向下可区分为底、体、颈三部分,两侧输卵管子宫口上方的子宫顶部为**子宫底**。子宫下端狭窄部为**子宫颈**,其下端(下 1/3)突入阴道内即为**子宫颈阴道部**;子宫颈其余部分位于阴道上方,即**子宫颈阴道上部**。子宫颈与子宫底之间有部分,即**子宫体**。子宫体与子宫颈阴道上部连接的部位,稍狭细即子宫峡(在非妊娠此部不明显),产科常在此处进行剖腹取胎。子宫与输卵管相连的部位即**子宫角**。

子宫内腔可分为子宫腔和子宫颈管两部分(女性内生殖器冠状切面标本上观察)。**子宫腔**在子宫体内,系前后扁平的三角形腔隙,底向上,尖向下,两端各有输卵管开口。**子宫颈管**在子宫颈内,上下两端狭窄,中间稍宽,呈梭形,上口通子宫腔,下口通阴道,即**子宫口**。子宫口的前、后缘分别即为前唇和后唇,后唇稍长,位置较高。

（2）子宫的位置（见图1-7-5）：在女性盆腔矢状切面标本观察,子宫位于骨盆腔中央,膀胱与直肠之间。成年女性子宫正常位置为轻度前倾、前屈。**前倾**是指子宫和阴道之间形成一定的角度；**前屈**为子宫体与子宫颈之间形成一定的角度。

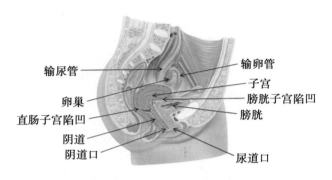

输尿管　　　　　　　　　　　　输卵管
　　　　　　　　　　　　　　子宫
卵巢　　　　　　　　　　膀胱子宫陷凹
直肠子宫陷凹　　　　　　　　膀胱
阴道
阴道口　　　　　　　　　　尿道口

图1-7-5　女性骨盆正中矢状断面

（3）子宫的固定装置：主要靠盆膈承托,子宫的正常姿势主要依靠四对韧带维持。**子宫阔韧带**为被覆在子宫前、后面的腹膜,在子宫外侧缘移行为两层腹膜皱襞,并延伸到骨盆侧壁。子宫阔韧带内包有卵巢、输卵管、卵巢固有韧带和子宫圆韧带及血管、淋巴管、神经等。**子宫圆韧带**起自子宫角下方,行走在阔韧带中,从内侧向前外方,跨过骨盆侧壁,经腹环入腹股沟管出皮下环,止于大阴唇和阴阜皮下,其作用是维持子宫前倾。**子宫主韧带**为缠绕在子宫颈周围的结缔组织并向两外侧延伸止于盆腔侧壁而构成。**子宫骶韧带**为缠绕在子宫颈周围的结缔组织构成,向后延伸经直肠两侧止于骶骨。

4.阴道

阴道为前后扁平的肌性管道,连接子宫与外生殖器。阴道上端围绕子宫颈下部,与子宫颈之间形成一环形腔隙即**阴道穹**。阴道穹分前部、后部和两个侧部,分别位于子宫颈阴道部的前、后和两侧。阴道穹后部深而宽广,与直肠子宫陷凹相邻,阴道下端以阴道口开口于**阴道前庭**。处女的阴道口周围有黏膜皱襞即**处女膜**。

（二）女性外生殖器

在完整女性标本观察女性外生殖器,又称**女阴**,其主要包括**阴阜**、**大阴唇**、**小阴唇**、**阴道前庭**、**阴蒂**等。

1.女性乳房

乳房并不属生殖器官,但功能上与生殖器官关系密切,故习惯在学习女性生殖器时一并观察。乳房左、右各一,位于胸前部,呈半球形。乳房的中央有乳头,其表面有输乳管的开口,乳头周围一颜色较深的环行区域,即乳晕。

乳房内部有乳腺(乳房已解剖的标本上观察),乳腺的组织形成15～20个**乳腺叶**,每一个乳腺叶又分为若干个**乳腺小叶**。每个乳房叶发出一排泄管即**输乳管**,都向乳头集中,并呈放射状排列,其末端则变细开口于乳头上的**输乳孔**。在乳房深部自胸筋膜发出许多结缔组织束穿过乳腺小叶连于皮肤,即**乳房悬韧带**,又称枯柏氏(Cooper)韧带,对乳腺有支持作用。

2.会阴

(1)位置和分部:广义的**会阴**是指封闭骨盆下口的全部软组织,前为耻骨联合下缘,后为尾骨尖,两侧为耻骨、坐骨和骶结节韧带。其由两坐骨结节之间的连线可将会阴分为前、后两部,前部为**尿生殖区**(尿生殖三角),后部为**肛区**(肛门三角)。临床上,常将肛门和外生殖器之间的软组织称为会阴,即为狭义的会阴。

(2)层次结构:会阴的层次结构细小,可分为浅层和深层。会阴浅层结构生殖区和肛区基本相同,均由皮肤、浅筋膜和浅层肌构成。会阴深层的主要结构为尿生殖膈和盆膈,两膈共同封闭整个骨盆下口。尿生殖膈位于尿生殖区最深部,由尿生殖膈上、下筋膜及两层筋膜间的横纹肌构成。男子有尿道膜部穿过,女子有尿道和阴道穿过。盆膈位于肛区深部,由盆膈上、下筋膜及两层筋膜间的肛提肌构成,其中央有肛管穿过。

(3)坐骨肛门窝:又名**坐骨直肠窝**,主要观察其标本、模型。坐骨肛门内窝为成对的楔形腔隙,位于肛管与坐骨之间,盆膈下方在额状面上呈三角形。坐骨肛门窝内充填大量脂肪组织,阴部内动脉、阴部内静脉和阴部神经贴于坐骨肛门窝的外侧壁。在此分别发出肛动脉、肛静脉和肛神经,分布于肛门外括约肌及其附近结构。

【思考题】

(1)试述精子的产生部位和排出途径。

(2)简述子宫的位置、形态结构、分部及固定装置。

(3)简述输卵管的分部。

【案例分析】

男性结扎

计划生育是我国基本国策,虽然现在国家放开了二胎政策,但仍需计划生育以便控制人口总量。男性输精管结扎手术,是男性节育的方法之一。男性输精管结扎手术就是将输精管某一部位切断或切除小段,将断端结扎缝合,以阻断精子的排出,达到精子不能与女性的卵子结合受孕的目的。未能排出体外的精子被附睾吞噬细胞吸收。男性输精管结扎手术也简称男性结扎,目前仍在各级医院开展进行。男性精子产生于睾丸,汇集于睾丸后上方的附睾中存储、营养,成熟后再由输精管输送至男性尿道排出体外。输精管是由强力平滑肌围成的管道,长约50 cm,外径约0.25 cm,内径约0.10 cm,分为四段(部),分别是睾丸部、精索部、腹股沟管部、盆内部。在哪一段做结扎手术最合适最科学呢? 睾丸部紧贴附睾后方,手术时如不小心会伤及附睾和睾丸,不宜在此部位手术;腹股沟管部走行于大腿根部与下腹部交界处的肌层之间并伴有多条血管神经走行,也不适合在此处手术;盆内部位于盆腔内,手术步骤更为复杂,不可取;所以精索部是最好的选择。该部位于阴囊内,附睾上方、腹股沟管部外口下方,长约7.0 cm,用拇指和食指揉捏睾丸上方皮肤,会感受到有一条麻绳状的结构,这就是输精管精索部。此处手术视野良好,前后左右无器官毗邻,仅邻睾丸皮肤及内膜,被精索外筋膜、睾提肌、精索内筋膜包绕,手术时出血少、创伤小、恢复快,是做男性结扎的最佳部位。

实验十二　腹膜

【实验目的】

(1)掌握腹膜、腹膜壁层和脏层、腹膜腔的概念。

(2)掌握腹膜内位器官、腹膜间位器官及腹膜外位器官。

(3)掌握小网膜的位置和分部;掌握大网膜和网膜囊的位置和构成。

(4)掌握各系膜的名称和附着。

(5)了解韧带的构成及主要韧带的名称和位置。

(6)掌握直肠膀胱陷凹、直肠子宫陷凹及肝肾隐窝的位置及临床意义。

(7)了解腹壁膜下部的壁膜皱襞和陷窝。

【实验材料】

一、标本和模型

(1)腹膜冠、矢状切面标本(观察脏腹膜、壁腹膜、膀胱子宫陷凹、直肠子宫陷凹等）。

（2）腹膜与内脏模型（观察小网膜、大网膜、肠系膜等）。

二、挂图

三、ECDH 数字人解剖系统（略）

【实验注意事项】

（1）观察腹膜矢状切面标本时，不要随意搬动碰撞，要注意爱护。

（2）观察标本时要注意腹膜与器官的解剖位置。

【实验内容】

一、腹膜的形态与分部

腹膜（见图 1-7-6）分为壁腹膜和脏腹膜两部分，为覆盖于腹、盆腔壁内和腹、盆腔脏器表面的一层薄而光滑的浆膜，由间皮和少量结缔组织构成，呈半透明状。

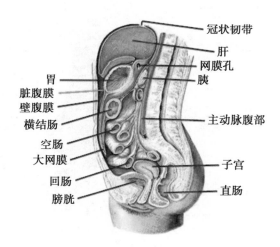

图 1-7-6　腹膜腔矢状切面

（一）腹膜腔

衬于腹、盆腔壁的腹膜即为壁腹膜，由壁腹膜返折并覆盖于腹、盆腔脏器表面的腹膜即为脏腹膜。壁腹膜和脏腹膜互相延续、移行，共同围成不规则的潜在性腔隙，即为腹膜腔。男性腹膜腔为一封闭的腔隙；女性腹膜腔则借输卵管腹腔口，经输卵管、子宫、阴道与外界相通。

（二）腹腔

腹腔是指骨盆上口以上，腹前壁和腹后壁之间的腔；骨盆上口以下与盆膈以上，腹前壁和腹后壁围成的腔为盆腔。而腹膜腔则指脏腹膜和壁腹膜之间的潜在性腔隙，腔内仅含少量浆液。

二、腹膜内位、间位和外位器官

腹膜内位器官的表面几乎都被腹膜所覆盖的器官为腹膜内位器官，有胃、十二指肠上部、空肠、回肠、盲肠、阑尾、横结肠、乙状结肠、脾、卵巢和输卵管等。腹膜间位器官的表面大部分被腹膜覆盖的器官为腹膜间位器官，有肝、胆囊、升结肠、降结肠、子宫、充盈的膀胱和直肠上段。腹膜外位器官仅一面被腹膜覆盖的器官为腹膜外位器官，有肾、肾上腺、输尿管、空虚的膀胱，十二指肠降部、水平部和升部，直肠中、下段及胰等。

三、网膜（见图 1-7-7）

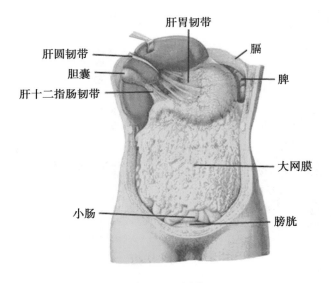

图 1-7-7　网膜

（一）小网膜

小网膜由肝门向下移行于胃小弯和十二指肠上部的双层腹膜结构。其左侧部为肝胃韧带，右侧部为肝十二指肠韧带。

（二）大网膜

大网膜形似围裙覆盖于空、回肠和横结肠的前方，其左缘与胃脾韧带相连续。

（三）网膜囊

网膜囊的前壁为小网膜、胃后壁的腹膜和胃结肠韧带；后壁为横结肠及其系膜以及覆盖在胰、左肾、左肾上腺等处的腹膜；上壁为肝尾状叶和膈下方的腹膜；下壁为大网膜前、后层的愈合处。网膜囊的左侧为脾、胃脾韧带和脾肾韧带；右侧借网膜孔通腹膜腔的其余部分。

四、系膜

系膜与韧带如图 1-7-8 所示。附着于腹后壁的部分即为**小肠系膜根**。**阑尾系膜**将阑尾系连于肠系膜下方。**横结肠系膜**是将横结肠系连于腹后壁的横位双层腹膜结构。**乙状结肠系膜**是将乙状结肠固定于左下腹的双层腹膜结构，其根部附着于左髂窝和骨盆左后壁。

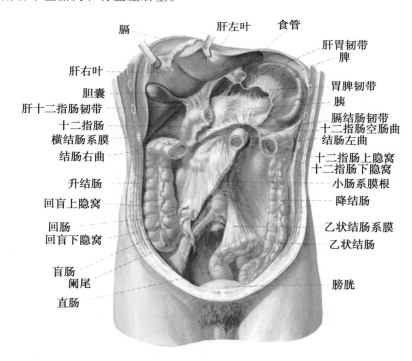

图 1-7-8　系膜与韧带

五、韧带

肝的韧带包括肝胃韧带、肝十二指肠韧带、镰状韧带、冠状韧带和三角韧带等。镰状韧带是连于膈穹隆与肝上面之间矢状位的双层腹膜皱襞，其游离缘内有肝圆韧带。冠状韧带连于膈下面与肝上面之间的腹膜结构，呈冠状位，分前、后层。在冠状韧带左右两端,前后两层相互黏合增厚,形成左、右三角韧带。

脾的韧带主要有胃脾韧带和脾肾韧带。胃脾韧带是连于胃底和脾门之间的双层腹膜结构,内有胃短血管、胃网膜左血管等。脾肾韧带是连于脾门和左肾前面的双层腹膜结构,内有脾血管和胰尾、淋巴管、神经丛等。

六、陷凹

肝肾隐窝位于肝右叶后缘与右肾、结肠右曲之间,仰卧位时时腹膜腔的最低部位。

陷凹位于盆腔内,男性在直肠与膀胱之间有直肠膀胱陷凹;女性在子宫与膀胱,子宫与直肠间各形成一个陷凹,前者较小而浅即为**膀胱子宫陷凹**,后者大而深即为**直肠子宫陷凹**。

【思考题】

(1)简述腹膜的功能。

(2)简述腹膜与脏器的关系。

(3)简述腹膜形成的结构。

(4)在标本上指出:脏腹膜、壁腹膜、直肠子宫陷凹、膀胱子宫陷凹、小网膜、大网膜、镰状韧带、肝圆韧带、脾胃韧带。

【案例分析】

右侧卧位

腹腔内有腹膜,是覆盖于腹、盆腔腹膜壁和腹、盆腔脏器表面的一层浆膜性组织,薄而光滑、半透明、有丰富的毛细血管和神经末梢。其具有分泌、吸收、保护、支持、防御、修复等功能。

覆盖于腹、盆腔脏器表面的腹膜较薄,称为脏腹膜;衬于腹、盆腔壁的腹膜称为壁腹膜。壁腹膜和脏腹膜相互延续、移行,围成不规则的潜在性间隙,称为腹膜腔。

腹膜腔又被分为大腹膜腔和小腹膜腔。大腹膜腔位于肝、胃及腹后壁的前方、腹前壁及膈肌前部的后方、横结肠及其韧带的下方、盆腔脏器的上方;小腹膜腔位于肝、胃的后方及膈肌后部的下方,在整个腹腔中位于左上方。

小腹膜腔又称为网膜囊,大、小腹膜腔借网膜孔相通。网膜孔位于肝尾状叶的下方、十二指肠上部的上方、下腔静脉即将穿肝段的前面,肝十二指肠韧带的后面,网膜孔的大小可容纳一个食指。

当胃后壁穿孔、肝后部脓肿破溃等病变时,胃、肝内容物进入网膜囊,引起剧烈的腹痛、全身发热、腹部肌肉强烈收缩(称之为板状腹)并有触压痛,临床上称为急腹症。腹膜上部吸收能力强,下部吸收能力弱,由于网膜囊位于整个腹腔的左上方,故让急腹症的患者取右侧卧位,让网膜囊内的异物流至大腹膜腔的下部,可以减缓腹膜对异物中毒素的吸收速度,减少中毒性休克的可能性,为尽快确诊、对症治疗争取时间。

　　同学们,对照以上急腹症病例,在腹部标本上仔细查看腹膜分布状况,用左手食指探查网膜孔的位置,记牢解剖学知识,就能深刻理解让急腹症患者采取右侧卧位的临床意义了。在今后工作中,就会少犯错、不犯错,为社会为人民做出应有的贡献。

第八章　心血管系统

实验十三　心

【实验目的】

(1)掌握心的位置、外形和各腔结构。

(2)熟悉心的传导系、心的血管分布和体表投影。

(3)了解心壁构造和心包的形态结构。

【实验材料】

一、标本和模型

(1)离体心(包括完整和切开的心)。

(2)打开胸前壁的完整尸体标本。

(3)心传导系标本或模型。

(4)心的血管标本。

(5)心的模型。

二、挂图

心脏挂图。

三、ECDH 数字人解剖系统(略)

【实验注意事项】

(1)一定要把心标本放在解剖位置后再进行观察。

（2）心的形态结构较复杂，必须对照教材插图，密切联系功能学习，这样才能易于理解和记忆。

【实验内容】

一、心的位置与外形

在打开胸前壁的完整尸体标本上观察，可见心位于中纵隔内，居两肺之间，其外裹以心包。从前面打开心包，即见心呈圆锥形，约 2/3 在身体正中矢状面的左侧，1/3 在正中矢状面的右侧。将离体完整心放在解剖位置，配合心模型观察。心形似倒置的圆锥体，有一尖、一底、两面、三缘和四条沟。其尖指向左前下方，即为**心尖**；底朝向右后上方，为**心底**，与出入心的大血管相连。其前面又称**胸肋面**，后面与膈上面相贴，称**膈面**。心的右缘较锐利，左缘钝圆，下缘近水平位。心表面近心底处有一几乎呈环形的**冠状沟**。此沟将心分为上、下两部，上部称为心底部，由左右心房及出入心的大血管根部组成；下部称为心尖部，由左右心室构成。心室的前、后面各有一条纵沟，分别称**前室间沟**和**后室间沟**，是分界左、右心室的表面标志。心的位置与外形如图1-8-1、图 1-8-2 所示。

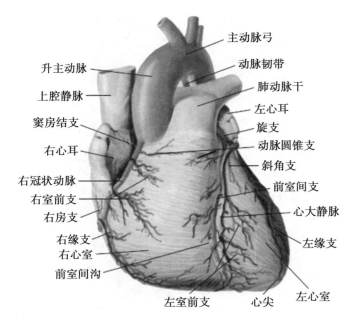

图 1-8-1　心的位置和毗邻

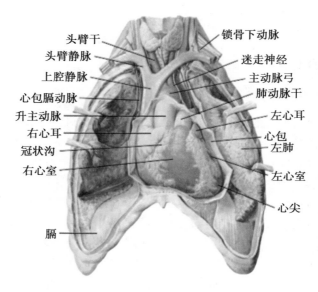

头臂干　　　　　　　　　　　　锁骨下动脉
头臂静脉　　　　　　　　　　　　迷走神经
上腔静脉　　　　　　　　　　　　主动脉弓
心包膈动脉　　　　　　　　　　　肺动脉干
升主动脉　　　　　　　　　　　　左心耳
右心耳　　　　　　　　　　　　　心包
冠状沟　　　　　　　　　　　　　左肺
右心室　　　　　　　　　　　　　左心室
　　　　　　　　　　　　　　　　心尖
膈

图 1-8-2　心的外形和血管

二、心的各腔

心有四个腔,分别是左心房、右心房、左心室和右心室。左、右心房间有房间隔;左、右心室之间有室间隔。心房与心室之间的开口称房室口。把切开的离体心或心模型放在解剖位置上,分别观察右心房、右心室、左心房和左心室的内部结构。心腔结构如图 1-8-3 所示。

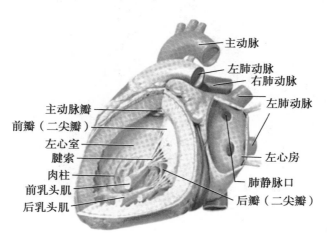

　　　　　　　　　　　　主动脉
　　　　　　　　　　　　左肺动脉
　　　　　　　　　　　　右肺动脉
　　　　　　　　　　　　左肺动脉
主动脉瓣
前瓣(二尖瓣)
左心室
腱索　　　　　　　　　　左心房
肉柱
前乳头肌　　　　　　　　肺静脉口
后乳头肌　　　　　　　　后瓣(二尖瓣)

图 1-8-3　心腔结构

（一）右心房

右心房向左前方突出的部分，即**右心耳**。翻开房壁，可见其壁薄，壁上有不规则的条状突起，即梳状肌。查看出入口，其后上方的入口为**上腔静脉口**；后下方的入口为**下腔静脉口**；前下方的出口为右房室口，此口通右心室。在下腔静脉口与右房室口之间，有**冠状窦口**。在下腔静脉入口左后上方有一卵圆形浅窝，即**卵圆窝**。

（二）右心室

将右心室前壁翻开，可见其室腔呈圆锥形，有出入两口，入口在后上方，即右房室口，在口的周缘附有三片呈三角形的瓣膜，即**右房室瓣**（亦称三尖瓣）。在右心室内面，有锥体形的肌隆起，即**乳头肌**；在乳头肌与房室瓣边缘之间有多条索状结缔组织相连，即为**腱索**。右心室腔向左上方伸延的部分，形似圆锥形，称**肺动脉圆锥**。肺动脉圆锥的上端即右心室的出口，即**肺动脉口**，在口的周围附有三片呈半月形的瓣膜，即**肺动脉瓣**。

（三）左心房

将心翻转，在心底处找到左心房，其向右前突出的部分称**左心耳**。左心房后壁有四个入口，左、右各两个，称**肺静脉口**。翻开房后壁，可见前下部有一出口，称**左房室口**，通向左心室。

（四）左心室

翻开左心室前壁，可见左心室内腔亦呈圆锥形，其底部有出入两口，入口在左后方，即左房室口，该口的周缘附有两片呈三角形的尖瓣，即**左房室瓣**（亦称二尖瓣），借腱索连于乳头肌；出口位于右前方，为**主动脉口**，通向主动脉。主动脉口周缘也有三片半月形瓣膜，即为**主动脉瓣**。

三、心壁的构造

用已切开的心观察，心壁由内向外可分为心内膜、心肌层和心外膜三层。

（一）心内膜

心内膜衬贴于心房、心室的内面，薄而光滑。

（二）心肌层

心肌层由心肌组成，心室肌比心房肌发达，请自己比较左、右心室肌的厚度的不同。

（三）心外膜

心外膜被覆于心肌表面，为浆膜心包的脏层。

四、心的传导系统

心传导系统（见图1-8-4）由特殊的心肌纤维构成，包括窦房结、房室结和房室束及其分支等。心传导系也可在牛心和羊心标本上观察。

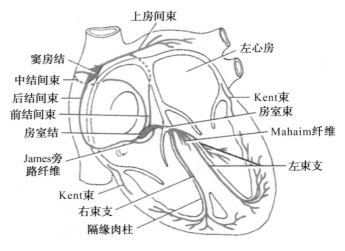

图 1-8-4　心的传导系统

（一）窦房结

窦房结位于上腔静脉与右心耳之间的心外膜深面。

（二）房室结

房室结位于冠状窦口与右房室口之间的心内膜深面，相当于冠状窦口前上方。

（三）房室束

房室束由房室结发出，入室间隔分为左、右两束支。**右束支**较细，在室间隔右侧心内膜深面下降；**左束支**沿室间隔左侧心内膜深面下行。左、右两支在心室内逐渐分为许多细小分支，最后形成**浦肯野纤维网**，与一般心室肌纤维相连。

五、心的血管

心的血管用离体心标本配合模型观察。

（一）动脉

营养心本身的动脉，有左、右冠状动脉。

1.左冠状动脉

左冠状动脉起自升主动脉根部左侧，经左心耳与肺动脉之间左行，至肺动脉干左缘处即分为**前室间支**和**旋支**。前室间支沿前室间沟走向心尖；旋支沿冠状沟间左行，绕过心左缘至心的膈面。

2.右冠状动脉

右冠状动脉起自升主动脉根部右侧，经肺动脉与右心耳之间沿冠状沟向右行，绕心右缘至冠状沟后部，其中一支沿后室间沟下行，即为**后室间支**。另一支继续冠状沟后部左行,即为**左冠状动脉**,营养左心室后壁。

(二)静脉

在心的膈面观察,在左心房与左心室之间的冠状沟内,有一短粗静脉干,即**冠状窦**。它收集了**心大静脉**、**心中静脉**和**心小静脉**的血液,经冠状窦口注入右心房。

六、心包

在未切开和已切开心包的标本上观察心包,其为包裹心和大血管根部的锥形囊,包括**纤维心包**和**浆膜心包**两部分。浆膜心包又分为脏层和壁层,脏层紧贴在心表面,即心外膜;壁层贴于纤维心包的内面。浆膜心包的脏、壁两层在大血管根部互相移行,两层间形成的腔隙,即**心包腔**。纤维心包紧贴在浆膜心包壁层的外面,上方移行为大血管的外膜,下方愈着于膈肌。

七、心的体表投影

在整体标本上定位观察心的体表投影。

【思考题】

(1)风湿性心瓣膜发病的解剖学基础是什么?

(2)简述房间隔缺损的解剖基础。

(3)体外循环阻断大动脉的血流需要在什么地方进行钳夹?

【案例分析】

心肌缺血

患者,男,46岁,胸闷,胸前区隐痛半年,心电图显示心肌缺血,拟进行冠状动脉造影检查。请写出一个冠状动脉造影的血管入路和具体途径。

实验十四 动脉、静脉

【实验目的】

(1)掌握主动脉的分段和其重要分支。

(2)掌握颈总动脉、颈内动脉、颈外动脉、面动脉、颞浅动脉的起始、走行位置及分布范围。

(3)掌握锁骨下动脉、腋动脉、肱动脉、尺动脉、桡动脉、股动脉、腘动脉、胫前动脉、胫后动脉、足背动脉的起始和走行位置。

（4）掌握腹腔干三大分支及肠系膜上、下动脉的主要分支名称和分布范围；肾动脉、髂总动脉、髂外动脉走行位置；髂内动脉的主要分支名称及分布范围。

（5）熟悉甲状腺上、下动脉，上颌动脉、脑膜中动脉、椎动脉和胸廓内动脉起始和分布范围。

（6）熟悉上、下肢动脉行程及分布范围。

（7）掌握上腔静脉、下腔静脉的合成、收纳范围。

（8）掌握头臂静脉、颈内静脉及锁骨下静脉的组成、收纳范围和汇入部位。

（9）掌握全身主要浅静脉：颈外静脉、头静脉、贵要静脉、肘正中静脉、大隐静脉、小隐静脉的起始、走行及汇入部位。

（10）掌握静脉角的概念。

（11）掌握肝门静脉的组成、位置、属支、收纳范围及肝门静脉系与上、下腔静脉系的交通部位。

（12）熟悉髂总静脉、肾静脉、肝静脉的起始、走行及汇入部位。

（13）了解奇静脉的位置、各级属支的名称和收纳范围；胸廓内静脉的收纳范围。

【实验材料】

一、标本与模型

（1）示全身动脉标本（完整尸体和上、下肢离体标本）。

（2）头颈部及盆部血管的示教标本，掌浅、深弓示教标本。

（3）打开胸腹壁的尸体标本（示主要静脉）。

（4）头颈和四肢浅、深静脉标本；肝门静脉系标本和模型。

（5）游离静脉若干段，示静脉瓣。

二、挂图

（1）体循环的各部位动脉挂图。

（2）四肢浅静脉挂图；上、下腔静脉挂图；肝门静脉挂图。

三、ECDH 数字人解剖系统（略）

【实验注意事项】

（1）注意在标本上区别动脉、静脉。深静脉多与同名动脉伴行，但在某些部位，则存在同名不伴行、伴行不同名的现象。例如颈外静脉与颈外动脉之间有胸锁乳突肌相隔；下腔静脉虽与腹主动脉伴行，但不同名。

（2）静脉的变异较多，尤以浅静脉变异更多，观察时应特别注意。

（3）观察时动作要轻巧，不要用力牵拉，以免拉断损坏。

（4）爱护模型、标本。

【实验内容】

一、动脉

（一）肺动脉（见图 1-8-5）

在打开胸前壁的完整尸体标本和离体心的标本上观察，肺动脉以一短干起自右心室，即**肺动脉干**。它沿主动脉前方上升，至主动脉弓下方分为**左肺动脉**和**右肺动脉**，分别经左、右肺门入肺。在肺动脉分叉处，其与主动脉弓下缘之间，有一短纤维索相连，即**动脉韧带**，是胚胎时期动脉导管闭锁后的遗迹。

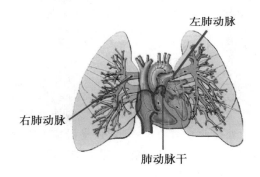

图 1-8-5　肺动脉

（二）主动脉（见图 1-8-6）

在已打开胸、腹前壁的完整尸体标本上观察，主动脉由左心室发出后，上升至右侧第 2 胸肋关节处即弯向左后方至脊柱的左侧下行，经膈的主动脉裂孔入腹腔，达第 4 腰椎下缘水平分为左、右髂总动脉。

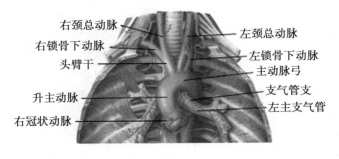

图 1-8-6　主动脉弓及胸主动脉

1.升主动脉

配合离体心脏标本观察**升主动脉**。升主动脉起自左心室主动脉口,向右前上方斜行达右侧第 2 胸肋关节处,移行为主动脉弓。左、右冠状动脉发自升主动脉根部。

2.主动脉弓

主动脉弓是升主动脉的延续,弓形弯向左后方,至第 4 胸椎下缘水平,移行为降主动脉。在主动脉弓的凸侧,发出营养头颈和上肢的血管,从右至左依次为**头臂干、左颈总动脉**和**左锁骨下动脉**。头臂干在右胸锁关节后面,亦分为**右颈总动脉**和**右锁骨下动脉**。

3.降主动脉

降主动脉是主动脉弓的延续,以主动脉裂孔为界,又分为胸主动脉和腹主动脉。

(三)头颈部的动脉

1.颈总动脉

颈总动脉左、右各一,右侧起自头臂干,左侧起自主动脉弓,两者都经胸廓上口入颈部,至甲状软骨上缘处分为**颈内动脉**和**颈外动脉**。

在颈总动脉分叉处有两个重要结构,即**颈动脉窦**和**颈动脉小球**。颈动脉窦为颈内动脉起始部的膨大部分。颈动脉小球位于颈内、外动脉分叉处的壁内后方,为红褐色的麦粒大小的椭圆形结构(示教)。

(1)**颈内动脉**:由颈总动脉发出后,向上经颅底颈内动脉管入颅腔,分支营养脑和视器(见第一部分第十章"神经系统")。

(2)**颈外动脉**:由颈总动脉发出后,经胸锁乳突肌深面上行,至颞下颌关节附近,分为**颞浅动脉**和**上颌动脉**两个终支。颈外动脉分布于颈部、头面部和硬脑膜等。其主要分支有:①**甲状腺上动脉**:自颈外动脉起始部前面发出,向前下方至甲状腺上端,分支营养甲状腺及喉。②**面动脉**:起自颈外动脉,通过下颌下腺的深面,在咬肌前缘绕下颌骨下缘达面部,再经口角和鼻翼外侧迂曲向上,至眼内眦,改名为内眦动脉。③**颞浅动脉**:为颈外动脉终支之一,在耳屏前方上升,越过颧弓根至颞部,分支营养腮腺、眼轮匝肌、额肌和头顶颞部的浅层结构。④**上颌动脉**:是颈外动脉另一个终支,在下颌颈处起自颈外动脉,向前行达上颌骨后面,沿途分布于下颌牙齿、咀嚼肌、鼻腔、腭扁桃体等。其中还分出一个支到颅内,称脑膜中动脉,自棘孔入颅,分布于硬脑膜。

2.锁骨下动脉

锁骨下动脉(见图 1-8-7)左侧起自主动脉弓,右侧起自头臂干。左、右锁骨下动脉都贴肺尖的内侧绕胸膜顶,出胸廓上口,在锁骨下方越过第 1 肋,进入腋窝,改名为**腋动脉**。

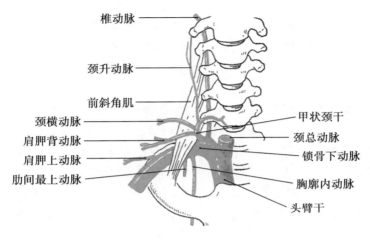

图 1-8-7　锁骨下动脉

（1）**椎动脉**：为锁骨下动脉最内侧一个较粗的分支,向上穿第 6 至第 1 颈椎横突孔,经枕骨大孔入颅,营养脑和脊髓(见第一部分第十章"神经系统")。

（2）**胸廓内动脉**：起自锁骨下动脉的下面,与椎动脉的起始处相对,在第1肋软骨后面下行,其终支进入腹直肌鞘内,改名为腹壁上动脉,沿途分支至肋间肌、乳房、心包、膈和腹直肌。

（3）**甲状颈干**：短而粗,起自锁骨下动脉,其主要分支有**甲状腺下动脉**。甲状腺下动脉横过颈总动脉等后面,至甲状腺下端的后方,分数支进入腺体。

（四）上肢的动脉

（1）**腋动脉**：在第 1 肋外缘续于锁骨下动脉,经腋窝至背阔肌下缘后改名为肱动脉。腋动脉的内侧有腋静脉伴行,周围有臂丛包绕。腋动脉主要分支分布于胸肌、背阔肌和乳房等处。

（2）**肱动脉**：是腋动脉的直接延续,沿肱二头肌内侧沟与正中神经伴行,向下至肘窝深部,平桡骨颈处分为桡动脉和尺动脉。

（3）**桡动脉**：为肱动脉终支之一,经肱桡肌与旋前圆肌之间,继在肱桡肌与桡侧腕屈肌之间下行至桡腕关节处绕到手背,然后穿第 1 掌骨间隙至手掌深面,与尺动脉的掌深支吻合,构成掌深弓。

（4）**尺动脉**：斜越肘窝,在尺侧腕屈肌和指浅屈肌间下行,至桡腕关节处,经豌豆骨的外侧入手掌,其终支与桡动脉的掌浅支吻合形成掌浅弓。

（5）**掌浅弓与掌深弓**(利用掌浅、深弓标本示教)：①**掌浅弓**：位于掌腱膜深面,指屈肌腱的浅面,由尺动脉的终支和桡动脉的掌浅支构成。自掌浅弓向前发出四个分支,内侧支供应小指尺侧缘,其余三个为指掌侧总动脉。在掌指关节处各又分为两支指掌侧固有动脉,供应2～5指的相对面。②**掌深弓**:位于指深屈肌腱的深面,由桡动脉的终支和尺动脉的掌深支构成,血液主要来自桡动脉。掌深弓很细,由它发出三个分支,向远侧至掌骨头附近注入掌浅弓的各个分支。

(五)胸部的动脉

在打开胸前壁的完整尸体标本上观察**胸部的动脉**,**胸主动脉**位于脊柱的左前方,上平第4胸椎高度续于主动脉弓,向下斜行至脊柱前面,在第8、9胸椎水平同食管交叉(在食管之后),向下平第12胸椎处穿膈的主动脉裂孔,进入腹腔,延续为腹主动脉。胸主动脉的主要分支有壁支和脏支。

(1)壁支:主要为**肋间后动脉**,共9对,走在第3～11肋间隙中,位于相应肋骨的肋沟内,还有一对**肋下动脉**沿第12肋下缘走行。壁支主要分布到胸、腹壁的肌肉和皮肤。

(2)脏支:细小,主要有支气管动脉和食管动脉,营养同名器官(粗略观察)。

(六)腹部的动脉

先在腹腔深层标本上观察**腹部的动脉**,可见**腹主动脉**(见图1-8-8)在脊柱的左前方下行,在第4腰椎下缘水平分为左、右髂总动脉。腹主动脉分支有脏支和壁支,主要观察脏支。

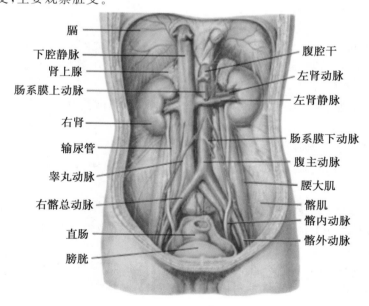

图 1-8-8　腹主动脉

（1）**腹腔干**（见图 1-8-9）：短而粗，自腹主动脉起始部发出，立即分为胃左动脉、肝总动脉和脾动脉三支，主要营养胃、肝、胆囊、胰、十二指肠和食管腹段等处。**胃左动脉**向左上行至胃的贲门处再沿胃小弯向右下行，与胃右动脉吻合。**肝总动脉**向右行，分为**肝固有动脉**和**胃十二指肠动脉**。轻轻把胃向上翻起，可见**脾动脉**沿胰的上缘向左行至脾门。

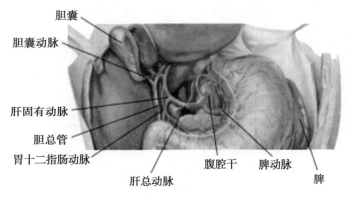

图 1-8-9　腹腔干及其分支

（2）**肠系膜上动脉**（见图 1-8-10）：约平第 1 腰椎水平起自腹主动脉，经胰和十二指肠之间进入小肠系膜根内，分支分布于十二指肠以下至结肠左曲之间的肠管。在横结肠系膜内可看到起于肠系膜上动脉上部前壁的**中结肠动脉**，至横结肠内缘附近分为左、右二支；在中结肠动脉的下方可见起于肠系膜上动脉右侧壁的**右结肠动脉**，至升结肠内缘附近分为升、降二支。在右结肠动脉起点的下方约 5 cm 处，可见起于肠系膜上动脉右侧壁的**回结肠动脉**，向右下方行至右髂窝处分支分布于回肠末端、盲肠、阑尾等器官，并重点观察阑尾系膜内的**阑尾动脉**，它是回结肠动脉的重要分支。在肠系膜上动脉的左侧壁，从上至下排列着 13～18 条**空肠动脉**和**回肠动脉**，进入小肠系膜分布于空回肠。

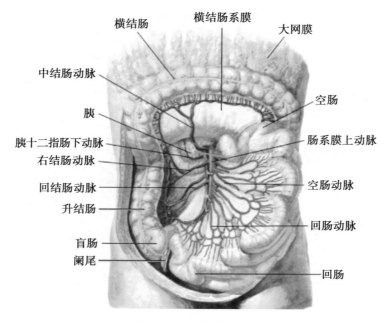

图 1-8-10　肠系膜上动脉

（3）**肠系膜下动脉**：约平第 3 腰椎处起自腹主动脉，向左下方行走，分支分布于横结肠左曲以下至直肠上 2/3 的肠管，其重要分支有**直肠上动脉**。

（4）**肾动脉**：为一对粗大的动脉，约平第 2 腰椎处发自腹主动脉，水平横向外侧，经肾门入肾。

（5）**睾丸动脉**（女性为**卵巢动脉**）：在肾动脉起点的下方约0.8 cm处可见睾丸动脉起于腹主动脉，在脊柱两侧下行至睾丸或卵巢。

（6）**肾上腺中动脉**：在肾动脉起点的上方0.5 cm处，是腹主动脉两侧发出一对细支，分布于肾上腺。

（七）**盆部的动脉**

腹主动脉平对第 4 腰椎处分为左、右髂总动脉，髂总动脉向外侧行至骶髂关节处又分为**髂内动脉**和**髂外动脉**。

髂内动脉（见图 1-8-11）是一短干，向下进入盆腔，分支分布于盆内脏器及盆壁。示教下列动脉：**直肠下动脉、子宫动脉、阴部内动脉**。

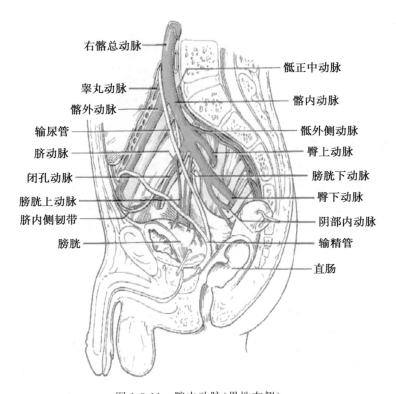

图 1-8-11　髂内动脉(男性右侧)

(八)下肢的动脉

　　髂外动脉是输送血液至下肢的主干,它沿腰大肌内侧缘下降,经腹股沟韧带深面至股部,移行为**股动脉**。髂外动脉在腹股沟韧带上方发出**腹壁下动脉**,行向上内至腹直肌鞘。

　　(1)**股动脉**:在腹股沟韧带中点深面续髂外动脉,向下穿大收肌腱达腘窝,改名为腘动脉。在股三角内,股动脉居中,其内侧有股静脉,外侧有股神经。股动脉较大的分支为股深动脉。它行向后内下方,分支营养大腿诸肌。

　　(2)**腘动脉**:位于腘窝深部,为股动脉的延续,向下至腘窝下角处分为胫前动脉和胫后动脉。

　　(3)**胫后动脉**:是腘动脉终支之一,行于小腿后群肌深、浅两层之间,向下经内踝与跟腱之间达足底,分为足底内侧动脉和足底外侧动脉。胫后动脉分布于小腿后群肌、外侧群肌和足底肌。

　　(4)**胫前动脉**:发出后向前穿小腿骨间膜至小腿前群肌之间下行,经踝关节前方移行为足背动脉。

图中标注:
右髂总动脉　睾丸动脉　髂外动脉　输尿管　脐动脉　闭孔动脉　膀胱上动脉　脐内侧韧带　膀胱　骶正中动脉　髂内动脉　骶外侧动脉　臀上动脉　膀胱下动脉　臀下动脉　阴部内动脉　输精管　直肠

二、静脉

(一)肺静脉

肺静脉是运送肺内血液返回左心房的血管。在离体肺标本上观察,肺静脉位于肺门前份。在离体心的后面观察,左、右肺静脉均开口于左心房的后壁,每侧各有两条。

(二)上腔静脉系

上腔静脉系由上腔静脉及其属支组成,收集头颈、上肢及胸部(心除外)的静脉血,注入右心房,全身静脉分布如图 1-8-12 所示。

上腔静脉(见图 1-8-13)为一条短而粗的静脉干,由左、右头臂静脉在右侧第 1 胸肋结合处的后方汇合而成,沿升主动脉右侧垂直下降,注入右心房。

头臂静脉是由同侧颈内静脉和锁骨下静脉,在胸锁关节后汇合而成,其汇合处形成的夹角称**静脉角**,为淋巴导管注入静脉之处。

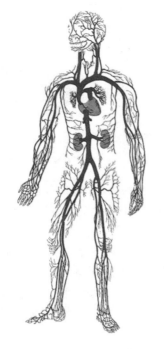

图 1-8-12　全身静脉分布

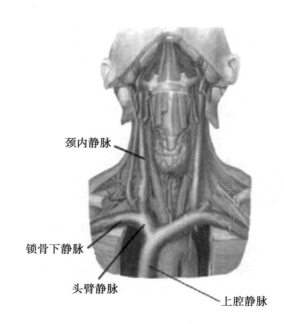

颈内静脉

锁骨下静脉

头臂静脉

上腔静脉

图 1-8-13　上腔静脉的构成

1.头颈部的静脉

头颈部的静脉如图 1-8-14 所示。

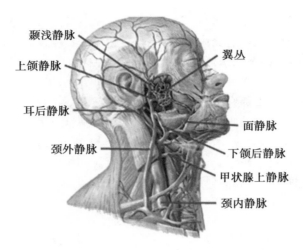

图 1-8-14　头颈部的静脉

（1）**颈内静脉**：是头颈部的静脉主干，上端起自颅底颈静脉孔，收集颅内静脉血，沿颈内动脉和颈总动脉外侧下行，在胸锁关节的后方与锁骨下静脉汇合成头臂静脉。颈内静脉的属支分为颅内属支与颅外属支，主要观察颅外属支。

①**面静脉**：起自眼内眦（内眦静脉）与面动脉伴行，在下颌角附近与下颌后静脉前支汇合，下行注入颈内静脉。

②**下颌后静脉**：由颞浅静脉与上颌静脉汇合而成，注入颈内静脉。

（2）**颈外静脉**：起自下颌角附近，由下颌后静脉的后支与耳后静脉、枕静脉汇合而成，沿胸锁乳突肌表面下降，至锁骨上方注入锁骨下静脉。颈外静脉为一浅静脉干，一般在活体透过皮肤可见。

2.上肢的静脉

上肢的静脉有深、浅两种，浅静脉居皮下，深静脉与动脉伴行，重点观察浅静脉的位置和走行。

（1）**浅静脉**（见图 1-8-15）：手背皮下的浅静脉形成手背静脉网，由此网汇集成头静脉和贵要静脉。

①**头静脉**：起自手背静脉网的桡侧，沿前臂桡侧和肱二头肌外侧沟上行，至三角肌和胸大肌之间穿过深筋膜注入腋静脉或锁骨下静脉。

②**贵要静脉**：起自手背静脉网的

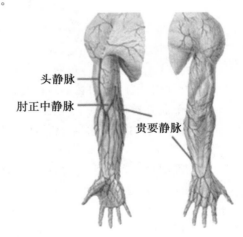

图 1-8-15　上肢的浅静脉

尺侧,沿前臂尺侧和肱二头肌内侧沟上行,穿过深筋膜注入肱静脉或腋静脉。

③**肘正中静脉**:位于肘窝内,是连接头静脉与贵要静脉的一条短干。

(2)**深静脉**:与同名动脉伴行,一般有两条静脉。

3.胸部的静脉

(1)**奇静脉**和**半奇静脉**:在除去胸腔脏器的标本上观察,可见奇静脉在椎体右侧上行,至第 4 或第 5 胸椎水平向前弯,绕过右肺根上方,注入上腔静脉。奇静脉收集右侧肋间后静脉、食管静脉、支气管静脉及半奇静脉的血液。半奇静脉沿脊柱左侧上行,至第 8 胸椎高度转向右,跨越脊柱注入奇静脉,沿途收集左侧肋间后静脉的血液。胸后壁的静脉如图 1-8-16 所示。

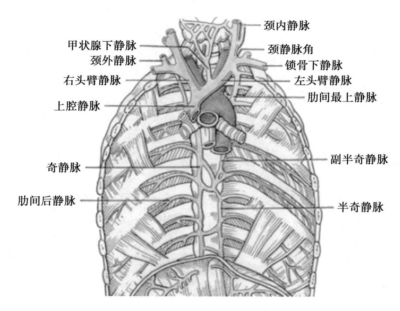

图 1-8-16 胸后壁的静脉

(2)胸廓内静脉:与同名动脉伴行,注入头臂静脉。

(三)下腔静脉系

下腔静脉系由下腔静脉及其属支组成,收集下肢、盆部、腹部等处的静脉血,注入右心房。

下腔静脉是一条粗大的静脉干,约在第 5 腰椎体右侧,由左、右髂总静脉汇合而成,沿腹主动脉右侧上升,经肝的腔静脉沟,穿膈的腔静脉孔入胸腔,注入右心房。

1.腹部的静脉

腹部的静脉可分为腹壁的静脉和腹腔内脏的静脉(在完整尸体标本上主要

观察腹腔内脏的静脉）。

（1）成对脏器的静脉：①**肾静脉**：与肾动脉伴行，成直角注入下腔静脉。②**右侧睾丸静脉**：在第 2 腰椎下缘处以锐角形式注入下腔静脉，**左侧睾丸静脉**则以近似直角形式注入左肾静脉。③**肝静脉**：有 2～3 支，由腔静脉沟（窝）内穿出肝实质，汇入下腔静脉。腹后壁及盆部的静脉如图 1-8-17 所示。

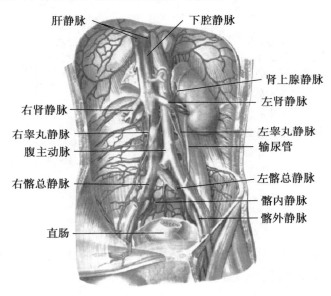

图 1-8-17　腹后壁及盆部的静脉

（2）不成对脏器的静脉：**肝门静脉**收集腹腔不成对脏器（除肝外）的静脉血。肝门静脉是一短而粗的静脉干，多由肠系膜上静脉和脾静脉在胰头后方汇合而成。在十二指肠上部后方上行，进入肝十二指肠韧带内至肝门。在肝十二指肠韧带内查看肝门静脉、肝固有动脉和胆总管的位置关系。肝门静脉的属支有：①**肠系膜上静脉**沿同名动脉上行，收集同名动脉分布区的静脉血。②**脾静脉**起自脾门，沿同名动脉右行，至胰头后方与肠系膜上静脉汇合成肝门静脉。③**肠系膜下静脉**与同名动脉伴行，通常注入脾静脉，有时注入肠系膜上静脉。④胃左静脉与胃左动脉伴行，注入肝门静脉。⑤附脐静脉起自脐周静脉网，沿肝圆韧带上行至肝门，注入肝门静脉。肝门静脉及其与上下腔静脉的吻合部位如图 1-8-18 所示。

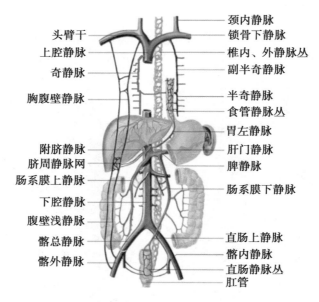

头臂干
上腔静脉
奇静脉
胸腹壁静脉
附脐静脉
脐周静脉网
肠系膜上静脉
下腔静脉
腹壁浅静脉
髂总静脉
髂外静脉

颈内静脉
锁骨下静脉
椎内、外静脉丛
副半奇静脉
半奇静脉
食管静脉丛
胃左静脉
肝门静脉
脾静脉
肠系膜下静脉
直肠上静脉
髂内静脉
直肠静脉丛
肛管

图 1-8-18　肝门静脉及其与上下腔静脉的吻合部位

2.盆部的静脉

盆壁和盆腔内脏的静脉汇集成髂内静脉；与由股静脉延续来的髂外静脉在骶髂关节处合成髂总静脉。直肠的静脉如图 1-8-19 所示。

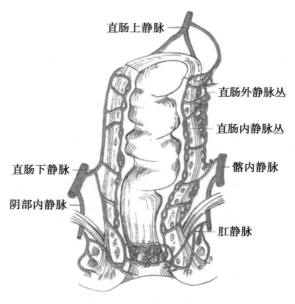

直肠上静脉
直肠外静脉丛
直肠内静脉丛
直肠下静脉
髂内静脉
阴部内静脉
肛静脉

图 1-8-19　直肠的静脉

3.下肢的静脉

下肢的静脉可分浅静脉(见图1-8-20)和深静脉两类。

(1)浅静脉:下肢的浅静脉在皮下组织内构成静脉网,其中有两条较恒定的静脉,即大、小隐静脉。①**大隐静脉**:是全身最长的皮下静脉,于足内侧起自足背静脉弓,经内踝前方,沿小腿和大腿内侧上行,至隐静脉裂孔处穿过深筋膜注入股静脉。大隐静脉在注入股静脉之前还收纳腹壁浅静脉及股内、外侧浅静脉的静脉血。②**小隐静脉**:在足外侧起自足背静脉弓,经外踝后方上升,沿小腿后面正中线行至腘窝,穿过深筋膜注入腘静脉。

(2)深静脉:与同名动脉伴行,在小腿以下

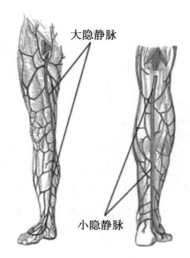

图1-8-20　下肢的浅静脉

的动脉有两条同名静脉伴行,到腘窝处合成一条腘静脉,然后延续为股静脉。股静脉经腹股沟韧带深面延续为髂外静脉。

【思考题】

(1)简述子宫动脉与输尿管的位置关系及临床应用。

(2)简述股动脉的体表搏动点和临床应用。

(3)四肢主要有哪些浅静脉,它们各汇入何处?

(4)肝门静脉是如何合成的,其主要属支有哪些,门—腔静脉吻合的常见部位有哪些?

【案例分析】

无形杀手

某市日报报道了一桩奇案,一妙龄女子在公交车内死亡,经公安机关检验全身皮肤完好,无注射器针孔痕迹,排除他杀用注射器注毒嫌疑。血液化验及尸检胃内容未发现安眠药或其他有毒物质,可排除自杀,案件一时成为谜团。一名女性法医好像发现了什么,她将死亡女子穿的旗袍重新给女子穿好后发现旗袍的领口较紧,领口的高度正好与颈动脉窦高度一致,此时解开了女子死亡的原因:因颈动脉窦长时间受挤压引起血压持续下降造成休克死亡。之后,经对颈动脉窦的电位测定证实了此判断,此案件就此画上了句号,人们不禁感叹颈动脉窦竟是无形杀手。此案件提醒人们穿衣领口不能太紧,儿童玩耍时不能掐别人的脖子。

实验十五 淋巴系统

【实验目的】

(1)掌握淋巴系统的组成;胸导管的组成、走行位置、收纳范围和汇入部位;右淋巴导管的组成、收纳范围和汇入部位。

(2)掌握腋淋巴结群和腹股沟浅、深淋巴结群的位置,收纳范围及其回流。

(3)熟悉淋巴系的主要功能及各淋巴干的名称、收纳范围。

(4)熟悉颈外侧浅、深淋巴结群的位置,收纳范围及回流;脾的位置与形态。

【实验材料】

一、标本和模型

(1)全身主要淋巴结标本。

(2)胸导管和右淋巴导管标本。

(3)部分肢体和脏器淋巴管的注射标本。

(4)淋巴系模型和脾标本(或模型)。

二、挂图

淋巴系统挂图。

三、ECDH 数字人解剖系统(略)

【实验注意事项】

(1)胸导管结构很脆弱,观察时切莫用镊子拉扯,以免拉断损坏。

(2)爱护模型、标本。

【实验内容】

淋巴系统是由淋巴管道、淋巴器官和淋巴组织组成,如图 1-8-21 所示。

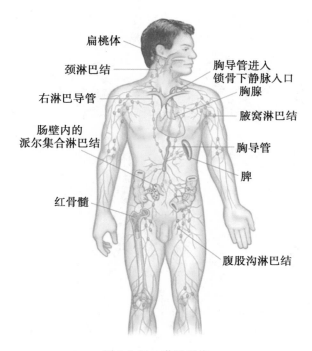

图 1-8-21　淋巴系统

一、淋巴管道

(一)淋巴管和淋巴干

淋巴管由毛细淋巴管汇集而成,无色透明,不易辨认,常需在管内注射染料显示后才能观察到。淋巴管在向心回流途中要经过一系列的淋巴结,最后一级淋巴结的输出淋巴管汇合成**淋巴干**。全身共有 9 条淋巴干,分别是**左颈干、右颈干、左锁骨下干、右锁骨下干、左支气管纵隔干、右支气管纵隔干、左腰干、右腰干和单一的肠干**。

(二)胸导管和右淋巴导管

在标本或模型上观察淋巴导管的行程。

1.胸导管

胸导管(见图 1-8-22)是全身最长最粗的淋巴导管,长 30～40 cm。胸导管的起始部稍膨大称为**乳糜池**,此池通常位于第 1 腰椎体前面,由左腰干、右腰干和肠干合成。胸导管向上经膈的主动脉裂孔入胸腔,沿脊柱右前方、奇静脉和胸主动脉之间、食管后方上行,在第 4、5 胸椎处,移向脊柱左侧继续上行出胸廓上口至颈根部,呈弓状弯曲注入左静脉角。在胸导管标本上轻轻提起食管的胸段,即可在胸主动脉和奇静脉之间见到胸导管,再向下及向上追索观察其位置及行程。胸导管收集左侧上半身和整个下半身的淋巴。

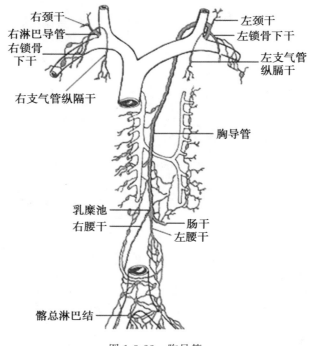

图 1-8-22 胸导管

2.右淋巴导管

在标本或模型上观察,**右淋巴导管**为一短干,长约1.5 cm,由右支气管纵隔干、右锁骨下干和右颈干汇合而成,注入右静脉角。右淋巴导管收集右上半身的淋巴。由于个体差异,有的标本右淋巴导管较短小,需仔细观察。

二、全身主要淋巴结

(一)头颈部淋巴结

头颈部淋巴结如图 1-8-23 所示。

1.下颌下淋巴结

下颌下淋巴结位于下颌下腺附近,收纳面部等处的浅、深淋巴,此淋巴结的输出管注入颈外侧深淋巴结。

2.颈外侧淋巴结

颈外侧淋巴结可分为浅、深两组。①**颈外侧浅淋巴结**:位于颈部皮下,沿颈外静脉排列,收纳耳后、枕部及颈浅部的淋巴,其输出管注入颈外侧深淋巴结。

118

②**颈外侧深淋巴结**:沿颈内静脉排列成一条纵行淋巴结链。它直接或间接地收集头、颈部淋巴,其输出管汇集成颈干。

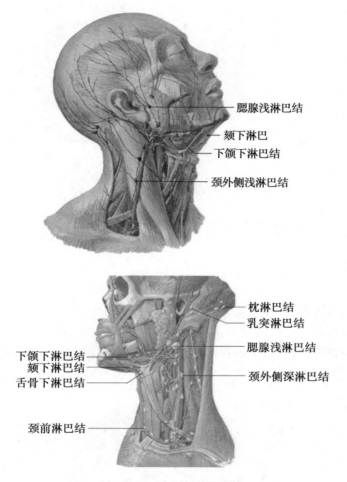

图 1-8-23　头颈部的淋巴结

(二)腋淋巴结

腋淋巴结(见图 1-8-24)位于腋窝内的血管周围,沿腋血管及其分支排列。根据位置腋淋巴结可分为五群:①**外侧淋巴结**:沿腋血管远侧段排列。②**胸肌淋巴结**:位于胸小肌下缘。③**肩胛下淋巴结**:沿肩胛下血管排列。④**中央淋巴结**:位于腋窝中央。⑤**腋尖淋巴结**:沿腋静脉近侧段排列。腋淋巴结主要收集上肢、胸壁和乳房等处的淋巴,其输出管注入锁骨下干。

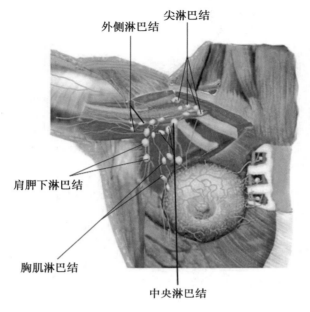

图 1-8-24　腋窝淋巴结

（三）胸部淋巴结

胸部淋巴结可分为胸壁的淋巴结和胸腔器官的淋巴结。胸腔器官的淋巴结主要有**纵隔前淋巴结、纵隔后淋巴结、气管旁淋巴结、支气管和肺的淋巴结**，如图 1-8-25 所示。

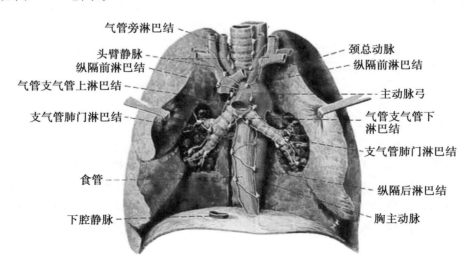

图 1-8-25　气管、支气管及其相邻的淋巴结

（四）腹部淋巴结

腹部淋巴结如图 1-8-26 所示。

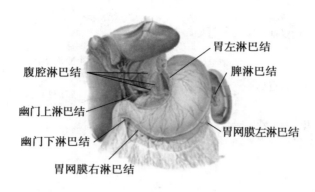

图 1-8-26　上腹部器官的淋巴结

1.腰淋巴结

腰淋巴结位于腰椎体前面,沿腹主动脉及下腔静脉排列,其输出管分别注入**左腰干**和**右腰干**,左、右腰干注入**乳糜池**。

2.腹腔淋巴结

腹腔淋巴结位于腹腔干周围,其输出管注入一条**肠干**。

3.肠系膜上淋巴结和肠系膜下淋巴结

肠系膜上淋巴结和肠系膜下淋巴结分别沿肠系膜上、下动脉根部周围排列,其输出管均入肠干。

（五）盆部淋巴结

盆部的淋巴结主要有髂内、髂外和髂总淋巴结,位于同名动脉周围。

（六）下肢淋巴结

腹股沟淋巴结(见图 1-8-27)可分浅、深两群,腹股沟浅淋巴结位于腹股沟韧带下方及大隐静脉末端周围。**腹股沟深淋巴结**位于阔筋膜的深面、股静脉根部周围,收集下肢、会阴、外生殖器、臀部和脐以下的腹前壁淋巴。其输出管经髂外淋巴结、腰淋巴结,最后经腰干注入乳糜池。腘窝淋巴结(见图 1-8-28)分浅、深两群,浅群位于小隐静脉注入腘静脉处,深群沿腘静脉排列。

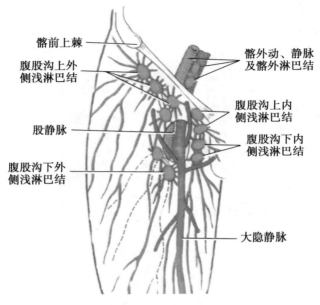

髂前上棘

髂外动、静脉
及髂外淋巴结

腹股沟上外
侧浅淋巴结

腹股沟上内
侧浅淋巴结

股静脉

腹股沟下内
侧浅淋巴结

腹股沟下外
侧浅淋巴结

大隐静脉

图 1-8-27　腹股沟深淋巴结

三、脾

（一）脾的位置

打开腹前壁，可见脾的位置在左季肋区，在第 9～11 肋的内面，第 10 肋的走行与其长轴一致，左侧肋弓下不能触及，如图 1-8-29 所示。

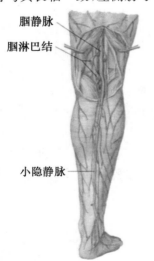

腘静脉

腘淋巴结

小隐静脉

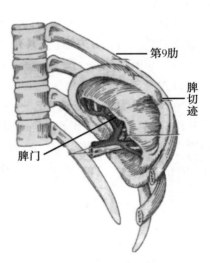

第9肋

脾
切
迹

脾门

图 1-8-28　腘窝淋巴结　　　　图 1-8-29　脾的位置

（二）脾的形态

利用游离标本观察脾的形态（见图 1-8-30），脾略呈长扁椭圆形。脾可分为膈、脏两面，前、后两端和上、下两缘；脏面凹陷，近中央处为**脾门**；上缘较锐，有 2～3 个**脾切迹**。脾肿大时，可作为触摸的标志。

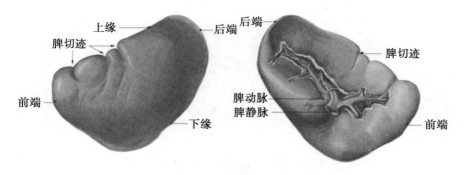

上缘　　后端
脾切迹　　　　后端　　　　　　脾切迹
前端　　　脾动脉
　　　脾静脉　　　　　前端
下缘

图 1-8-30　脾的形态

【思考题】

(1)试述胸导管的组成、行程和收集范围。

(2)简述腋窝淋巴结的分群和临床意义。

【案例分析】

癌症转移

淋巴转移是肿瘤最常见的转移方式之一，是指浸润的肿瘤细胞穿过淋巴管壁随淋巴被带到引流区域淋巴结（局部淋巴结或更远的淋巴结），并且以此为中心生长出同样肿瘤的现象。淋巴结是否增大可以帮助诊断肿瘤是否有远处转移？（癌症转移的病例）

请问，在体表可以触摸到哪些浅表淋巴结，各位于何处，有何意义？

第九章　感觉器

实验十六　视器和前庭蜗器

【实验目的】

(1)掌握眼球壁各层的名称、位置、分部和主要形态结构。

(2)掌握房水、晶状体、玻璃体的位置;眼球外肌的名称和作用。

(3)熟悉房水、晶状体、玻璃体的形态结构;眼底的形态结构;结膜的位置与分部。

(4)掌握前庭蜗器的组成和分部;鼓膜的位置、形态与分部;三块听小骨的名称及连结;内耳迷路的组成、分部及主要形态结构。

(5)掌握位觉和听觉感受器的名称和位置。

(6)了解鼓室六壁及毗邻,咽鼓管位置与功能,小儿咽鼓管形态特点,声波的传导途径。

【实验材料】

一、标本和模型

(1)已解剖和未解剖的猪眼、牛眼,眼球模型。

(2)眼睑、泪器、眼肌和眼的血管标本。

(3)去眶上壁的颅骨。

(4)外耳与中耳标本(锯开);内耳特制标本;听小骨标本。

(5)耳与内耳模型;耳蜗切面模型;颞骨与鼓室模型。

二、挂图

（1）视器的挂图，视觉传导路挂图。

（2）前庭蜗器挂图。

三、ECDH 数字人解剖系统（略）

【实验注意事项】

此次实习标本小而且少，要注意配合模型。观察时，一定要将其放在解剖位置上仔细观察和体会，能在活体上观察到的尽量在活体上观察。

【实验内容】

一、视器

（一）眼球

使用水平切或冠状切牛眼和模型，并对照活体观察，如图 1-9-1、图 1-9-2 所示结构。

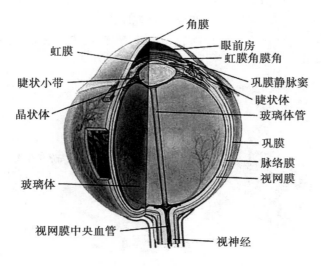

图 1-9-1　眼球解剖图（侧面）

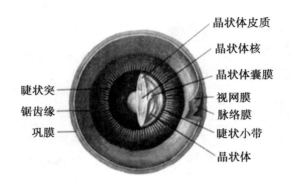

图 1-9-2　眼球解剖图（正面）

标注（自上而下、自左至右）：晶状体皮质、晶状体核、晶状体囊膜、视网膜、脉络膜、睫状小带、晶状体；睫状突、锯齿缘、巩膜

1.眼球壁

眼球壁由外向内可分为三层:纤维膜、血管膜、视网膜。

(1)纤维膜:可分为角膜和巩膜两部分。①角膜为眼球纤维膜的前 1/6,无色透明,约呈圆形,向前突出。②巩膜占眼球纤维膜的后 5/6,呈乳白色。活体上看到的"白眼珠"就是巩膜的一部分。巩膜厚而坚韧,后部有视神经穿出。巩膜与角膜交界处的深部有一不规则的环形管道,即巩膜静脉窦(见图 1-9-3),是房水回流的通道。

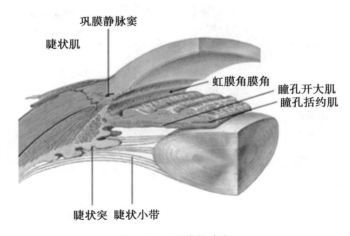

图 1-9-3　巩膜静脉窦

标注:巩膜静脉窦、睫状肌、虹膜角膜角、瞳孔开大肌、瞳孔括约肌、睫状突、睫状小带

(2)血管膜:在纤维膜内面,此膜由于含大量色素细胞,在标本上颜色较深。从前向后可分为虹膜、睫状体和脉络膜三部分。①虹膜为眼球血管膜的最前部,亚洲人一般呈棕色,中央有一圆形的瞳孔。在活体上通过角膜可见,虹膜与

角膜周缘形成的夹角,为虹膜角膜角或前房角,是房水流出的重要通道。②睫状体是眼球血管膜环形增厚的部分,在虹膜的后方,内含较发达的平滑肌,称为睫状肌。在切面上可以看见睫状体向内侧突起即为睫状突,在整体上为一环状结构,睫状突通过许多细的睫状小带连于晶状体囊。③脉络膜占眼球血管膜的后方大部,贴于巩膜内面。

（3）视网膜:为眼球壁最内层的薄膜,可分两层,易于剥脱下来的为神经层,紧密贴在中膜内面者为色素上皮层。在视网膜后部的视神经起始处,有一圆盘状的结构,为视神经盘(见图1-9-4),其中央有视网膜中央动、静脉穿过。在视神经盘的外下侧,有一小片淡黄色区,即黄斑(见图1-9-5),其中央的凹陷是中央凹,是感光最敏锐之处。

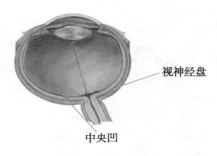

图 1-9-4　视神经盘(水平切)

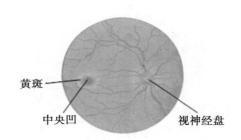

图 1-9-5　黄斑(眼底示意图)

2.眼球内容物

眼球内容物包括房水、晶状体和玻璃体,如图1-9-6所示。

（1）眼房和房水:在角膜与虹膜之间有一间隙是眼前房,在虹膜与晶状体及睫状小带之间的间隙为眼后房。眼前房与眼后房通过瞳孔相通,眼房内充满房水。剖开的眼球因房水已流失,眼房往往塌陷,常不易观察,需结合图谱进行观察。

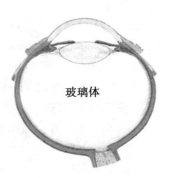

图 1-9-6　玻璃体

（2）晶状体:位于虹膜和玻璃体之间,外形像一个双凸透镜,透明而富有弹性,无血管和神经。晶状体借睫状小带与睫状体的睫状突相连。解剖牛眼时可见,在切开牛眼球标本时,仔细观察晶状体周围的一些无色纤细的睫状小带。

（3）玻璃体:解剖牛眼时可见其充填于晶状体后面的眼球内,为无色透明的胶状物质。

眼球的折光装置包括角膜、房水、晶状体和玻璃体。

（二）眼副器

眼副器包括眼睑、结膜、泪器和眼球外肌等结构，可在标本或活体上进行观察。

1.眼睑

眼睑俗称眼皮，分上睑和下睑，两睑之间的裂隙称睑裂。睑裂内、外侧两端，分别称内眦和外眦。翻转上、下睑，透过结膜，可见致密坚硬，呈半月形的结构，为睑板。

2.结膜

结膜翻转眼睑观察，结膜为睑内面与眼球前部的薄而透明的黏膜，依其所处部位可分为睑结膜、球结膜和结膜穹窿三部。整个结膜所围成的腔隙即为结膜囊。

3.泪器

泪器由泪腺和泪道组成，如图1-9-7所示。

（1）泪腺：可在标本上观察，泪腺位于眶前部上外方。

（2）泪道：由泪点、泪小管、泪囊和鼻泪管组成。①泪点：可在活体上自我观察或相互观察，在上、下睑缘内侧端各有一个小突起，其顶端的小孔为泪点，是泪道的起始部。②泪小管：以直角形式注入泪囊。③泪囊：在标本上观察，泪囊为膜性囊，位于泪囊窝内，其上部为盲端，下部移行为鼻泪管。④鼻泪管：在颅骨标本上观察骨性鼻泪管。

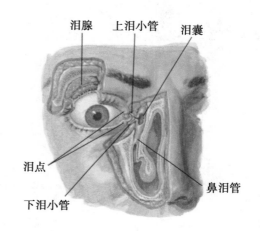

图 1-9-7　泪器

4.眼球外肌

眼球外肌（见图1-9-8）位于眶内，共 7 块，分别运动眼球和眼睑。在标本上观察运动眼球的4 条直肌和 2 条斜肌，并在模型上观察上述 6 条肌的位置与走向。

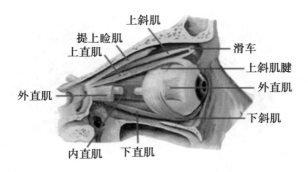

图 1-9-8　眼球外肌(外侧观)

（三）眼的血管

结合模型观察,眼动脉起自颈内动脉,与视神经伴行入眶,在眶部发生分支营养眼外肌、泪腺及眼球,其中重要的分支有视网膜中央动脉。眼静脉收集眼球及眼副器静脉血,注入海绵窦。

二、前庭蜗器

前庭蜗器可分为外耳、中耳和内耳三部分,如图 1-9-9 所示。

（一）外耳

外耳包括耳郭、外耳道和鼓膜三部分。

1.耳郭

耳郭可照教材及插图互相观察。

2.外耳道

在特制标本和放大的模型上观察,外耳道,其是外耳门至鼓膜之间长约2.5 cm的弯曲管道,其外侧 1/3 是软骨部,内侧 2/3 是骨部,两者交界处较狭窄。仔细观察外耳道的弯曲可以发现,其一般呈"S"形弯曲,先向前上方,再转向后,最后斜向前下方。

3.鼓膜

在模型和湿标本上观察,可见鼓膜(见图 1-9-10)为封闭在外耳道内侧端的一个卵圆形的膜性结构,其位置倾斜,即鼓膜上端向前向外侧倾斜并与水平面成 45°角。鼓膜的中央部分向内侧凹陷,为**鼓膜脐**。临床检查鼓膜时,在鼓膜脐前下方有一个三角形反射光区,即(反射)**光锥**。鼓膜上 1/4 呈三角形,薄而松弛,**为松弛部;**鼓膜下 3/4 组织致密,为**紧张部**。

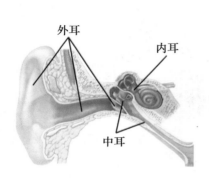

图 1-9-9　前庭蜗器

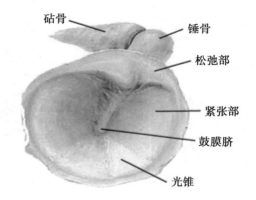

图 1-9-10　鼓膜

(二)中耳

中耳(见图 1-9-11)包括鼓室、咽鼓管、乳突小房三部分。在放大的模型及锯开的颞骨标本上对照观察或示教,注意它们的解剖位置。

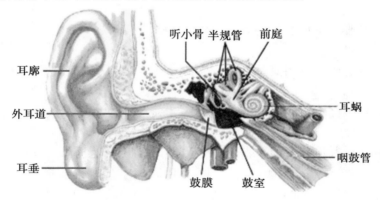

图 1-9-11　中耳示意图

1.鼓室

鼓室是颞骨岩部内的一个形状不规则的含气腔隙。室壁覆有黏膜,此黏膜与咽鼓管及乳突小房内的黏膜相续。

(1)鼓室有六个壁,分别为:①外侧壁即鼓膜。②内侧壁即迷路壁或内耳外侧壁,此壁凹凸不平,可见岬、卵圆形孔(前庭窗)、圆孔(蜗窗)。③上壁即盖壁,为分隔鼓室与颅中窝的薄骨板,鼓室炎症可经此壁蔓延至颅内。④下壁即颈静脉壁,借薄骨板与颈内静脉的起始部相隔。⑤前壁即颈动脉壁,此壁上部有咽鼓管的开口。⑥后壁为乳突壁,其上部有乳突窦的开口,经此口鼓室向后可与乳突窦及乳突小房相通。

(2)鼓室内容物:鼓室内容物主要为三块听小骨(见图 1-9-12)。

在游离标本上观察**锤骨、砧骨和镫骨**的形态大小,在模型上观察三块听小骨的连结。特别注意锤骨借锤骨柄附着于鼓膜,镫骨借镫骨底附着于卵圆窗上,而砧骨连接在锤骨与镫骨之间,此连接使鼓膜的震动通过三个听小骨放大之后传递到内耳。

2.咽鼓管

对照模型观察,**咽鼓管**为沟通中耳鼓室和鼻咽部的管道。用拇指和示指捏住自己两个鼻翼,紧闭口腔,然后用力向上鼓气,此时便感觉到耳内发出一次清脆的响声,表明鼻咽部的气体通过咽鼓管进入鼓室,从而证明咽鼓管通畅。

3.乳突小房

乳突小房(见图 1-9-13)为颞骨乳突内的许多含气小腔,在锯开的颞骨标本上观察,可见这些小腔互相交通,向前经乳突窦(见图 1-9-13)与鼓室相通。

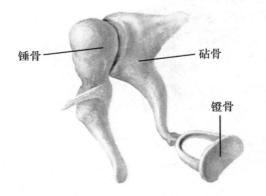

图 1-9-12　听小骨

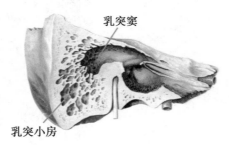

图 1-9-13　乳突窦和乳突小房

(三)内耳

内耳埋藏在颞骨岩部骨质内,由骨迷路和膜迷路构成。

1.骨迷路

在模型和显示内耳的标本上观察,可见骨迷路(图 1-9-14)是颞骨岩部骨质中曲折的隧道,按形态、部位可分为骨半规管、前庭和耳蜗三部。

(1)**骨半规管**:为三个半环形的小管,分别是前骨半规管、后骨半规管和外骨半规管。三个半规管互相垂直排列在

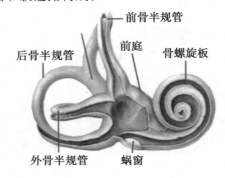

图 1-9-14　右侧骨迷路内面示意图

三个平面上,并以五个脚与前庭相通。

(2)**前庭**:为骨迷路中部较大的椭圆形结构,外侧壁有前庭窗和蜗窗。

(3)**耳蜗**:形如蜗牛壳,由一骨性蜗螺旋管环绕蜗轴(耳蜗中心的骨轴)旋转两圈半构成,蜗壳的尖端称蜗顶,朝向前外方,基底部称蜗底,有蜗神经穿出。

2.膜迷路

膜迷路(见图1-9-15)是套在骨迷路内的膜性管和囊,可分为椭圆囊、球囊、膜半规管和蜗管。

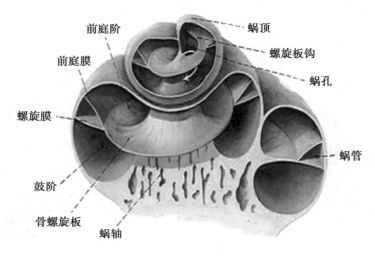

图1-9-15　膜迷路

(1)膜半规管:有三个,位于同名骨半规管内,形状与骨半规管相似,在其膜壶腹内有位置觉感受器,即壶腹嵴。

(2)**椭圆囊和球囊**:为位于前庭内的两个膜性囊,它们分别含有**椭圆囊斑**和**球囊斑**,均为位置觉感受器。

(3)蜗管:在蜗螺旋管内,其横截面为三角形,有上、下、外三个壁。上壁为前庭壁;外侧壁为紧贴蜗螺旋管的骨膜;其下壁为螺旋膜或蜗管鼓壁,此壁上有听觉感受器,即**螺旋器**(见图1-9-16)。

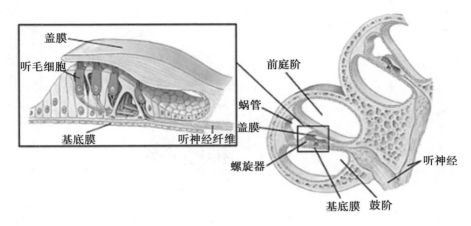

图 1-9-16　螺旋器

【思考题】

(1)简述眼球壁各层结构。

(2)简述房水的产生与排出途径。

(3)眼球的折光装置包括哪些结构？

(4)中耳炎为何好发于婴幼儿？中耳炎时可产生哪些并发症？

(5)内耳分为哪几部分？含有哪些感受器？其功能是什么？

(6)将耳郭朝向哪个方向牵拉，外耳道的弯曲才会变小或消失？

(7)如果鼓室感染化脓，它可蔓延至周围何结构？

【案例分析】

视网膜剥脱症

一男性患者,22 岁,近日发现右眼下方有一阴影且视物体看不见下方。医生询问病史后得知患者几天前打篮球时右眼曾有碰撞,双眼近视—6.00 D,检查右眼视力 0.1(矫正后),左眼 1.0(矫正后)。其右眼外观无红肿,眼底检查示视乳头颜色正常,黄斑中心光反射消失,视网膜上方隆起呈灰白色,血管爬行其上,下方视网膜呈豹纹状,左眼底正常。临床诊断为视网膜剥脱症。

请思考以下问题：

(1)眼球壁有哪几层？

(2)视网膜在哪两层之间剥脱,为什么？

第十章　神经系统

实验十七　脊髓

【实验目的】

(1)掌握脊髓的位置和外形,脊髓灰质的形态结构,白质内的重要传导束(薄束、楔束、脊髓丘脑束、皮质脊髓束)。

(2)了解脊髓节段与椎骨的对应关系、脊髓的功能。

【实验材料】

一、标本与模型

(1)儿童整尸去椎板的脊髓标本,示原位脊髓;成人游离脊髓标本。

(2)脊髓各段横切厚片标本和椎管横断(示脊神经)标本。

(3)脊髓切片放大照片和脊髓横切面模型。

二、挂图

脊髓挂图。

三、ECDH 数字人解剖系统(略)

【实验注意事项】

(1)注意爱护标本,因为神经系统(特别是脊髓)柔嫩脆弱,严禁用锐利工具夹持和撕拉。

(2)观察时必须明确解剖方位。

【实验内容】

一、脊髓的位置和外形

在离体或去掉椎管后壁和棘突的标本上观察,可见脊髓位于椎管内(见图 1-10-1),呈前后稍扁的圆柱形,上端与延髓相续(已切断),下端缩细呈圆锥形,称**脊髓圆锥**。自圆锥的尖端向下延伸为一根细丝,称为**终丝**。脊髓全长有两个梭形膨大部分,上方的称**颈膨大**,由此发出的神经支配上肢;下方的称**腰骶膨大**,由此发出的神经支配下肢(见图 1-10-2)。

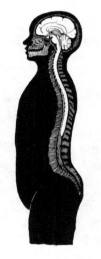

图 1-10-1 脊髓的位置

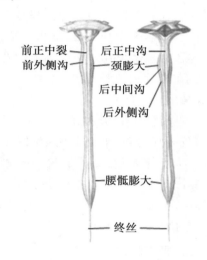

图 1-10-2 脊髓的外形

在脊髓游离标本与模型观察脊髓表面结构(见图 1-10-3),可见脊髓前面和后面的正中各有一条纵行的裂隙,分别称为**前正中裂**和**后正中沟**,恰好把脊髓分为左右对称的两半。在脊髓前正中裂和后正中沟的两侧,分别有成对的**前外侧沟**和**后外侧沟**,分别由脊神经前根和后根附着。每一对脊神经的前、后根在椎间孔处合成脊神经。在合并之前,后根上有一个膨大的部分是脊神经节,内含假单极神经元胞体。

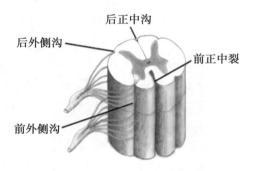

图 1-10-3 脊髓的表面结构

　　注意观察脊神经前后根的附着,可见每一对脊神经的前后根均借上下排列的根丝附着于脊髓的前后外侧沟处。一对脊神经的根丝附着所占据的一段脊髓称为一个**脊髓节段**。在脊柱去椎板的标本上观察,成人脊髓下端达**第 1 腰椎水平**;新生儿可达**第 3 腰椎水平**。由此可见,脊髓比椎管短,因此脊神经根丝在颈部几乎是横行穿椎间孔,在颈部以下的脊神经根丝则下行一段才达相应的椎间孔。腰、骶、尾段的神经根在出相应的椎间孔之前,在椎管内垂直下降,围绕终丝形成**马尾**。

　　与脊髓相连的脊神经有 31 对,故脊髓也相应分为**31 个节段**(见图 1-10-4),即 8 个**颈段**、12 个**胸段**、5 个**腰段**、5 个**骶段**、1 个**尾段**。各个节段并非等长,从标本上观察可发现脊髓胸部节段最长,脊髓尾部节段最短。

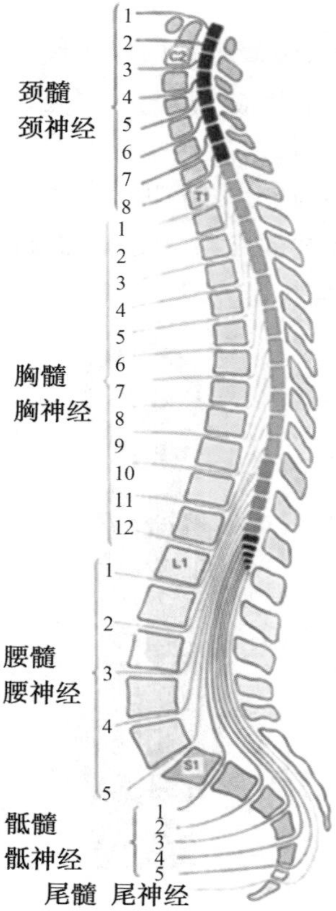

二、脊髓的内部结构

　　在脊髓的横断面厚片上或脊髓放大图上观察,根据横径、前后径及前正中裂和后正中沟,首先确定脊髓的解剖学方位,再观察内部结构。

　　在脊髓横切面上(见图 1-10-5),

图 1-10-4　脊髓节段与椎骨的对应关系

$C_1 \sim C_8$ 颈髓、颈神经　　$T_1 \sim T_{12}$ 胸髓、胸神经

$L_1 \sim L_5$ 腰髓、腰神经　　$S_1 \sim S_5$ 骶髓、骶神经

Co_1 尾髓、尾神经

正中央可见**中央管**,中央管周围暗灰色的部分是**脊髓灰质**,呈蝴蝶状,灰质周围颜色较浅的部分是**脊髓白质**(在新鲜标本上灰质颜色灰暗,白质鲜亮发白)。

　　(一)灰质

　　灰质居脊髓中央部,略呈"H"形。"H"形的中央部分称**灰质连合**,其中央有一小孔,是脊髓中央管的横断面。灰质的外侧前端扩大的部分为**前角**,向后突出的部分称为**后角**。前、后角之间的移行部分称为中间带。在第 1 胸节段到第 3 腰节段,中间带向外侧突出形成**侧角**。从脊髓整体看,前、后、侧角上下连续成柱,故又称**前柱**、**后柱**、**侧柱**。

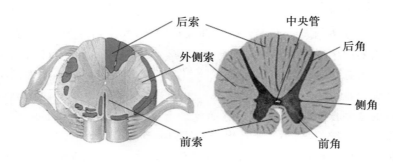

图 1-10-5　脊髓的横切面

脊髓灰质主要是神经元的胞体聚集的区域,一些功能类似神经元在脊髓灰质内聚集在一起形成神经核(后角固有核、胸核、中间外侧核、前角内侧核和前角外侧核)。脊髓灰质不同部位的损伤会出现完全不同性质的临床表现,如脊髓前角损伤出现运动障碍(瘫痪),而脊髓后角损伤主要表现为感觉障碍(麻痹)。

(二)白质

白质主要由神经元突起聚集而成,位于灰质外周,每侧被脊髓的沟裂分成三部。在前正中裂与前外侧沟之间的部分称**前索**;位于前、后外侧沟之间的部分称**外侧索**;位于后正中沟与后外侧沟之间的部分称**后索**。前正中裂与灰质连合之间的白质称**白质前连合**(见图 1-10-6)。

在脊髓的白质内,功能一致的神经元突起聚集形成**神经纤维束**(传导束)。脊髓内的纤维束可分为长的上行纤维束、下行纤维束和短的脊髓固有束(见图 1-10-6)。

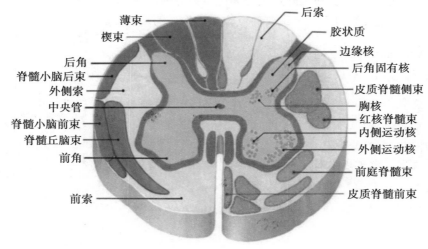

图 1-10-6　脊髓横切面示白质纤维束

1.上行纤维束

①薄束和楔束:位于脊髓后索内,薄束居内侧,楔束居外侧,两者来自后根脊神经节内的假单极神经元的中枢突,第 5 胸节以下的后根纤维进入脊髓后索上行形成**薄束**,第 4 胸节以上的后根纤维组成**楔束**。两束都是传导意识性本体感觉和精细触觉。②脊髓丘脑束:此束又可分为位于外侧索的**脊髓丘脑侧束**和位于前索的**脊髓丘脑前束**,前者传导痛觉和温度觉,后者传导粗略触觉。两者均起于脊髓后角细胞,后角细胞发出纤维经白质前连合交叉至对侧上行组成**脊髓丘脑束**。该束上行止于背侧丘脑。③脊髓小脑束:在脊髓外侧索的周边部上行,脊髓小脑后束在后方,脊髓小脑前束居前,两束起自脊髓后角,均传导非意识性本体觉至小脑。

2.下行的纤维束

①**皮质脊髓束**:该束起自大脑皮层的躯体运动中枢,下行至延髓锥体交叉处。其中大部分纤维交叉至对侧,沿脊髓外侧索下行,称为**皮质脊髓侧束**;少量不交叉的纤维沿同侧下行于脊髓前索,称为**皮质脊髓前束**。皮质脊髓侧束直接或间接的止于同侧脊髓前角细胞,而皮质脊髓前束止于双侧脊髓前角细胞。②红核脊髓束:起自中脑红核,纤维发出后立即交叉到对侧,沿脊髓外侧索下行。③前庭脊髓束:起自前庭神经核,沿同侧前索下行,间接止于脊髓前角细胞。

【思考题】

(1)试述脊髓的位置、外形及脊髓节段的分部。
(2)试述脊髓内主要纤维束的位置和损伤后的功能障碍。

【案例分析】

脊髓横断症

患者,女,19 岁,体操运动员,在鞍马比赛中落地时失误,头部先着地,虽然意识清醒,但四肢不能动。X 线、CT 等检查显示第 6 颈椎粉碎性骨折,诊断为颈椎骨折、脊髓横断。

请思考患者近期和远期会出现哪些症状和体征？为什么？

实验十八 脑

【实验目的】

（1）掌握脑干的位置、分部及主要外部形态结构。

（2）熟悉主要脑神经核的名称、位置和性质；薄束核、楔束核的位置和性质；脑干内的主要纤维束（锥体束、内侧丘系、三叉丘系、脊髓丘脑束）。

（3）了解红核、黑质的位置；脑干网状结构概念和脑干的功能。

（4）掌握小脑的位置和外形；了解小脑的构造。

（5）掌握间脑的主要位置和分部；熟悉背侧丘脑的位置和主要结构；下丘脑的位置、形态结构及其主要核团，后丘脑的位置和功能；了解下丘脑的功能。

（6）掌握大脑半球的外部形态结构、分叶、主要沟、回、裂；基底核概念和构成；内囊的位置、分部及各部通过的主要纤维束。

（7）熟悉大脑重要的皮质中枢（躯体运动中枢、躯体感觉中枢、视觉中枢、听觉中枢）的位置。

（8）了解大脑皮质的结构和分区；语言中枢的位置；大脑髓质的概念；边缘系统的概念。

【实验材料】

一、标本和模型

（1）脑干标本。

（2）小脑和小脑横切面标本（示小脑核）。

（3）完整脑、正中矢状切面脑标本、大脑水平切（示内囊）标本、大脑分离标本。

（4）有机玻璃脑干模型（示神经核）、脑干放大模型、塑料脑模型、脑室模型。

二、ECDH 数字人解剖系统（略）

【实验注意事项】

（1）观察脑标本时要小心和爱护、切勿用镊子夹持，要轻拿轻放。

（2）端脑与间脑之间及间脑各部分之间的分界和范围不易看清，观察时应加注意。

（3）观察不同标本和模型，体会各结构的立体概念。

【实验内容】

脑位于颅腔内（见图 1-10-7），分为端脑、间脑、小脑、中脑、脑桥和延髓 6 个部分。通常将**延髓**、**脑桥**和**中脑**合称**脑干**。取完整脑标本观察，上方有两个半球形隆起即大脑半球，**端脑**就是由两个大脑半球组成。两半球的后下方为**小脑**。小脑的前方，端脑下部，呈柄状的部分为脑干，脑干与端脑之间为**间脑**。

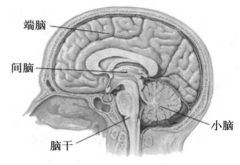

图 1-10-7　脑的正中矢状面

一、脑干

（一）脑干的外形

在脑干标本或模型上观察，脑干由下往上依次为延髓、脑桥和中脑三部分组成。

脑干的腹侧面（见图 1-10-8），延髓位于其最下部。延髓的上部略膨大，形似倒置的圆锥体，借一横沟与脑桥分隔；下部较细，通过枕骨大孔与脊髓相连续，在延髓正中线上有**前正中裂**，裂的两侧有前外侧沟。在裂与沟之间有两条纵行隆起，称**锥体**。内有皮质脊髓束经过，在锥体下端，左、右两侧的纤维大部分相互交叉称为**锥体交叉**。在锥体外侧，有舌下神经的根丝发出，在舌下神经根丝后方的沟内，由上而下有**舌咽神经**、**迷走神经**和**副神经**的根丝附着。在延髓背侧面（见图 1-10-9），其上部为第 4 脑室底的下部，在延髓下部，有膨大的隆起分别为**薄束结节**和**楔束结节**，其深面有薄束核和楔束核。楔束结节外上方的隆起为**小脑下脚**。

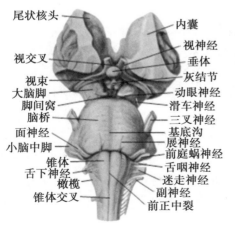

图 1-10-8　脑干的外形（腹侧面）

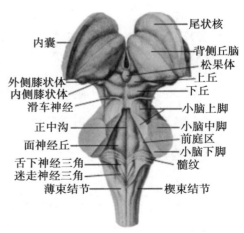

图 1-10-9　脑干的外形（背侧面）

脑桥腹面膨隆宽阔为**基底部**。脑桥向两侧逐渐变窄,移行为**小脑中脚**。基底部与小脑中脚交界处可见**三叉神经**的根丝附着。基底部在正中线上有一条纵行浅沟,即**基底沟**,有基底动脉经过。基底部与延髓之间的横沟内由内侧向外侧依次有**展神经、面神经、前庭蜗神经**的根丝附着。脑桥背侧面(见图1-10-9)形成第4脑室底的上部。第4脑室底呈菱形故称**菱形窝**,菱形窝的外上界为**小脑上脚**。

中脑腹侧面上界为视束,下界为脑桥上缘,主要有两条纵行的柱状结构,即为**大脑脚**,内有锥体束等经过,两脚间的深窝为**脚间窝**。由脚间窝伸出一对**动眼神经**。中脑的背侧面,有两对圆形隆起,即为**四叠体**(或为**顶盖**)。上方一对隆起是**上丘**,下方的一对是**下丘**。在下丘的下方,有很细的**滑车神经**走出,它绕大脑脚由背侧走向腹侧。

(二)脑干的内部结构

脑干的内部结构主要在模型上观察。

二、小脑

在脑的正中矢状切面模型和标本上观察,小脑位于颅后窝中,由两侧隆起的小脑半球和中间缩窄的**小脑蚓**组成。小脑半球下面近靠小脑蚓的椭圆形隆起部分,是为**小脑扁桃体**,其位置恰好在枕骨大孔上方。在小脑横切面标本上观察其表面为灰质,称小脑皮质;内部色浅为白质,称小脑髓质。白质内埋有灰质块,称**小脑核**,其中最大的为**齿状核**。小脑的外形如图1-10-10所示,小脑的内部结构发图1-10-11所示。

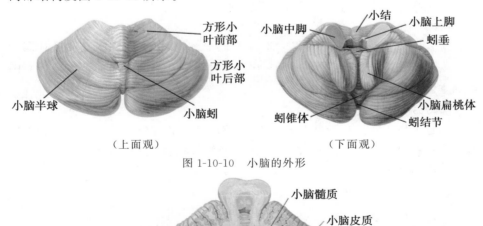

方形小叶前部
方形小叶后部
小脑半球
小脑蚓
(上面观)

小脑中脚
小结
小脑上脚
蚓垂
蚓锥体
小脑扁桃体
蚓结节
(下面观)

图1-10-10　小脑的外形

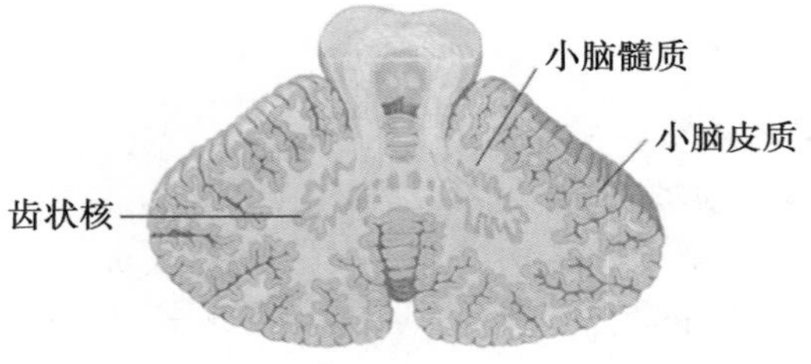

小脑髓质
小脑皮质
齿状核

图1-10-11　小脑的内部结构

141

三、间脑

在脑的正中矢状切面（见图 1-10-12）标本和模型上观察，间脑位于端脑和中脑之间，绝大部分被大脑半球覆盖，间脑中间有一矢状裂隙，称为**第 3 脑室**。间脑可粗略地分为**背侧丘脑**（丘脑）、**下丘脑**、**后丘脑**三部分。

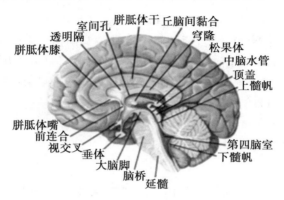

图 1-10-12　脑的正中矢状切面

（一）背侧丘脑

背侧丘脑是间脑的最大部分，从脑干标本和模型上观察，可见它位于中脑上方，为卵圆形的灰质块。其外侧紧贴内囊，内侧面为第 3 脑室侧壁的一部分，前下方邻接下丘脑。两者之间以**下丘脑沟**为界。

（二）下丘脑

下丘脑位于背侧丘脑的前下部，从脑底面观察，可见前部**视交叉**及行向后外方的视束。视交叉后方有一单一的细蒂，称为**漏斗**。漏斗向前下方连于卵圆形的**垂体**（重要的内分泌腺）。

（三）后丘脑

后丘脑位于背侧丘脑后下方，包括内侧膝状体和外侧膝状体。**内侧膝状体**接受听觉纤维，是听觉传导路的中继站。**外侧膝状体**接受视束纤维，是视束传导路的中继站。

四、端脑

（一）大脑半球的外形

在完整脑标本和模型上观察，可见左右两个大脑半球，两个半球间有**大脑纵裂**，裂底有连结两个半球的结构的**胼胝体**。半球表面为大脑皮质，大脑皮质上有许多沟，沟之间凸起部称大脑回。每个半球可分为上外侧面（见图 1-10-13）、内侧面（图 1-10-14）和下面。

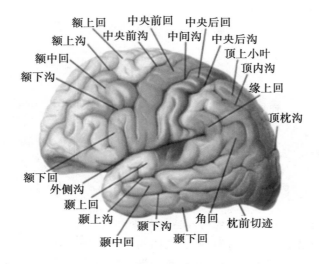

图 1-10-13　大脑半球的上外侧面

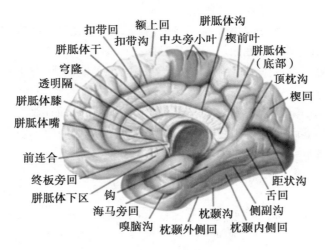

图 1-10-14　大脑半球的内侧面

(二)大脑半球的分叶

在大脑半球上外侧面可见有一由前下方走向后上方的**外侧沟**；自半球上缘中点稍后方有一条由后上走向前下的**中央沟**。在半球内侧面后部有前下方走向后上方的**顶枕沟**。根据上述各沟可将大脑半球区分为五叶(见图 1-10-15)。①**额叶**：是外侧沟以上，中央沟以前的部分。②**顶叶**：外侧沟以上、中央沟以后与顶枕沟以前的部分。③**枕叶**：顶枕沟以后的部分。④**颞叶**：脑外侧沟以下。

⑤**岛叶**:在外侧沟的深处。

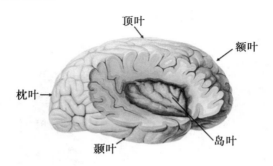

图 1-10-15　大脑半球的分叶

（三）大脑半球上外侧面的沟和回

在中央沟之前有中央前沟,两者之间为**中央前回**。在中央沟之后有中央后沟,两者之间为**中央后回**。隐藏在外侧沟深处下壁上有 2～3 个横走的短回,即**颞横回**。

（四）大脑半球内侧面的沟和回

在**胼胝体**上方的沟是**扣带沟**。扣带沟与胼胝体之间有**扣带回**。胼胝体后下方有弓形走向枕极的**距状沟**。**海马旁回**位于颞叶最内侧。海马旁回向前弯成钩状即为**钩**。胼胝体和背侧丘脑的前端之间可见**室间孔**,是侧脑室与第 3 脑室相通的孔道。

扣带回、海马旁回及钩,它们呈半环形,位于大脑与间脑的边缘处,是为**边缘叶**。在额叶下面前内侧有一椭圆形的**嗅球**,它的后端变细为**嗅束**。

（五）大脑半球的内部结构

大脑半球的内部结构如图 1-10-16 所示。

1.大脑皮质和髓质

在大脑半球上部的水平切面上观察,可见其周边部分颜色较深,为**大脑皮质**;中央部分颜色较浅为**大脑髓质**,此处髓质主要由胼胝体纤维所构成。在大脑半球较低水平切面上观察,可见**胼胝体**纤维大部横行,在前后端则呈钳状走向两侧额极及枕极。胼胝体为连合左右大脑半球的主要纤维束。

2.基底核与内囊

在大脑半球中部的水平切面上观察,可见髓质中包埋着灰质团块。它们接近大脑底部,故名**基底核**。借助大脑分离标本和有机玻璃脑干模型观察,可见位于背侧丘脑前、上、外、后方的**尾状核**和在背侧丘脑外侧的**豆状核**。尾状核与豆状核合称**纹状体**。

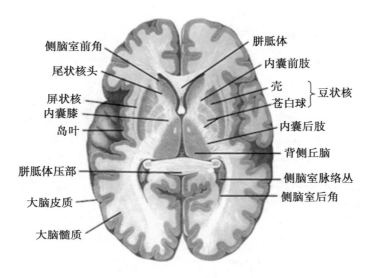

图 1-10-16　大脑半球的内部结构

在水平切面上位于尾状核、背侧丘脑与豆状核间可见"＞＜"形的白质区，即为**内囊**。内囊由前向后分为**内囊前肢**、**内囊膝**和**内囊后肢**。经内囊前肢的投射纤维主要有额桥束。经内囊膝的投射纤维主要有皮质脑干（核）束。经内囊后肢的投射纤维主要有**皮质脊髓束**、**丘脑皮质束**。在后肢的后份有**视辐射**和**听辐射**通过。

3.侧脑室

在大脑半球中部水平切面上观察，可见前部有一呈"倒八"字的裂隙；后部有一呈"人"字形的裂隙，此即为**侧脑室**（见图 1-10-17）。前者为伸入额叶内的**前角**；后者为伸入枕叶内的**后角**。借助脑室模型（或侧脑室特殊标本），观察侧脑室全貌。它分为**中央部**、前角、后角和**下角**四部。

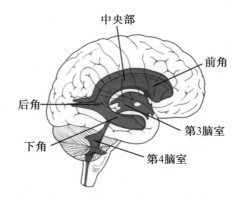

图 1-10-17　脑室投影图

【思考题】

(1)大脑由哪几部分构成？

(2)大脑半球的分叶和分区如何？

（3）大脑半球的内部结构有哪些？

（4）脑干内的脑神经核有哪些？

【案例分析】

脑桥肿瘤

患者,女,46岁,病史包括头晕、复视(一个物体看成两个)、头痛、呕吐,病情逐渐加重。体检显示右眼向内侧斜视,右侧面肌萎缩,额纹消失,口角下垂,右侧面部感觉异常,其他未见明显异常。诊断:脑桥肿瘤。

请思考:从患者的症状和体征推断,你认为肿瘤已经压迫了哪些结构,为什么？试绘图说明。

实验十九　脊神经

【实验目的】

（1）掌握脊神经的数目、组成及纤维成分;臂丛、腰丛、骶丛的组成和位置;掌握膈神经、尺神经、正中神经、桡神经、腋神经、肌皮神经、股神经、坐骨神经、腓总神经、腓浅神经、腓深神经和胫神经的走行位置和主要分布。

（2）熟悉颈丛的组成和位置。

（3）熟悉胸背神经、肋间神经、闭孔神经、臀下神经、阴部神经和隐神经等的走行位置和主要分布。

（4）了解颈丛皮支、脊神经后支、髂腹下神经、髂腹股沟神经和臀上神经等的分布。

【实验材料】

一、标本与模型

（1）脊神经标本。

（2）示颈丛、臂丛、腰丛、骶丛标本。

（3）示膈神经、肋间神经标本。

（4）完整尸体(主要示上、下肢神经)。

二、ECDH 数字人解剖系统（略）

【注意事项】

（1）在学习上肢、下肢的神经时，应结合复习上、下肢肌。

（2）为掌握神经的行程和主要毗邻关系，在观察神经主干行程时，必须把附近结构放回原来解剖位置。

【实验内容】

脊神经共**31 对**，分**颈神经**8 对，**胸神经**12 对，**腰神经**5 对，**骶神经**5 对和**尾神经**1 对。脊神经出椎间孔后分为前、后两支，后支较小，走向后方，分布于枕、项、背、腰和臀部的皮肤及深层肌；前支粗大，除大部分胸神经前支外，其余各支分别交织成丛（见图 1-10-18），计有**颈丛**、**臂丛**、**腰丛**、**骶丛**。在头颈、上肢和下肢或完整尸体标本上进行观察。

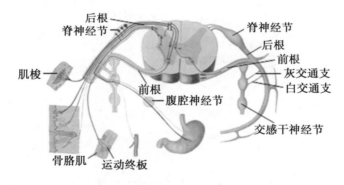

图 1-10-18　脊神经的组成、分支和分布

一、颈丛

翻开胸锁乳突肌，可见颈神经**第 1～4 前支**组成的颈丛及其分支，如图 1-10-19所示。

（一）皮支

皮支（见图 1-10-20）有**枕小神经**、**耳大神经**、**颈横神经**和**锁骨上神经**。它们经胸锁乳突肌后缘中点浅出，分布于枕部、耳部、颈前区和肩部的皮肤。

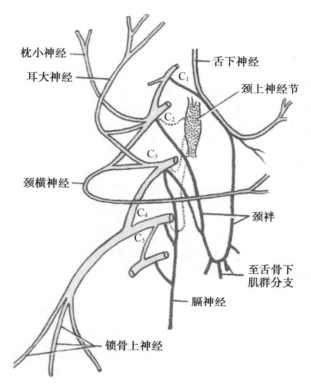

图 1-10-19　颈丛的组成示意图

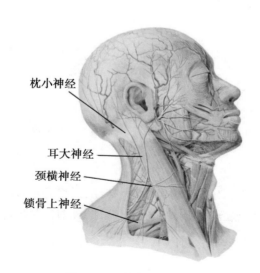

图 1-10-20　颈丛皮支分布

（二）肌支

肌支中重要的有**膈神经**。膈神经是颈丛中最长的一支，由第 3～5 颈神经前支组成。在胸锁乳突肌的深面，沿前斜角肌表面下行，经胸廓上口入胸腔（由锁骨下动、静脉之间通过），沿心包两侧、肺根前方下行至膈，支配膈的运动和管理沿途胸膜、心包等的感觉，右侧的感觉纤维还分布到肝和胆囊等处。

二、臂丛

臂丛（见图 1-10-21）由**第 5～8 颈神经前支**及**第 1 胸神经前支**大部分组成，行于锁骨下动脉的后上方，经锁骨之后进入腋窝，在腋窝内围绕腋动脉形成**内侧束**、**外侧束**及**后束**。由各束发出数条长的神经，主要分布到肩、臂、前臂及手的肌和皮肤。上肢的神经如图 1-10-22 所示。

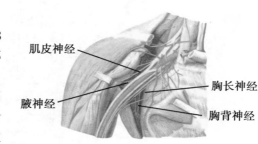

图 1-10-21　臂丛及其主要分支

（一）尺神经

尺神经由内侧束发出，伴肱动脉下行，向下经肘关节后方紧贴尺神经沟下行，渐至前臂前面，伴尺动脉走行，达腕部经掌腱膜的深面入手掌，尺神经在前臂发分支支配尺侧腕屈肌和指伸屈肌尺侧半，入手掌发分支支配小鱼际肌、拇收肌、第 3 蚓状肌、第 4 蚓状肌和骨间肌等。皮支分布手掌尺侧 1/3 区及尺侧一个半手指的皮肤，手背面尺侧 1/2 及尺侧两个半指的皮肤（第 3、4 两指毗邻侧只分布于近节）。

（二）正中神经

正中神经由外侧束和内侧束各发出一个根会合而成，可在腋动脉前方寻找，可见该神经伴肱动脉下行至肘窝，并穿过旋前圆肌向下经指浅、深屈肌之间，再经腕部达手掌。该神经在臂部无分支，在前臂部有分支，支配除肱桡肌、尺侧腕屈肌和指伸屈肌尺侧半以外的所有前臂屈肌。在掌部正中神经的终支支配除拇收肌以外的鱼际肌和第 1、2 蚓状肌。皮支分布于手掌桡侧 2/3 区、桡侧 3 个半指掌面及桡侧 3 个半指中节、远节背面的皮肤。

（三）肌皮神经

肌皮神经由外侧束发出，其分支支配臂部前群肌及前臂外侧皮肤。

（四）桡神经

此神经粗大，由后束发出，在肱骨后面，贴桡神经沟走向外下达肱骨外上髁前方，分深、浅两支。其深支穿旋后肌至前臂的背面，支配前臂后肌群；浅支伴桡动脉下行，达前臂远端背面，分布于手背桡侧 1/2 区和桡侧两个半指背面近节的皮肤。此神经在臂部发分支支配肱三头肌。

（五）腋神经

腋神经起自后束，在腋窝后壁处，可见腋神经向后穿四边孔，绕肱骨外科颈，主要支配三角肌。

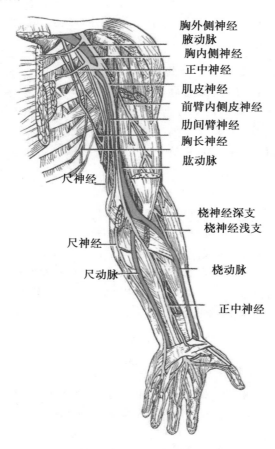

图 1-10-22　上肢的神经

三、胸神经前支

胸神经前支可在胸后壁或离体肋间神经标本上寻找。胸神经前支共 12 对，第 1～11 对肋间神经各自位于相应的肋间隙内（见图 1-10-23），第 12 对胸神经前支位于第 12 肋下方，即**肋下神经**。其上 6 对肋间神经分布于相应的肋间肌、胸壁皮肤及壁胸膜；下 5 对肋间神经和肋下神经除分布相应的肋间肌、胸壁皮肤、壁胸膜外，还进一步向前下斜行进入腹壁，走在腹内斜肌与腹横肌之间，支配腹前外侧壁的肌和皮肤以及壁腹膜，如图 1-10-24 所示。

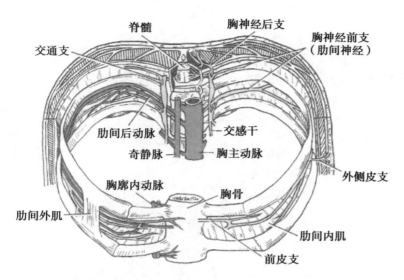

图 1-10-23　肋间神经的走行及分支

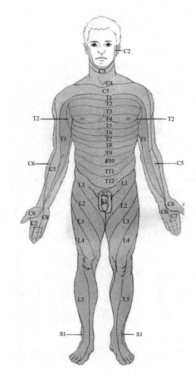

图 1-10-24　胸神经皮支在胸腹壁的节段性分布

C_1～C_8颈神经　T_1～T_{12}胸神经　L_1～L_5腰神经　S_1～S_5骶神经

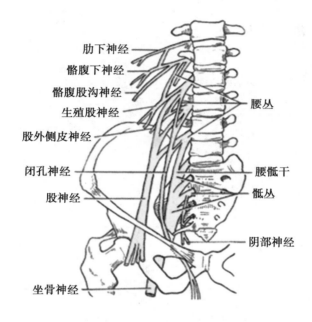

四、腰丛

在暴露腹后壁的标本上观察,翻开腰大肌,于腰椎横突前方可见腰丛。它由**第 12 胸神经前支**的一部分及**第 1～4 腰神经前支**组成,如图 1-10-25 所示。

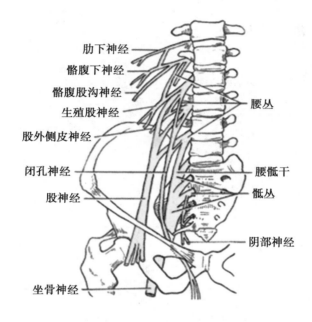

肋下神经
髂腹下神经
髂腹股沟神经
生殖股神经
股外侧皮神经
闭孔神经
股神经
坐骨神经

腰丛
腰骶干
骶丛
阴部神经

图 1-10-25　腰、骶丛的组成

（一）股神经

股神经是腰丛的最大分支。此神经沿腰大肌的外侧缘下降,经腹股沟韧带的深面和股动脉的外侧入股前部,分支支配大腿前面的肌和皮肤。股神经的皮支中有一支最长的分支称为隐神经,与大隐静脉伴行,向下分布于小腿内侧面及足内侧缘皮肤。

（二）髂腹下神经、髂腹股沟神经

此两条神经自腰大肌外侧缘走出,髂腹下神经于浅环上方浅出;髂腹股沟神经自浅环穿出,两者均分布于腹股沟区的肌和皮肤。

（三）闭孔神经

闭孔神经通过闭孔至大腿内侧肌群和大腿内侧的皮肤。

五、骶丛

可在带有骨盆矢状切面的标本上观察骶丛,其由**第 4～5 腰神经前支**和**全**

部骶神经前支以及**尾神经的前支**组成,位于小骨盆腔内紧贴梨状肌的前面如图
1-10-26 所示。

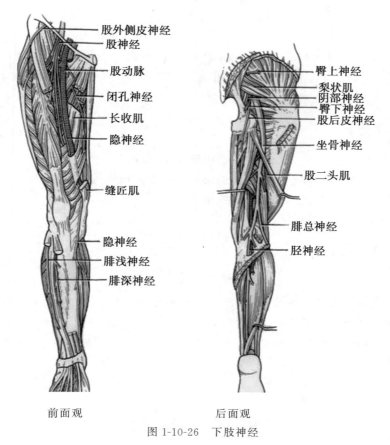

前面观　　　　　　后面观

图 1-10-26　下肢神经

（一）坐骨神经

坐骨神经从梨状肌下孔出骨盆,至臀大肌深面,在坐骨结节和股骨大转子
之间下行至大腿后面,沿途分支到大腿后肌群。坐骨神经一般在腘窝上角分为
胫神经和腓总神经。

1.胫神经

胫神经沿腘窝中线向下,在小腿后面的浅、深层肌之间伴胫后动脉下行,通
过内踝后方至足底分成足底内侧神经和足底外侧神经。胫神经分支分布于小
腿后群肌、足底肌和小腿后面及足底的皮肤。

2.腓总神经

腓总神经沿腘窝外侧向外下行,绕过腓骨颈,达小腿前面,分为**腓深神经**和

腓浅神经。腓深神经伴胫前动脉下降,支配小腿前群肌及足背肌等;腓浅神经行于小腿外侧肌群内,并支配该群肌。腓浅神经于小腿下部穿出深筋膜,分布于小腿外侧、足背及趾背的皮肤。

(二)阴部神经

阴部神经经梨状肌下孔出骨盆,再经坐骨小孔至坐骨肛门窝,沿窝的外侧壁向前,其分支达阴茎(阴蒂)、阴囊、会阴及肛门外括约肌和肛门附近皮肤。

【思考题】

(1)简述颈丛、臂丛、腰丛、骶丛的组成和重要分支。

(2)正中神经、尺神经和桡神经损伤后的体征表现是什么?

(3)坐骨神经的走行如何,有哪些重要分支?

(4)股神经的作用是什么?

【案例分析】

臂丛麻醉

将局部麻醉药注入臂丛周围,使其所支配的区域产生神经传导阻滞的麻醉方法称为臂丛神经阻滞麻醉,是临床上常用的麻醉方法之一。依据所学解剖知识,你认为臂丛神经阻滞麻醉应该选择在哪个部位进行?其麻醉范围如何?适合哪些部位的手术?

实验二十　脑神经

【实验目的】

(1)掌握脑神经的数目、名称、出入颅的部位和脑神经的分类。

(2)掌握动眼神经、三叉神经、面神经、迷走神经的纤维成分和主要分支分布。

(3)熟悉视神经、滑车神经、展神经和副神经的主要分布。

(4)了解嗅神经、前庭蜗神经、舌咽神经的主要分布。

【实验材料】

一、标本和模型

（1）去颅盖颅骨标本,取脑后留有硬脑膜的头矢状切面标本;去眶上壁的眶内结构标本(含睫状神经节)。

（2）三叉神经、面神经、迷走神经(头、颈、胸部)、舌咽神经、副神经及舌下神经标本。

（3）脑干模型、三叉神经模型、头面部神经模型、颞骨和耳模型。

二、挂图

脑神经挂图。

三、ECDH 数字人解剖系统(略)

【实验注意事项】

（1）脑神经比较复杂,首先应预习颅骨部分解剖结构包括颅前窝的筛孔,颅中窝的视神经管、眶上裂、圆孔、卵圆孔、三叉神经压迹,颅后窝的内耳门、颈静脉孔、舌下神经管,以及茎乳孔、眶上切迹、眶下孔、颏孔、下颌孔等。

（2）脑神经比较细小,故观察时要特别细心,动作要轻巧,切勿拉断,爱护标本。

（3）脑神经纤维复杂,不同神经到同一个器官执行不同的功能,因此要注意脑神经的纤维成分,可概括为以下四种:①躯体感觉(传入)纤维;②内脏感觉(传入)纤维;③躯体运动(传出)纤维;④内脏运动(传出)纤维。这样才能掌握该神经的性质与功能。

（4）一对脑神经有时不能在同一标本上看到,须在不同标本或模型上配合观察。

【实验内容】

脑神经(见图 1-10-27)包括 12 对,除第一对连于大脑(嗅球),第二对连于间脑外,其余 10 对全连于脑干,分别在不同标本上观察 12 对脑神经。

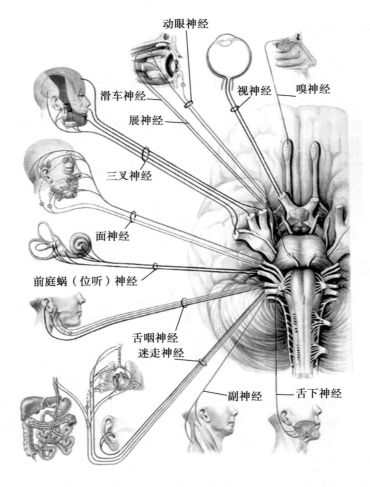

图 1-10-27　脑神经示意图

一、嗅神经

嗅神经(见图 1-10-28)是感觉性脑神经,起自鼻黏膜鼻中隔的上部和上鼻甲突起部的黏膜内的嗅细胞,穿**筛孔**,终于嗅球,传导嗅觉,可取保留鼻中隔的头部矢状切面标本上进行观察。

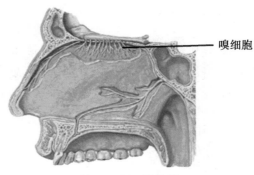

图 1-10-28　嗅神经

二、视神经

在去眶上壁的标本上观察视神经（见图 1-10-29），可见眼球后极偏内侧有粗大的视神经出眼球，经**视神经管**入颅中窝，连于视交叉，后经视束连于外侧膝状体。

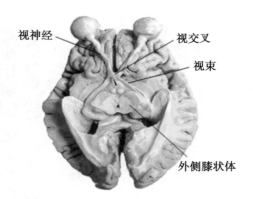

图 1-10-29　视神经

三、动眼神经

用同上的标本并配合附有脑神经根的标本观察动眼神经（见图 1-10-30），可见大脑脚间窝发出的动眼神经，经过海绵窦穿**眶上裂**入眶，分布于眼的**上直肌、下直肌、内直肌、下斜肌**和**上睑提肌**，还可见有一小支与睫状神经节相连，为发自动眼神经副交感核的纤维，换神经元后分布到**瞳孔括约肌**和**睫状肌**。

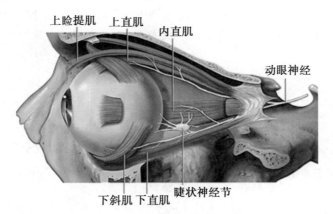

图 1-10-30　动眼神经

四、滑车神经

用同上的标本观察滑车神经（见图 1-10-31），可见由中脑背侧下丘下方发出的细小的滑车神经，绕大脑脚至腹侧，向前经海绵窦外侧壁，经**眶上裂**入眶内，支配**上斜肌**。

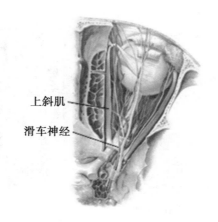

图 1-10-31　滑车神经

五、三叉神经

三叉神经(见图 1-10-32)为最粗大的混合性脑神经,含有躯体感觉和躯体运动两种纤维。取三叉神经标本和模型观察,可见三叉神经连于脑桥,往前行于颞骨岩部,在硬脑膜下方有膨大的三叉神经节,从节上发出三支。

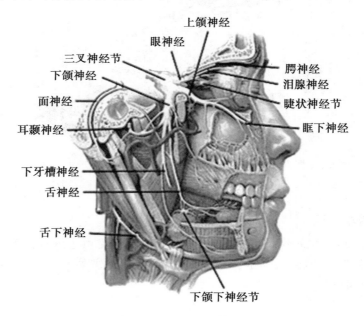

图 1-10-32　三叉神经

（一）眼神经

眼神经经**眶上裂**入眶内,分支分布于眼球、结膜、角膜、泪腺、鼻腔黏膜以及鼻背。眼神经的一个终支,为眶上神经,它沿眶上壁下面前行经眶上切迹(或眶上孔),分布于上睑和额顶部皮肤。

（二）上颌神经

上颌神经穿**圆孔**出颅至翼腭窝,后经眶下裂入眶内,改名为眶下神经,经眶下沟、眶下管、眶下孔穿出,分布于眼裂、口裂之间的皮肤,沿途还分支至上颌窦和鼻腔的黏膜以及上颌牙齿和牙龈等处。

（三）下颌神经

下颌神经经**卵圆孔**出颅后立即分为许多分支,其运动纤维支配咀嚼肌;感觉纤维则分布于下颌牙齿、牙龈、颊和舌前 2/3 的黏膜,以及耳前和口裂以下的皮肤。下颌神经的主要分支有下牙槽神经、舌神经。

六、展神经

展神经(见图 1-10-33)细小,由展神经核发出,可在去眶上壁的标本上观察,在脑桥延髓沟中出脑,经**眶上裂**入眶内,支配外直肌。

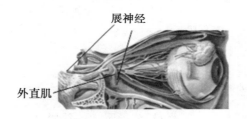

图 1-10-33　展神经

七、面神经

面神经(见图 1-10-34)含有躯体运动、内脏运动和内脏感觉三种纤维,主要纤维发自脑桥的面神经核,在脑桥延髓沟中出脑,然后经过**内耳门**(在颞骨模型观察),穿经颞骨内**面神经管**,最后出**茎乳孔**,穿过腮腺,呈放射状发出 5 组分支分布于面部表情肌等(在面神经和头面部神经模型上观察)。此外,内脏运动(副交感)纤维一部分分布于泪腺,司泪腺的分泌;一部分分布于舌下腺和下颌下腺,司其分泌;面神经中的内脏感觉纤维,传导舌前 2/3 味觉。

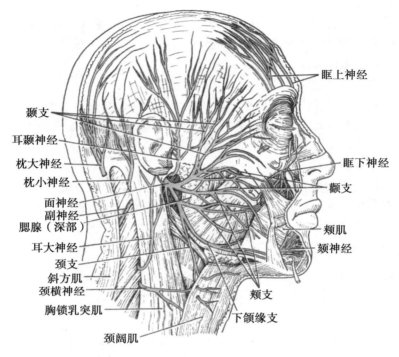

眶上神经

颞支

耳颞神经

枕大神经

枕小神经

面神经

副神经

腮腺（深部）

耳大神经

颈支

斜方肌

颈横神经

胸锁乳突肌

颈阔肌

眶下神经

颧支

颊肌

颊神经

颊支

下颌缘支

图 1-10-34　面神经

八、前庭蜗神经

前庭蜗神经(见图 1-10-35)包括传导听觉的纤维和传导平衡觉的纤维。在耳模型上观察，可见此神经与面神经同行入**内耳门**,分布到内耳(前庭和耳蜗)。

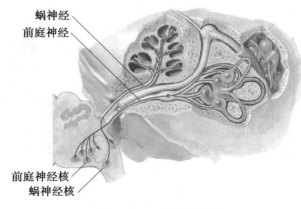

蜗神经

前庭神经

前庭神经核

蜗神经核

图 1-10-35　前庭蜗神经

九、舌咽神经

舌咽神经(见图 1-10-36)为混合性脑神经,含有躯体运动、内脏运动和内脏感觉纤维,由延髓侧面发出后,经**颈静脉孔**出颅腔,发出分支分布于咽、舌后1/3、颈动脉窦和颈动脉球;发出内脏运动(副交感)纤维分布于腮腺。

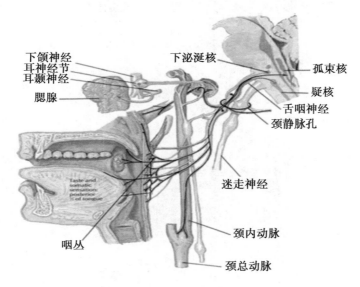

图 1-10-36　舌咽神经

十、迷走神经

迷走神经(见图 1-10-37)为混合性脑神经,含有躯体运动、内脏运动、躯体感觉和内脏感觉纤维四种纤维成分,可在头、颈、胸部的标本上进行观察。此神经在延髓侧面离开脑干,经**颈静脉孔**出颅,在颈部走在颈总动脉与颈内静脉之间的后方,经胸廓上口入胸腔,通过肺根的后面沿食管下降,经膈的食管裂孔入腹腔达胃的前、后面,胃小弯和肝等,行程中发出许多分支,主要分布于胸腔和腹腔脏器(重点观察到喉上神经和喉返神经)。

(一)喉上神经

喉上神经分为喉内支和喉外支,喉内支入喉分布于声门裂以上的喉黏膜;喉外支下行至环甲肌。

(二)喉返神经

喉返神经左侧勾绕**主动脉弓**,右侧勾绕**锁骨下动脉**后,回返向上,沿食管和气管间沟内至咽下缩肌下缘,改称喉下神经。其分布于大部分喉肌和声门裂以下的喉黏膜。

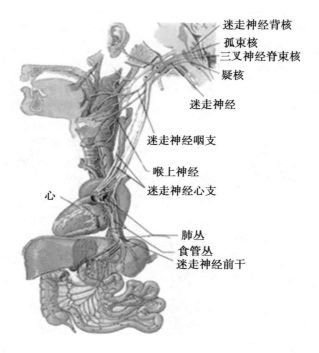

迷走神经背核
孤束核
三叉神经脊束核
疑核
迷走神经
迷走神经咽支
喉上神经
迷走神经心支
心
肺丛
食管丛
迷走神经前干

图 1-10-37　迷走神经

十一、副神经

副神经(见图 1-10-38)在延髓侧面离开脑干,经**颈静脉孔**出颅,支配**胸锁乳突肌**和斜方肌。翻开胸锁乳突肌向上,其深面相连该肌的神经即副神经。

十二、舌下神经

舌下神经(见图 1-10-38)由延髓锥体外侧离开脑干,经**舌下神经管**出颅,支配**舌肌**。在头颈部深层标本上进行观察,可见该神经绕颈外动脉外面向前达舌,发出分支分布于舌外肌和舌内肌。

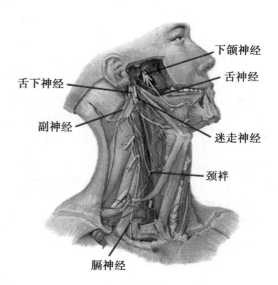

下颌神经
舌神经
舌下神经
副神经
迷走神经
颈袢
膈神经

图 1-10-38　副神经与舌下神经

【思考题】

（1）试归纳三叉神经主要分

支的性质和分支分布。

（2）面神经主要有哪些分支？分布于何处？

【案例分析】

三叉神经痛

患者，女，50岁，反复发作右下颌牙痛，在当地诊所多次做拔牙处理仍无效，并逐渐波及右侧下颌和上颌等处面部皮肤。其疼痛呈周期性发作，发作突然，呈闪电样、刀割样、烧灼样、难以忍受的剧烈性疼痛，说话、洗脸、刷牙或微风拂面，甚至走路时都会导致阵发性的剧烈疼痛，疼痛历时数秒或数分钟。经正规医院检查初步诊断患者为三叉神经痛。依据所学解剖知识分析：

（1）患者为什么会出现牙疼、面部疼痛？

（2）三叉神经痛患者还会出现哪些部位疼痛？

（3）哪些原因可以引起三叉神经痛？

实验二十一　内脏神经

【实验目的】

（1）掌握内脏运动神经与躯体运动神经的区别，交感干的位置和组成，交感和副交感神经低级中枢的位置；掌握内脏神经系统的区分及分布。

（2）了解灰、白交通支；腹腔神经节、肠系膜上神经节、肠系膜下神经节的位置；交感神经节前纤维和节后纤维的去向；了解内脏感觉的特点等。

【实验材料】

一、标本与模型

（1）交感神经标本与模型。

（2）脊神经标本和模型

（3）第 3、7、9、10 对脑神经标本。

二、挂图

内脏神经挂图。

三、ECDH 数字人解剖系统（略）

【实验注意事项】

（1）为了帮助同学建立系统概念，需复习以前学习过的有关内容。如脊髓的侧角、脑干内的副交感神经核以及第 3、7、9、10 对脑神经。

（2）观察标本时要结合模型和图帮助理解。

（3）灰、白交通支用肉眼观察需仔细区别。

【实验内容】

内脏神经系统可分为内脏运动神经和内脏感觉神经两种。内脏运动神经又分为**交感神经和副交感神经**，交感神经和副交感神经各有中枢部和周围部。中枢部已在中枢神经系统观察，本次实验只观察周围部。

一、交感神经

观察内脏神经标本和特制的模型，交感神经节可分为**椎旁节**（借节间支连成交感干）和**椎前节**，如图 1-10-39 所示。

（一）交感干

在去除胸腔器官和腹腔器官的标本和模型上观察交感干。交感干是由**交感干神经节（椎旁节）**借节间支连接而成，为成对的，位于脊柱的两侧，呈串珠状的条状结构，上起颅底，下至尾骨，在尾骨的前面两干合并，终于一个单一的**奇神经节**。每条交感干各有 22～24 个节，各节借节间支相连。椎旁节可分为颈部、胸部、腰部、骶部和尾部。

（二）交通支

交通支分白交通支和灰交通支，牵拉交感干，可见交感干神经节和脊神经之间有两条细支相连，这便是交通支。①白交通支是由具有髓鞘的节前纤维组成，呈白色，只存在于胸 1 至腰 3 各脊神经与交感干之间；②灰交通支存在于 31 对脊神经与交感干之间，由交感干神经节内的细胞发出的节后纤维组成，色灰暗，即为灰交通支。

（三）交感干的分部

按其所在位置，交感干分为颈部、胸部、腰部和盆部。

1.颈部

颈部有 3 对神经节，分别称为颈上神经节、颈中神经节和颈下神经节。

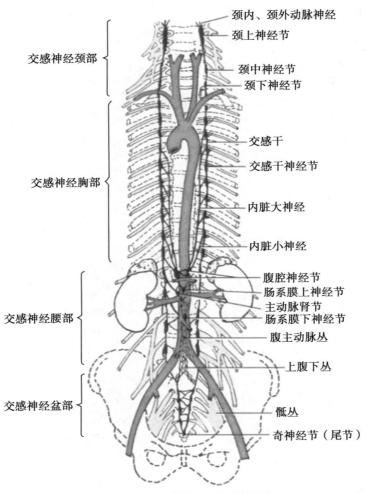

图 1-10-39　交感神经和交感神经节

2.胸部

胸部有 10～12 对胸神经节,发出内脏大神经:由第 6～9 胸交感神经节穿出的节前纤维,向下合并而成。此神经向下穿过膈,终于腹腔神经节。内脏小神经:由第 10～11(或 12)胸交感神经节穿出的节前纤维,斜向下合并而成。此神经向下穿过膈,终于主动脉肾神经节。

3.腰部

腰部有 4～5 对腰神经节。

4.盆部

盆部有 2～3 对骶神经节和一个奇神经节。

二、副交感神经

副交感神经分为颅部和骶部如图 1-10-40 所示。

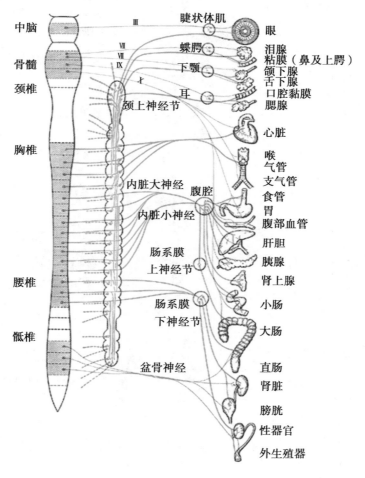

图 1-10-40　交感神经和副交感神经的分布
（红色为交感神经的分布，蓝色为副交感神经的分布）

（一）颅部副交感神经

其节前纤维分别行于动眼神经、面神经、舌咽神经和迷走神经内。

1.动眼神经副核

自动眼神经副核发出的副交感节前纤维随动眼神经入眶，在睫状神经节换元，节后纤维支配瞳孔括约肌和睫状肌。

2.上泌涎核

自上泌涎核发出的副交感节前纤维随面神经走行,节后纤维分布于泪腺、下颌下腺和舌下腺。

3.下泌涎核

自下泌涎核发出的副交感节前纤维随舌咽神经走行,节后纤维分布于腮腺。

4.迷走神经背核

自迷走神经背核发出的副交感节前纤维随迷走神经走行,节后纤维分布于胸腔及大部分腹腔器官。

(二)骶部副交感神经

节前纤维随骶神经前支出骶前孔组成盆内脏神经,参加盆丛。

【思考题】

(1)试述交感神经与副交感神经在结构、功能和分布上的区别。

(2)试述交感与副交感神经的区别。

【案例分析】

牵涉痛

某些内脏器官病变时,在体表一定区域产生感觉过敏或疼痛的现象,称为牵涉痛,如胆囊炎时右肩部会有疼痛。了解牵涉痛有助于诊断和鉴别诊断。依据所学解剖知识,同学们能解释牵涉痛产生的原因吗?同学们知道哪些脏器病变时有相关的牵涉痛吗?

实验二十二　感觉和运动传导路

【实验目的】

(1)掌握躯干四肢和头面部浅感觉的传导路、躯干和四肢意识性的本体感觉传导路以及锥体系的组成。

(2)了解视觉传导路的组成,瞳孔对光反射的通路。

(3)了解非意识性本体感觉传导路的组成。

(4)掌握锥体系组成和功能。

(5)了解锥体外系的组成和功能。

【实验材料】

一、标本和模型

运动和感觉传导通路模型。

二、挂图

传导路挂图。

三、ECDH 数字人解剖系统（略）

【实验注意事项】

(1)要分别了解各个传导路模型切面部位。

(2)各传导路换神经元的位置。

(3)传导束是否交叉和交叉部位。

【实验内容】

此次实验,利用神经传导路模型观察传导通路的行程,然后进行病例分析。在观察传导路之前,应分别了解每个传导路各切面,并在各切面上复习有关的重要灰质与白质的结构、位置,同时在传导路模型上介绍各种颜色的塑料丝(或线)和塑料珠分别代表什么传导束和神经元。

一、感觉传导路

(一)躯干和四肢意识性的本体(深)感觉传导路

躯干、四肢意识性的本体(深)感觉传导路(见图 1-10-41)由 3 级神元组成。第 1 级神经元的胞体位于**脊神经节**内(假单极神经元),其周围突随脊神经分布至四肢和躯干的肌、腱,以及关节的本体感受器和皮肤。中枢突经后根进入脊髓同侧后索中上行,其中来自脊髓第 4 胸节以下的纤维形成薄束,来自第 4 胸节以上的纤维形成楔束。两束上行至延髓,分别在**薄束核**和**楔束核**中换第 2 级神经元,它们发出纤维向前绕过中央管的腹侧,在中线上与对侧交叉,即为内侧丘系交叉。交叉后的纤维在中央管两侧上行,称为内侧丘

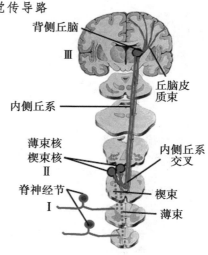

图 1-10-41　躯干和四肢意识性的
本体(深)感觉传导路

系,经脑桥和中脑,止于**背侧丘脑**,换第 3 级神经元。它们发出纤维组成丘脑皮质束,经内囊后肢投射到**中央后回的上 2/3 和中央旁小叶的后部、中央前回**。

（二）躯干和四肢的（浅）感觉传导路

躯干和四肢的浅感觉传导路（见图 1-10-42）亦由 3 级神经元组成。第 1 级神经元是**脊神经节**细胞,其周围突随脊神经分布至躯干和四肢皮肤内的感受器,中枢突经后根进入脊髓上升 1～2 个节段进入**灰质后角**中换第 2 级神经元。它们发出纤维经中央管前方的白质前连合交叉到对侧,其中一部分纤维进入外侧索上行,组成脊髓丘脑侧束（传导痛、温觉）；另一部分纤维进入前索上行,组成脊髓丘脑前束（传导粗触觉）。两束向上经延髓、脑桥和中脑止于**背侧丘脑**,换第 3 级神经元。它们发出纤维组成丘脑皮质束,经内囊后肢投射到**中央后回上 2/3 和中央旁小叶的后部**。

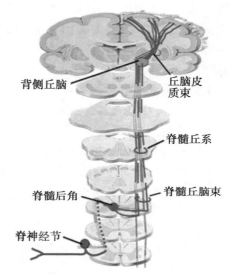

图 1-10-42　躯干和四肢（浅）感觉传导路

（三）头面部的浅感觉传导路

头面部的浅感觉传导路（见图 1-10-43）亦由 3 级神经元组成。第 1 级神经元的胞体位于**三叉神经节**内,其周围突经三叉神经分布于头面部皮肤和黏膜的感受器,中枢突经三叉神经根入脑桥,分成短的升支和长的降支（三叉脊髓束）。升支传导触觉,止于**三叉神经脑桥核**,降支传导痛、温觉,止于**三叉神经脊束核**,在核中换第 2 级神经元。它们发出纤维交叉至对侧组成三叉丘系,向上止于**背侧丘脑**,换第 3 级神经元。它们发出纤维参与丘脑皮质束,经内囊后肢,投射**到中央后回下 1/3**。

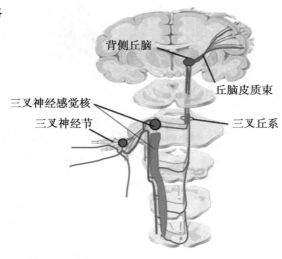

图 1-10-43　头面部的浅感觉传导路

（四）视觉传导路

用视觉传导路（见图 1-10-44）模型，结合视觉传导图进行观察。视觉传导路的感受器为视网膜内的视锥和视杆细胞。第 1 级神经元和第 2 级神经元分别是视网膜中的**双极细胞**和**神经节细胞**，神经节细胞的轴突在视神经盘处集合向后行，出眼球组成视神经，其中来自视网膜鼻侧半的纤维在视交叉处交叉到对侧；而来自视网膜颞侧半的纤维在视交叉处不交叉走向同侧，与对侧视交叉过来的纤维共同组成视束。视束纤维绕过大脑脚，多数纤维终止于**外侧膝状体**，换第 3 级神经元。它们发出的纤维组成视辐射经内囊后肢，投射到**枕叶距状沟上下的皮质**，即视觉中枢。

瞳孔对光反射：反射通路为光线→视网膜视锥细胞和视杆细胞→双极细胞→节细胞→顶盖前区→双侧动眼神经副核→动眼神经→睫状神经节节后纤维→瞳孔括约肌→瞳孔缩小。

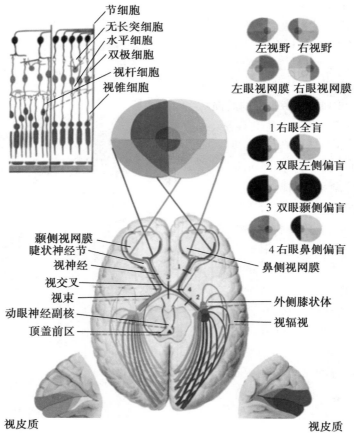

图 1-10-44　视觉传导路和瞳孔对光反射通路

（五）听觉传导路

听觉传导路（见图 1-10-45）主要借助特制的模型观察。听觉感受器为分布于内耳的螺旋器，第 1 级神经元的胞体位于**蜗神经节**内，其中中枢突组成蜗神经进入脑桥内。第 2 级神经元为**蜗神经前后核**，其纤维大部分交叉到对侧，交叉的纤维与同侧未交叉的纤维汇集在一起形成外侧丘系。外侧丘系的纤维大部分上行至**内侧膝状体**换元，他们发出的纤维形成听辐射，经过内囊后肢终止于**颞横回**。

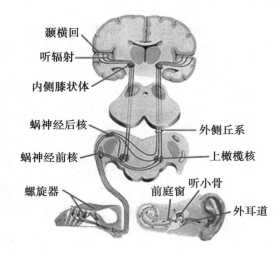

图 1-10-45　听觉传导路

二、运动传导路

（一）锥体系

1.皮质脑干（核）束

皮质脑干（核）束（见图 1-10-46），在大脑冠状切面上（传导路模型），可见**中央前回下部**的锥体细胞的轴突集合组成皮质脑干（核）束，在大脑水平切面上经内囊膝部，下行至脑干。其中一部分纤维终止于**两侧的躯体运动核**（动眼神经核、滑车神经核、展神经核、三叉神经运动核、支配上部面肌的面神经核、疑核和副神经核）。

另一束纤维下行至脑桥下部，止于**对侧的面神经核下部和舌下神经核**。面神经核上部接受双侧皮质脑干束纤维，其轴突参与组成面神经运动纤维，支配面上部表情肌，面神经

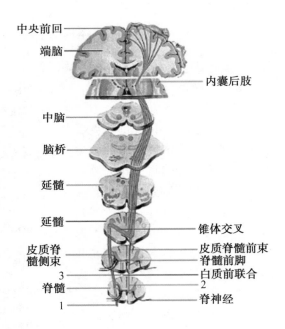

图 1-10-46　锥体系皮质核束
1.支配四肢肌　2.支配躯干肌
3.支配躯干肌和四肢肌

核下部只接受对侧的皮质脑干束纤维,其轴突也参与组成面神经运动纤维,支配同侧面下部表情肌(见图1-10-47);舌下神经核也只接受对侧的皮质脑干束纤维,其轴突组成舌下神经,支配同侧舌肌(见图1-10-48)。

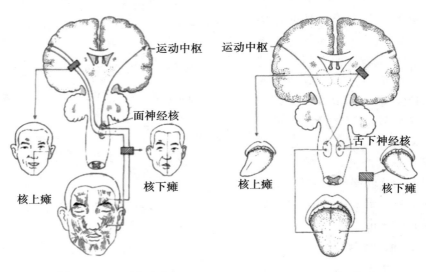

图 1-10-47　面肌瘫痪　　　　　图 1-10-48　舌肌瘫痪

2.皮质脊髓束

皮质脊髓束(见图1-10-49)在大脑冠状面上(传导路模型),可见**中央前回上、中部**和**中央旁小叶前部**皮质的锥体细胞的轴突集合组成皮质脊髓束。在大脑水平切面上,皮质脊髓束经内囊后肢的前部,下行经中脑、脑桥至延髓,构成锥体。在锥体下端,大部分纤维左右交叉后下降至脊髓外侧索中形成皮质脊髓侧束。皮质脊髓侧束在下降中陆续直接或间接止于各节的**前角运动细胞**。在锥体下端没有交叉的纤维下行入脊髓前索,形成皮质脊髓前束,逐节经白质前连合交叉至对侧前角

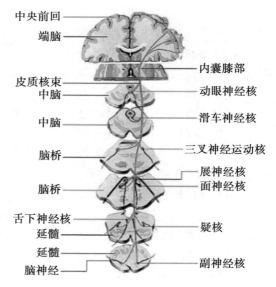

图 1-10-49　锥体系皮质脊髓束

172

运动细胞。前角运动细胞的轴突参与组成前根脊神经的运动纤维,支配躯干和四肢骨骼肌。

(二)锥体外系

结合挂图和模型,认识锥体外系的组成。

【思考题】

(1)试比较躯干和四肢浅、深感觉传导路的异同。

(2)试述锥体系的上、下运动神经元的位置和损伤后的主要症状。

【案例分析】

右下颌区疼痛

患者,男,26岁,牙疼不敢咀嚼,检查发现右下颌阻生齿,第2、3磨牙牙龈炎。试述该处由哪一条神经分布?请写出患者疼痛感受的传导途径。

实验二十三　脑和脊髓的被膜、血管和脑脊液的产生及循环途径

【实验目的】

(1)掌握脑和脊髓被膜的层次名称,脑室的名称、位置,脑脊液的循环途径,大脑动脉环的位置、组成。

(2)熟悉硬膜外腔、蛛网膜下隙、蛛网膜粒的位置,硬脑膜窦、终池、小脑延髓池的概念,颈内动脉主要分支名称,大脑中动脉的分布范围。

(3)了解大脑镰、小脑幕的位置,海绵窦、上矢状窦、横窦、乙状窦和窦汇的位置及汇入。

【实验材料】

一、标本和模型

(1)开颅和去椎板显示脑、脊髓被膜标本。

(2)游离硬脑膜标本与模型。

(3)脑血管标本和模型。

二、挂图

(1)脑膜、脑血管的挂图。

（2）脑脊液循环的挂图。

三、ECDH 数字人解剖系统（略）

【实验注意事项】

本次实习标本容易损坏，应特别保护，观察血管时切忌用力牵拉。

【实验内容】

一、脑和脊髓的被膜

取已开颅和去掉椎板的标本以及离体脑膜标本观察。

（一）硬膜

硬膜可分为硬脑膜和硬脊膜。

1.硬脑膜

硬脑膜可见贴附在颅骨内面为一层较厚的坚韧致密的膜，即为硬脑膜，此膜外面粗糙，内面光滑。在颞部撕开硬脑膜对光亮处观察，可见脑膜中动脉的分支。硬脑膜在大脑纵裂处有一形如镰刀状向下垂的双层结构形成大脑镰，在相当于横窦沟处的硬脑膜伸入大、小脑之间，即为**小脑幕**。硬脑膜在某些部位两层分开，形成**硬脑膜窦**，其主要有：①**上矢状窦**：位于大脑镰的上缘；②**直窦**：在大脑镰与小脑幕连接处；③**横窦**：位于颅骨横窦沟内；④**乙状窦**：位于乙状窦沟内。

2.硬脊膜

硬脊膜上端附于枕骨大孔的边缘，下端于第2骶椎水平以下变细，包裹终丝，附于尾骨。硬脊膜与椎管之间的腔隙称为**硬膜外隙**，含有丰富的静脉丛、淋巴管、疏松结缔组织和脂肪，并有脊神经根经过，硬膜外麻醉常在此处进行。脊髓的被膜如图 1-10-50 所示。

（二）蛛网膜

蛛网膜位于硬膜的深面，是一层透明的薄膜，跨越脑和脊髓的沟裂。在上矢状窦两旁，蛛网膜部分向上矢状窦突入，形成**蛛网膜粒**。蛛网

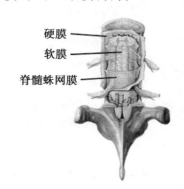

硬膜
软膜
脊髓蛛网膜

图 1-10-50　脊髓的被膜

膜与软膜间的空隙称为**蛛网膜下隙**。此腔主要在两处变大，其一在小脑与延髓之间称为**小脑延髓池**，另一个在脊髓末端与第 2 骶椎水平之间的一段即为**终池**。

（三）软膜

软膜紧贴于脑和脊髓表面，并伸入沟裂之间，分别称为**软脑膜**和**软脊膜**。软脑膜还参与构成脉络丛，在侧脑室、第3脑室和第4脑室等处可见到**脉络丛**。

二、脑室和脑脊液

（一）脑室

脑室为脑内的腔隙，包括侧脑室、第3脑室和第4脑室。①**侧脑室**：位于大脑半球内，左右各一，分为四部分，中央部在顶叶内；前角伸入额叶内；后角伸入枕叶内；下角伸入颞叶。②**第3脑室**：为两侧的背侧丘脑与下丘脑之间的裂隙。③**第4脑室**：位于脑桥、延髓与小脑之间。

（二）脑脊液

脑脊液由各脑室内脉络丛产生，其中以侧脑室脉络丛产生脑脊液量最多（约95%）。脑脊液的循环（见图1-10-51）途径如下：**左、右侧脑室脉络丛**产生的脑脊液，经**左、右室间孔**流入**第3脑室**，与第3脑室脉络丛产生的脑脊液一起，经**中脑水管**流入**第4脑室**，然后与第4脑室脉络丛产生的脑脊液一起经**第4脑室正中孔**和**两外侧孔**流入**蛛网膜下隙**，最后经**蛛网膜粒**渗入硬脑膜窦中。

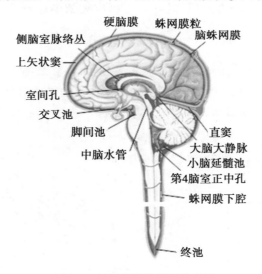

图 1-10-51　脑脊液循环模式图

三、脑和脊髓的血管

（一）动脉

动脉来源于**椎动脉**和**颈内动脉**（见图1-10-52）。

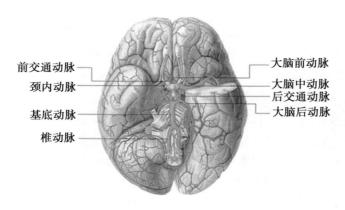

前交通动脉　　大脑前动脉
颈内动脉　　　大脑中动脉
　　　　　　　后交通动脉
基底动脉　　　大脑后动脉
椎动脉

图 1-10-52　脑底动脉

1.椎动脉

椎动脉起自**锁骨下动脉**,穿颈椎横突孔,后经枕骨大孔入颅,在脑桥下缘两侧的椎动脉合为一条**基底动脉**,沿脑桥基底沟上行,至脑桥上缘分为左、右**大脑后动脉**(见图 1-10-51)。椎-基底动脉分支供应**大脑半球的后 1/3 及间脑后部、小脑和脑干**。

2.颈内动脉

颈内动脉起自颈总动脉,经颈动脉管入颅,再穿经海绵窦,后分为**大脑前动脉和大脑中动脉**(见图 1-10-53)。颈内动脉供应**大脑半球的前 2/3 和间脑前部**。其分支主要有:①大脑前动脉分支分布于大脑半球内侧面;②大脑中动脉:行于大脑外侧沟内,分布于大脑半球外侧面的大部分和岛叶。

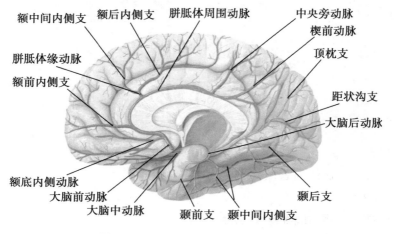

额中间内侧支　额后内侧支　胼胝体周围动脉　　中央旁动脉
胼胝体缘动脉　　　　　　　　　　　　　　楔前动脉
额前内侧支　　　　　　　　　　　　　　　顶枕支
　　　　　　　　　　　　　　　　　　　　距状沟支
　　　　　　　　　　　　　　　　　　　　大脑后动脉
额底内侧动脉
大脑前动脉　　　　　　　　　　　　　　　颞后支
大脑中动脉　　颞前支　颞中间内侧支

图 1-10-53　大脑半球内侧面的动脉

3.大脑动脉环(Willis 环)

大脑动脉环(见图 1-10-54)在脑下面的视交叉、灰结节和乳头体周围,由**大脑后动脉、后交通动脉、颈内动脉、大脑前动脉、前交通动脉**共同围成。

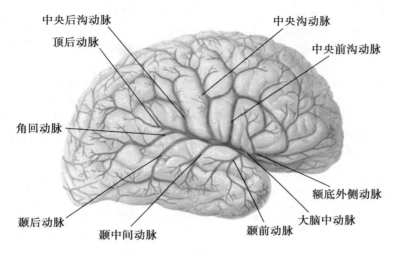

中央后沟动脉
顶后动脉
角回动脉
颞后动脉
颞中间动脉
中央沟动脉
中央前沟动脉
额底外侧动脉
大脑中动脉
颞前动脉

图 1-10-54　大脑半球外侧面的动脉

(二)静脉

大脑的静脉(见图 1-10-55)可分浅、深两组,其中浅静脉位于脑的表面,汇入上矢状窦、海绵窦和乙状窦。

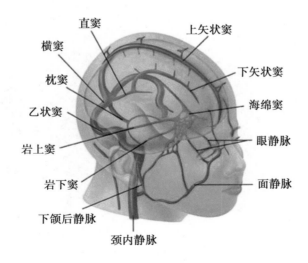

直窦
横窦
枕窦
乙状窦
岩上窦
岩下窦
下颌后静脉
颈内静脉
上矢状窦
下矢状窦
海绵窦
眼静脉
面静脉

图 1-10-55　脑的静脉

【思考题】

(1)试述大脑动脉环的位置和组成。

(2)硬膜外麻醉常在何处进行？穿经的结构有哪些？

(3)试述脑脊液的产生、循环途径和临床意义。

(4)试述大脑半球各叶的供血动脉。

【案例分析】

硬膜外麻醉

将局麻药注入硬膜外腔,阻滞脊神经根,暂时使其支配区域产生麻痹,称为硬膜外间隙阻滞麻醉。

(1)请写出硬膜外隙的位置和内容。

(2)该麻醉方法适用于哪些部位的手术或治疗？

(3)同学们认为椎管内还有哪些位置可以用于麻醉？

第十一章　内分泌系统

实验二十四　内分泌器官

【实验目的】

(1)掌握内分泌器官和内分泌组织的基本概念和甲状腺、肾上腺及垂体的形态与位置。

(2)熟悉甲状旁腺、胸腺和松果体的形态及位置。

(3)了解内分泌腺的功能及其与神经系统的关系。

【实验材料】

一、标本与模型

(1)头颈部矢状切面标本(示垂体)和头颈部示甲状腺与甲状旁腺标本。

(2)童尸(示胸腺)和腹后壁标本(示肾上腺)。

(3)游离甲状腺、肾上腺、垂体和胸腺标本。

(4)示甲状腺、肾上腺、垂体模型。

二、挂图

内分泌腺的挂图。

三、ECDH 数字人解剖系统(略)

【实验注意事项】

内分泌器官有的很小,又比较分散,故需要配合多个标本,细心寻找。同时内分泌器官又易损坏,故动作要轻巧。

【实验内容】

内分泌系统包括内分泌腺和内分泌组织(见图 1-11-1)。内分泌腺主要有垂体、甲状腺、甲状旁腺、肾上腺、胸腺和松果体等。

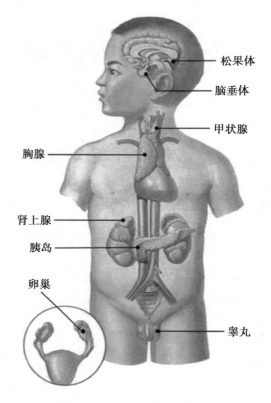

图 1-11-1　内分泌系统概貌

一、甲状腺

在头颈部标本上进行观察,甲状腺(见图 1-11-2)由**左叶**、**右叶**及**甲状腺峡**组成,可见在颈前部及两侧有一呈"H"形的器官,即甲状腺。有些个体在甲状腺峡上方有**锥状叶**,在吞咽时甲状腺可随喉上下移动。

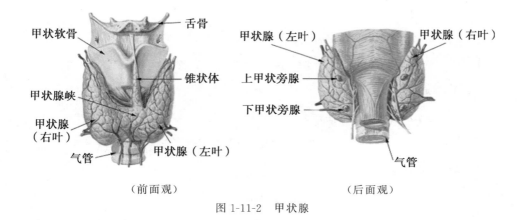

（前面观）　　　　　　　　　　　（后面观）

图 1-11-2　甲状腺

二、甲状旁腺

甲状旁腺一般有上、下两对,通常贴附在甲状腺左、右侧叶的后面,也有的埋于甲状腺的实质内,为棕黄色的卵圆形小体,一般有上、下两对。

三、肾上腺

肾上腺(见图 1-11-3)在尸体标本的原位观察,两肾上腺位于两肾的上端,**腹膜之后,左肾上腺呈半月形,右肾上腺约呈三角形**。

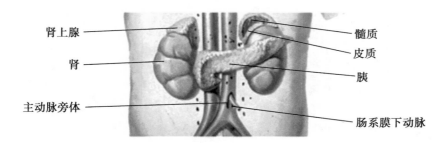

图 1-11-3　肾上腺

四、垂体

垂体呈椭圆形,位于垂体窝内,借漏斗连于下丘脑。

五、胸腺

在童尸上观察胸腺位置与形态,位于胸骨柄的后方,上纵隔前部,一般分为左、右两叶,但两叶常不对称。

六、松果体

松果体位于背侧丘脑的后上方,颜色灰红。在幼年时松果体较发达并有重要的生理机能;在成体松果体已钙化,常作为颅的 X 线片定位的标志。

【思考题】

(1)试述内分泌器官包括哪些。

(2)试述甲状腺、肾上腺和垂体的位置和形态。

【案例分析】

甲状腺肿大

患者,女,32 岁,脖子变粗约 2 年。近来患者脾气明显较以往急躁,爱发脾气,消瘦,同时自觉在休息时亦气急,吞咽时自觉有梗阻感。检查示颈部可见明显增粗,在喉部可触及肿块,质软,表面有结节,肿块右侧大于左侧,能随吞咽上下活动,听诊有轻微的血管杂音;右侧面部潮红无汗,眼睑略为下垂;吞钡 X 线检查可见食道右侧受压。诊断为甲状腺肿大。

请思考:诊断的依据,用解剖学知识解释。

第二部分

组织学与胚胎学实验

绪 论

一、组织学与胚胎学实验任务

组织学与胚胎学实验的目的是通过显微镜下的实际观察，验证在课堂上所学的理论知识，以加深和巩固对理论知识的理解，并通过实验过程培养学生观察、比较、分析和综合各种客观现象的思维方法，独立思考及实际操作能力。同时培养学生一丝不苟的工作作风和严格尊重客观事实的科学态度，为学习其他医学课程奠定坚实的基础。

二、组织学与胚胎学实验的方法和要求

组织学与胚胎学实验课的主要学习方法是按照教学大纲的要求，在教师的指导下，通过自己的独立操作，通过显微镜下的观察和医学形态学数字化教学平台学习，对理论课上所学知识相关的组织结构进行系统性的观察。为创造一个良好的实验室学习环境，保证学生能高质量地完成实验课的学习任务，特对学生提出如下要求：

医学形态学数字化教学平台由数字化的"组织学切片""病理学切片""大体病理""寄生虫""微生物"等五个模块组成。各个模块按照教学教材目录编排，符合教学大纲的结构与要求。通过多种多样的数字化互动方式，为学生与老师之间、学生与学生之间的交流、学习、答疑与讨论提供极大便利，从而为"互动式教学"和"个体化教学"提供可能性。

为了加深对实验内容和理论知识的认识和理解，每次组织学实验都会布置绘图作业，即用绘图的方法表达显微镜镜下观察到的细胞、组织和器官的组织结构。其具体方法和要求如下：选择一个结构完整、清晰、典型的部位，按照镜下观察的真实结构绘图，画面应力求正确反映所观察标本的形态、结构、大小比

例、位置关系和着色等特征;绘制器官组织应注意画面的方位,习惯上将实质性器官的外表面和中空性器官的内表面置于画面上方;绘好图后,应从图中主要结构旁划出引线并在引线的末端注字,以标明结构的名称,图下应注明标本号码、标本名称、染色方法和放大倍数。

第一章　人体基本组织

实验一　上皮组织

【实验目的】

(1)掌握上皮组织的一般结构特点和分类。

(2)掌握各类被覆上皮的结构特点。

(3)在光镜下正确辨认各种被覆上皮。

【实验材料】

(1)肠系膜铺片,镀银染色。

(2)甲状腺切片,HE染色(苏木精-伊红染色)。

(3)小肠切片,HE染色。

(4)气管切片,HE染色。

(5)食管切片,HE染色。

(6)膀胱切片,HE染色。

【实验注意事项】

(1)显微镜观察切片时,按照先低倍镜后高倍镜的顺序观察。

(2)结合教学切片对照观察。

(3)正确使用显微镜及爱护本次实验课所用切片。

【实验内容】

一、单层扁平上皮

单层扁平上皮肠系膜铺片,镀银染色,如图 2-1-1、图 2-1-2 所示。细胞为不规则的多边形,边缘呈锯齿状,核为浅色的圆形或椭圆形,位于中央。

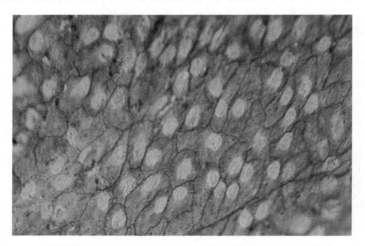

图 2-1-1　单层扁平上皮(间皮)的表面观(肠系膜铺片,镀银染色,10×10)

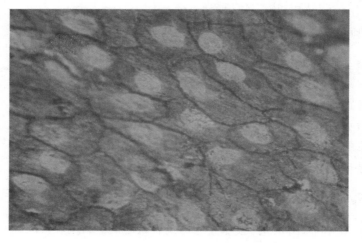

图 2-1-2　单层扁平上皮(间皮)的表面观(肠系膜铺片,镀银染色,10×20)

(一)肉眼观察

肉眼观察可见橘黄色的片状结构,隐约可见黯淡不规则的线迹。

（二）低倍镜观察

低倍镜观察可见扁平细胞呈不规则状,细胞核未着色,呈卵圆形空泡样,位于细胞中央。选取细胞较清晰的部位,移至视野中央,换高倍镜观察。

（三）高倍镜观察

高倍镜观察可见细胞质比较均匀,细胞膜呈锯齿状,边缘和相邻细胞紧密相嵌,几乎无间质成分。

二、单层立方上皮

单层立方上皮(甲状腺 HE 染色,10×20),如图 2-1-3 所示。甲状腺滤泡腔内为红色胶质,滤泡上皮为单层立方上皮,细胞核为圆形,大小比较一致,排列整齐。

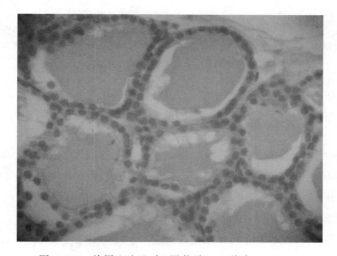

图 2-1-3　单层立方上皮(甲状腺 HE 染色,10×20)

（一）肉眼观察

切片染成深红色,可见一些大小不等的小泡状结构,为甲状腺滤泡。

（二）低倍镜观察

镜下布满了由单层立方上皮围成的环状结构即甲状腺滤泡,中央为嗜酸性的胶质。选取结构清晰的滤泡,移至视野中央,换高倍镜观察。

（三）高倍镜观察

细胞近似正方形,界限大多不太清楚,细胞质呈嗜酸性,细胞核圆形,呈嗜碱性,位于细胞的中央。

三、单层柱状上皮

单层柱状上皮(小肠 HE 染色,10×40)如图 2-1-4 所示。上皮内的柱状细胞界限清楚,形态为高柱状,游离面可见纹状缘。上皮内可见轮廓清楚的呈高脚酒杯状的杯状细胞。核上区的胞质染色浅,呈泡沫状,基底部较细,可见较小的扁椭圆形细胞核。

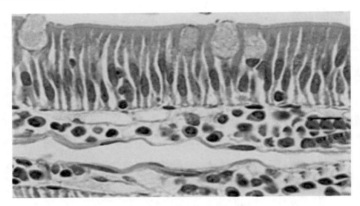

图 2-1-4　单层柱状上皮(小肠 HE 染色,10×40)

(一)肉眼观察

肉眼观察可见小肠壁的一侧,呈凹凸不平的状态,染色较深,此处为肠壁的黏膜层。

(二)低倍镜观察

黏膜面有大量的指状突起(肠绒毛),突起的表面为排列整齐的单层柱状上皮。选择上皮结构完整、清晰的部位,移至视野中央,换高倍镜观察。

(三)高倍镜观察

上皮细胞呈高柱状,排列紧密。细胞质染成粉红色。细胞核为深蓝色,呈椭圆形,靠近细胞的基底部。细胞基底的下方有一条和深层结构相连的粉红色的细线,即基膜。上皮的游离缘有呈淡红色的纹状缘。上皮内可见轮廓清楚的呈高脚酒杯状的杯状细胞,在核上区,其胞质染色浅,呈泡沫状,基底部较细,可见呈扁椭圆形或三角形的细胞核。

四、假复层纤毛柱状上皮

假复层纤毛柱状上皮(气管 HE 染色,10×20)如图 2-1-5 所示。假复层纤毛柱状上皮由高矮不等的纤毛柱状细胞、杯状细胞、梭形细胞和锥形细胞组成,从切面上看细胞核排列为 3～4 层,好似复层上皮,实际上每个细胞的基底部都附着在基膜上,上皮的游离面可见明显的纤毛和杯状细胞。

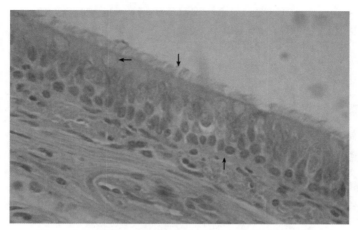

图 2-1-5　假复层纤毛柱状上皮(气管 HE 染色,10×20)

↑:基膜　↓:纤毛　←:杯状细胞

(一)肉眼观察

标本呈环状,内表面着色较深的结构即假复层纤毛柱状上皮。

(二)低倍镜观察

在气管内表面找到假复层纤毛柱状上皮,可见上皮细胞界限不清,细胞核排列成多层,貌似复层上皮。上皮的游离面和基底面较整齐。选择上皮结构完整、清晰的部位,移至视野中央,换高倍镜观察。

(三)高倍镜观察

高倍镜观察可见假复层纤毛柱状上皮中的细胞排列拥挤,细胞边界不清。细胞核不在同一平面,柱状细胞之间可见散在的呈高脚杯状的杯状细胞;其细胞质呈淡蓝色,泡沫状。上皮的基膜较厚,染成粉红色。柱状细胞的游离面有排列整齐的毛状结构,即纤毛。

五、复层扁平上皮

复层扁平上皮(食管 HE 染色,10×10)如图 2-1-6 所示。图中未角化的复层扁平上皮由多层细胞构成,基底层细胞为小的立方或矮柱状细胞,细胞核为圆形,排列密集、染色深、体积小。中间部分的细胞较大,呈多边形,细胞轮廓较清楚,细胞核较大,呈圆形,胞质染色较浅。表面的数层细胞为扁平形,细胞核呈梭形,体积最小。上皮的基底呈凹凸不平的波浪状。

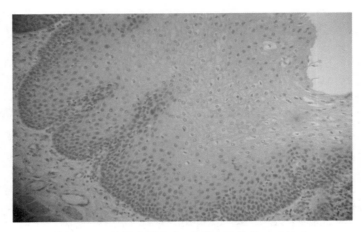

图 2-1-6　复层扁平上皮(食管 HE 染色,10×10)

(一)肉眼观察

标本呈环状,中央为食管的管腔。因黏膜皱襞突入管腔,故腔面呈不规则波浪状。腔面着色较深的结构即复层扁平上皮。

(二)低倍镜观察

在标本内表面找到复层扁平上皮,上皮较厚,由多层细胞构成,基底面凹凸不平,呈波浪状。选取结构比较清晰的部位,换高倍镜观察。

(三)高倍镜观察

接近表面的几层细胞为扁平状,细胞核为扁椭圆形;中间层细胞为多边形,细胞核为圆形,细胞界限较清晰;基底部为一层立方状或矮柱状细胞,细胞界限清晰,细胞核为椭圆形,染色较深。

六、变移上皮

变移上皮(膀胱 HE 染色,10×40)如图 2-1-7 所示。上皮细胞的形态和层数随器官的功能状态而发生变化。从切面上看,细胞排列为多层,细胞核形态大多呈圆形或椭圆形。最表层的细胞大,呈立方形,胞质染色深,有的可见双核,可覆盖下面数个细胞,称为盖细胞。中间层细胞为多边形或梨形。基底层细胞为矮柱状或立方形。

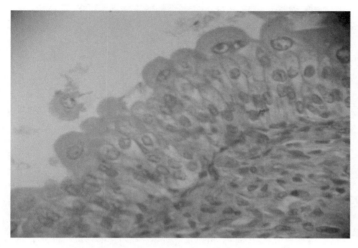

图 2-1-7　变移上皮(膀胱 HE 染色,10×40)

(一)肉眼观察

标本不平整的一侧为内表面,其上衬有变移上皮,而较平整的一侧为外表面。

(二)低倍镜观察

在标本内表面找到变移上皮,上皮由 7～8 层细胞构成,细胞大小不一,上皮基底面较平坦。选取结构比较完整、清晰的部位,换高倍镜观察。

(三)高倍镜观察

表层细胞(盖细胞)较大,近似立方形,核圆形,有的细胞有两个核;中间有数层多边形细胞,核呈椭圆形;基底为一层立方状或低柱状细胞,细胞界限不清,核呈椭圆形。

【示教内容】

一、单层扁平上皮

单层扁平上皮(结缔组织中小血管的切面 HE 染色,10×20)如图 2-1-8 所示。血管内表面的内皮呈现一条红色细线,内皮细胞界限不清,核为扁椭圆形,突向管腔。

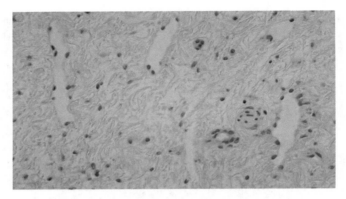

图 2-1-8　单层扁平上皮(结缔组织中小血管的切面 HE 染色,10×20)

二、单层柱状上皮

单层柱状上皮(胆囊 HE 染色,10×20)如图 2-1-9 所示。胆囊皱襞的黏膜表面为单层柱状上皮,柱状细胞排列整齐,细胞核为椭圆形,靠近细胞的基底部,上皮的基底部可见染成红色细线状的基膜。

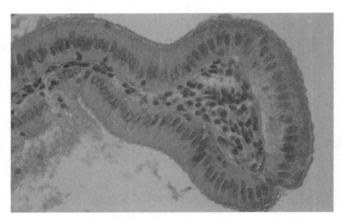

图 2-1-9　单层柱状上皮(胆囊 HE 染色,10×20)

三、腺上皮

腺上皮(颌下腺切片 HE 染色,10×40)如图 2-1-10 所示。颌下腺为混合腺。浆液性腺泡着色深,由浆液性腺细胞构成,细胞呈锥体形或立方形;核圆形,位于细胞基部;顶部胞质含有许多嗜酸性颗粒。黏液性腺泡由黏液性腺细胞构成,细胞呈锥体形或立方形;核扁圆形,紧贴细胞基部;胞质染成浅蓝色,呈泡沫状。混合性腺泡的主要结构是一个黏液性腺泡,几个浆液性腺细胞附于腺泡末端,形成浆半月。

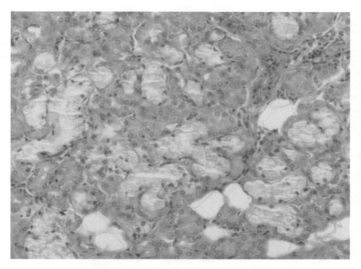

图 2-1-10　腺上皮(颌下腺切片 HE 染色,10×40)

【思考题】

(1)解释名词:内皮、间皮、杯状细胞、浆液性细胞、黏液性细胞、微绒毛、纤毛、紧密连接、缝隙连接、桥粒、基膜。

(2)上皮组织的结构特点及其主要功能有哪些?

(3)描述各类上皮组织的结构与分布。

实验二　结缔组织

【实验目的】

(1)掌握结缔组织的一般结构特点、分类和分布。

(2)掌握疏松结缔组织的结构。

(3)掌握软骨组织的一般结构特点。

(4)熟悉骨组织的一般结构特点。

(5)了解软骨内骨发生的基本过程。

(6)掌握各种血细胞结构特点,显微镜下正确辨认各种血细胞。

【实验材料】

（1）疏松结缔组织铺片①特殊染色。

（2）气管切片，HE 染色。

（3）长骨磨片，特殊染色。

（4）血涂片。

（5）肥大细胞，疏松结缔组织铺片②特殊染色。

（6）食管切片，HE 染色。

（7）肌腱切片，HE 染色。

（8）皮下组织切片，HE 染色。

（9）淋巴结切片，镀银染色。

（10）耳郭切片，特殊染色。

（11）婴儿指骨纵切片，HE 染色。

【实验注意事项】

（1）显微镜观察切片时，按照先低倍镜后高倍镜的顺序观察。

（2）结合教学切片对照观察。

（3）正确使用显微镜及爱护本次实验课所用切片。

【实验内容】

一、疏松结缔组织铺片

疏松结缔组织铺片（兔肠系膜，台盼蓝活体注射＋醛复红＋偶氮洋红染色，10×10）如图 2-1-11、图 2-1-12 所示。图 2-1-11 中染成粉红色的较粗的索条状结构为胶原纤维；染成紫蓝色的细丝状结构是弹性纤维；细胞核周围有大量蓝色颗粒的细胞是巨噬细胞；胞质染色浅，细胞轮廓不清且胞质内不含颗粒的细胞是成纤维细胞。图 2-1-12 中染成粉红色的较粗的是胶原纤维；染成紫蓝色的较细的是弹性纤维；细胞核染成红色，周围有大量蓝色颗粒的是巨噬细胞。

该标本是疏松结缔组织铺片。在制作前先给动物（小白鼠）腹腔注射一定量的无毒性染料台盼蓝，次日处死动物，取一小块皮下疏松结缔组织，置于载玻片上，以两枚分离针向四周牵拉，使之铺展成薄膜状。晾干并固定后，用偶氮焰红和醛品红染色，经脱水、透明、封片而成。由于本片是铺片，所以组织中的各种纤维是完整的。

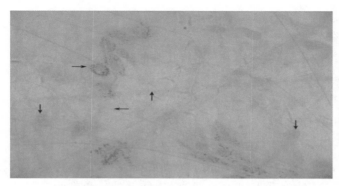

图 2-1-11　疏松结缔组织铺片①(兔肠系膜,台盼蓝活体注射＋
醛复红＋偶氮洋红染色,10×10)

↑:胶原纤维　←:弹性纤维　→:巨噬细胞　↓:成纤维细胞

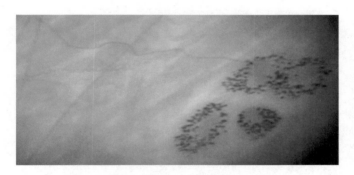

图 2-1-12　疏松结缔组织铺片②(兔肠系膜铺片,台盼蓝活体注射＋
醛复红＋偶氮洋红染色,10×40)

(一)肉眼观察

标本染成淡紫红色,因厚度不同,各处着色深浅不一。选择较薄的部位进行观察。

(二)低倍镜观察

染成淡红色的成束的纤维为胶原纤维,染成暗红色、单根而弯曲的纤维为弹性纤维。在纤维之间散布着各种细胞。

(三)高倍镜观察

1.成纤维细胞

成纤维细胞体积较大,有突起,细胞质着色很浅,呈淡红色。细胞核圆形或卵圆形,呈蓝色。

2.巨噬细胞

巨噬细胞呈不规则形或卵圆形,细胞质内含有吞噬的台盼蓝颗粒,呈深蓝色,细胞核较小,呈圆形或卵圆形,染色较深。

3.胶原纤维

胶原纤维染成淡红色,由许多平行排列的纤维构成胶原纤维束。

4.弹性纤维

弹性纤维染成暗红色,较细,不成束,可有分支,互相交织成网。

二、透明软骨切片

透明软骨(气管 HE 染色,10×10)如图 2-1-13、图 2-1-14 所示。透明软骨的周围是软骨膜,为致密结缔组织。软骨组织由大量软骨细胞和软骨基质组成,近软骨膜的软骨细胞较小而幼稚,近中间部的软骨细胞渐趋成熟而体积增大,并大多以同源细胞群的形式存在。软骨基质嗜碱性,染成紫蓝色,颜色由周边向中间逐渐加深。

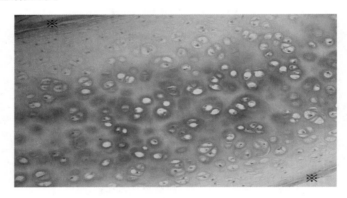

图 2-1-13　透明软骨(气管 HE 染色,10×10)

※:软骨膜

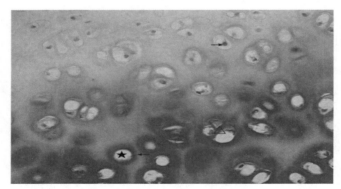

图 2-1-14　透明软骨(气管 HE 染色,10×20)

★:软骨陷窝　　←:软骨囊　　→:软骨细胞

（一）肉眼观察

标本呈环状，在管壁中央染成淡蓝色的"C"形结构为透明软骨。

（二）低倍镜观察

在管壁中央找到透明软骨，其内、外两侧均可见到由致密结缔组织构成的软骨膜。在紫蓝色的软骨基质内可见到散在的软骨细胞。

（三）高倍镜观察

骨基质呈淡紫蓝色，软骨细胞大小不等。在软骨的周边部，软骨细胞比较小，呈扁椭圆形。靠近软骨的中央部，软骨细胞比较大，呈椭圆形或圆形，细胞核为圆形，常 2～4 个或更多的软骨细胞构成同源细胞群。软骨细胞周围的软骨基质呈强嗜碱性，染成深蓝色，称软骨囊。若软骨细胞在制片过程中脱落，残留的空白区即为软骨陷窝。

三、长骨骨干磨片

骨磨片（长骨，硫堇-苦味酸染色，10×10）如图 2-1-15 所示，图示长骨密质骨的环行骨板、大小不同的骨单位、间骨板及中央管等结构。骨磨片（长骨，硫堇-苦味酸染色，10×20）如图 2-1-16 所示，图示骨单位的中央管、同心圆排列的骨板、骨陷窝及大量细丝状的骨小管，骨单位最外周的还可见黏合线。

该切片是将长骨骨干部锯成薄片，徒手在磨石上磨成透明状，而后染色，塑胶封固而成。

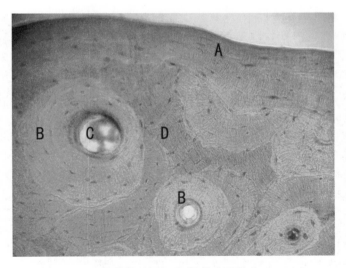

图 2-1-15　骨磨片（长骨，硫堇-苦味酸染色，10×10）

A:环行滑板　B:骨单位　C:中央管　D:间骨板

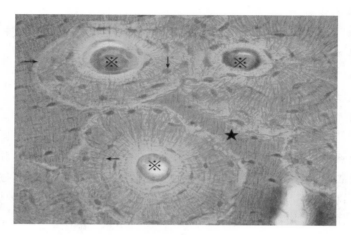

图 2-1-16　骨磨片(长骨,硫堇-苦味酸染色,10×20)

※:中央管　←:骨小管　↓:骨板　★:骨陷窝　→:黏合线

(一)肉眼观察

标本染成橙色,呈不规则梯形,较长的底边为骨外表面,较平整;较短的底边为骨髓腔面,凸凹不平。

(二)低倍镜观察

选择标本着色较浅的部位进行观察。在接近骨外表面处可见到与骨外表面平行排列的数层骨板,即外环骨板。在接近骨髓腔面处也可见到数层平行骨板,即内环骨板。内环骨板层数一般少于外环骨板,且不及外环骨板规则。在内、外环骨板间可见到骨单位,由同心圆排列的数层骨板构成,其中央可见到中央管。相邻骨单位的中央管之间可见到穿通管。骨单位之间呈弧状的平行骨板为间骨板。在上述各种骨板内和骨板间均可见到着色较深的小点状结构,即骨陷窝。

(三)高倍镜观察

在上述各种骨板内或骨板间找到呈椭圆形或梭形的骨陷窝,因其中充满染料而呈深色,骨细胞在制片过程中已被破坏。骨陷窝周围呈放射线样的结构为骨小管,是骨细胞突起所占的位置。

四、血液涂片

血细胞(血涂片瑞氏染色,10×40)如图 2-1-17 所示,图示大量红细胞,无细胞核且中央染色浅;中性粒细胞体积比红细胞大,细胞核嗜碱性,呈分叶状。血细胞(血涂片瑞氏染色,10×100)如图2-1-18、图 2-1-19 所示。

(一)低倍镜观察

在视野内可看到许多染成橘红色的无核细胞,为红细胞,在红细胞之间散布的有核细胞为白细胞,不规则的小块状物为血小板。

(二)高倍镜观察

1.红细胞

红细胞在切片上呈圆形,无核,染成橘红色,细胞的周边部着色较深,中央部着色较浅。

2.中性粒细胞

中性粒细胞略大,在胞质内有细小的、分布均匀的、染成淡紫色或淡红色的颗粒即中性颗粒。细胞核染成紫蓝色,分成2~5叶,各叶之间可见相连的染色质丝。

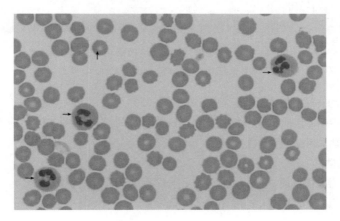

图 2-1-17　血细胞(血涂片瑞氏染色,10×40)

↑:红细胞　→:中性粒细胞

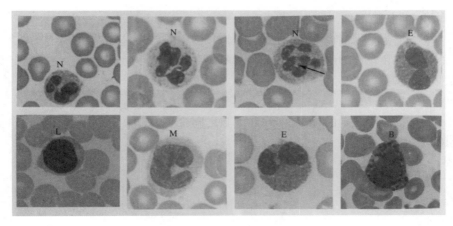

图 2-1-18　血细胞(血涂片瑞氏染色 10×100)

N:中性粒细胞　E:嗜酸性粒细胞　B:嗜碱性粒细胞　L:淋巴细胞　M:单核细胞

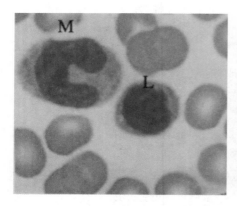 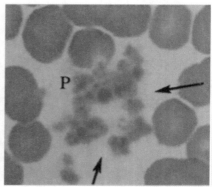

图 2-1-19　血细胞(血涂片瑞氏染色 10×100)
M:单核细胞　L:淋巴细胞　P:血小板

3.嗜酸性粒细胞

嗜酸性粒细胞质内有大小相仿、分布均匀的嗜酸性颗粒,染成鲜红色。细胞核多为两叶,染成紫蓝色。

4.嗜碱性粒细胞

嗜碱性粒细胞质内有大小不等、分布不匀的紫蓝色颗粒,细胞核多分为两叶或呈"S"形,着色较浅,轮廓不清。

5.淋巴细胞

淋巴细胞质较少,染成天蓝色,含少量嗜天青颗粒。细胞核为圆形,一侧常有凹陷,染成深紫蓝色。

6.单核细胞

单核细胞是周围血中体积最大的细胞,细胞质较多,染成浅灰蓝色,内含细小的嗜天青颗粒。细胞核呈肾形、卵圆形或马蹄形,大多偏于细胞的一侧,较淋巴细胞的核着色浅。

7.血小板

血小板为不规则的小体,常在红细胞之间聚集成群,细胞质呈淡蓝色,中央有细小的紫红色颗粒。

【示教内容】

一、肥大细胞

肥大细胞疏松结缔组织铺片的特殊染色,如图 2-1-20 所示。

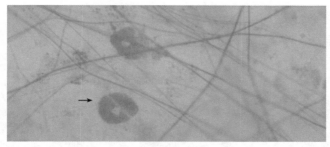

图 2-1-20　疏松结缔组织铺片（兔肠系膜铺片，台盼蓝活体注射＋醛复红＋
偶氮洋红＋甲苯胺蓝染色，10×40）
→:肥大细胞

二、疏松结缔组织

疏松结缔组织切片（食道 HE 染色，10×40）如图 2-1-21 所示，图中为染成红色的胶原纤维束和纤维束之间呈梭形的成纤维细胞。

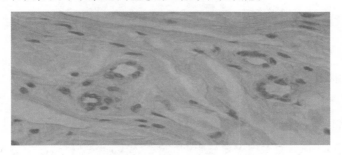

图 2-1-21　疏松结缔组织切片（食道 HE 染色，10×40）

三、规则的致密结缔组织

规则型致密结缔组织切片（肌腱 HE 染色，10×10）如图 2-1-22 所示，图中为平行排列的胶原纤维束和纤维束之间成行排列的腱细胞。

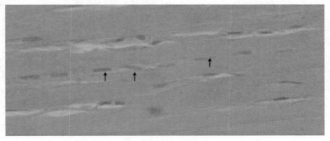

↑:腱细胞
图 2-1-22　规则型致密结缔组织切片（肌腱 HE 染色，10×10）

四、脂肪组织

脂肪组织切片(皮下组织 HE 染色,10×20)如图 2-1-23 所示。脂肪组织由大量脂肪细胞组成,脂肪细胞呈圆形或多边形,细胞内有一大的脂肪滴,在制片过程中溶解,故呈空泡状;细胞核为扁椭圆形,位于细胞的周边部。

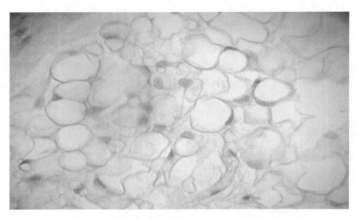

图 2-2-23 脂肪组织切片(皮下组织 HE 染色,10×20)

五、网状纤维

网状纤维(淋巴结镀银染色,10×10)如图 2-1-24 所示,图中相互连接成网的黑色的线条样结构维是网状纤维,纤维之间密集的黑色小点为淋巴细胞。

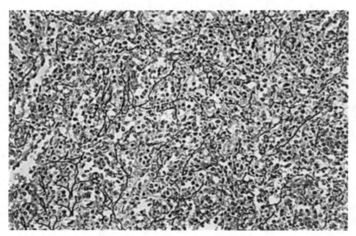

图 2-1-24 网状纤维(淋巴结镀银染色,10×10)

六、弹性软骨

弹性软骨(耳郭特殊染色,10×10)如图 2-1-25 所示,图中为弹性软骨内的软骨细胞及细胞周围深染的弹性纤维。

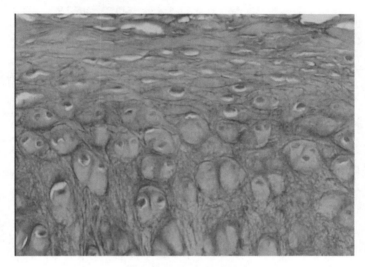

图 2-1-25　弹性软骨(耳郭特殊染色,10×10)

七、软骨内骨发生

软骨内骨发生(婴儿指骨纵切 HE 染色,10×4)如图 2-1-26 所示,图中箭头所示为软骨内骨发生的四个成骨活动区域,从左到右依次为软骨细胞静止区、软骨细胞增生区、软骨基质钙化区及成骨区。

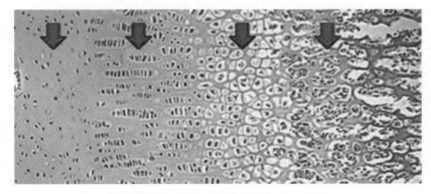

图 2-1-26　软骨内骨发生(婴儿指骨纵切 HE 染色,10×4)

软骨内骨发生(婴儿指骨的纵切 HE 染色,10×10)如图 2-1-27 所示,图中软骨细胞静止区内的软骨细胞体积小、散在分布;软骨细胞增生区内的细胞体积增大,通过分裂形成的同源细胞群纵向排列形成许多软骨细胞柱。

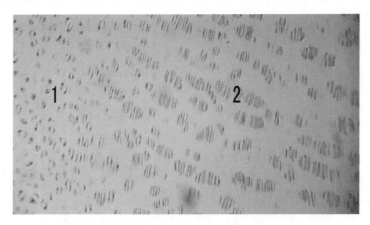

图 2-1-27　软骨内骨发生(婴儿指骨的纵切面 HE 染色,10×10)
1:软骨细胞静止区　2:软骨细胞增生区

软骨内骨发生(婴儿指骨的纵切 HE 染色,10×20)如图 2-1-28 所示,图中成骨区内的原始骨小梁、骨小梁表面的成骨细胞、破骨细胞、骨小梁内的骨细胞及小梁之间的骨髓腔。

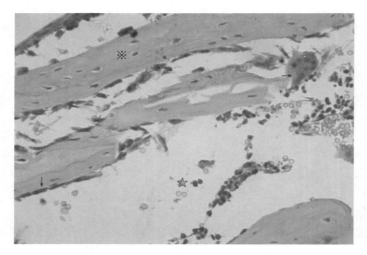

图 2-1-28　软骨内骨发生(婴儿指骨的纵切 HE 染色,10×20)
※:原始骨小梁　↓:成骨细胞　→:破骨细胞　☆:骨髓腔

【思考题】

(1)解释名词:骨板、哈佛系统、网织红细胞、核左移、造血干细胞。

(2)描述疏松结缔组织的结构。

(3)比较透明软骨、弹性软骨和纤维软骨的分布和结构。

(4)试述长骨密质骨的结构。

(5)比较三种粒细胞的形态结构和功能。

(6)试述红细胞的结构及功能。

实验三　肌组织

【实验目的】

(1)掌握骨骼肌、心肌和平滑肌的光镜结构特点。

(2)镜下正确辨认三种肌组织。

【实验材料】

(1)骨骼肌切片,HE 染色。

(2)骨骼肌切片,铁苏木素染色。

(3)心肌切片,HE 染色。

(4)平滑肌切片(十二指肠横切面),HE 染色。

【实验注意事项】

(1)显微镜观察切片时,按照先低倍镜后高倍镜的顺序观察。

(2)结合教学切片对照观察。

(3)正确使用显微镜及爱护本次实验课所用切片。

【实验内容】

一、骨骼肌切片

骨骼肌纵切面(HE 染色,10×10)如图 2-1-29 所示,骨骼肌纤维呈长条带状,一个细胞上可见多个小的蓝色梭形细胞核,位于细胞的肌膜内侧,细胞呈现明显的横纹结构。

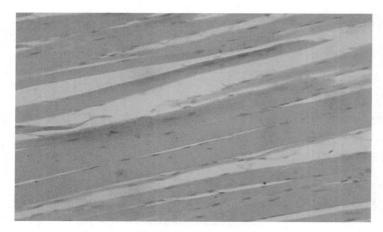

图 2-1-29　骨骼肌纵切面(HE 染色,10×10)

　　骨骼肌横切面(HE 染色,10×10)如图 2-1-30 所示,可见几个肌束的横断面,肌束之间有明显的间隔且有少量结缔组织,每个肌束内有多条骨骼肌纤维,形态为圆形或多边形,肌纤维周边可见数个蓝色细胞核。

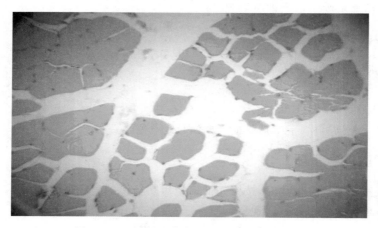

图 2-1-30　骨骼肌横切面(HE 染色,10×10)

　　骨骼肌纵切面(HE 染色,10×40)如图 2-1-31 所示,每条骨骼肌纤维上可见多个梭形细胞核,细胞呈现明显的横纹结构。

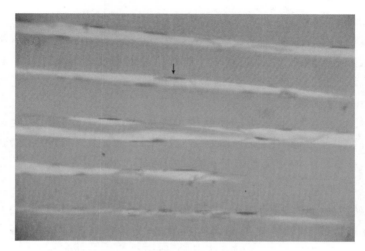

图 2-1-31　骨骼肌纵切面（HE 染色，10×40）

↓:梭形细胞核

骨骼肌横切面（HE 染色，10×40）如图 2-1-32 所示，骨骼肌纤维在横切面上近似为圆形或多边形，每条肌纤维周边可见若干个蓝色细胞核。

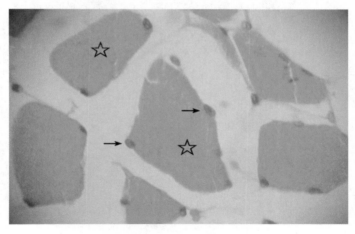

图 2-1-32　骨骼肌横切面（HE 染色，10×40）

☆:骨骼肌纤维　→:细胞核

（一）肉眼观察

在切片中染成红色的长方形结构为骨骼肌的纵切面，呈不规则圆形的为横切面，均染成红色。

（二）低倍镜观察

在纵切面上，骨骼肌纤维呈细长的条带状，有明暗相间的横纹。细胞核呈扁椭圆形，位于肌膜下方，数量较多。肌纤维之间有少量结缔组织。在横切面上，骨骼肌纤维呈圆形或多边形，细胞核呈圆形。

（三）高倍镜观察

在纵切面上，骨骼肌纤维的肌浆内可见明（明带）暗（暗带）相间排列的横纹，若稍将视野亮度调暗会更加清晰。肌纤维内有许多纵行的条索状结构，即肌原纤维，在视野内的光线较暗时观察更为清楚。

二、心肌切片

心肌纵切面（HE 染色，10×40）如图 2-1-33 所示，心肌纤维呈短柱状，可有分支，相互连接成网状，连接处的结构叫闰盘，为染色较深的横行粗线，一个细胞一般仅有一个细胞核，呈圆形或椭圆形，但横纹结构不如骨骼肌明显。

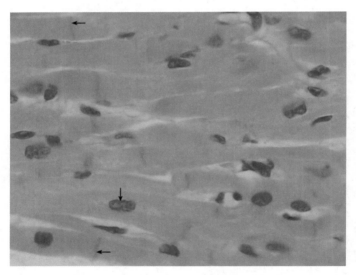

图 2-1-33　心肌纵切面（HE 染色，10×40）

←：闰盘　↓：细胞核

心肌横切面（HE 染色，10×40）如图 2-1-34 所示，心肌纤维在横切面上呈圆形、椭圆形或多边形，有些可切到细胞核，呈圆形，位于细胞的中央。

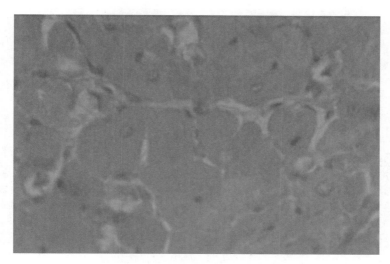

图 2-1-34　心肌横切面（HE 染色，10×40）

（一）肉眼观察

样本为心室壁，呈不规则长条形，染色呈红色。

（二）低倍镜观察

在样本不同层面分别找到心肌纤维的纵切面和横切面。纵切面显示，心肌纤维呈带状，具有分支；横切面呈不规则的圆形，在肌纤维之间，有少量疏松结缔组织和小血管。

（三）高倍镜观察

在纵切面上可见到心肌纤维的细胞核只有一个，呈圆形，位于肌纤维的中央。在相邻心肌纤维连接处可见横跨肌纤维的线状结构即闰盘。在心肌纤维纵断面上也可看到明暗相间的横纹，但不如骨骼肌明显。在横切面上，心肌纤维大多呈不规则的多边形，细胞核呈圆形，位于细胞中央。

三、平滑肌切片

平滑肌纵切面（十二指肠 HE 染色，10×10）如图 2-1-35 所示，平滑肌细胞为长梭形，排列紧密，细胞核为长椭圆形，位于细胞的中央。

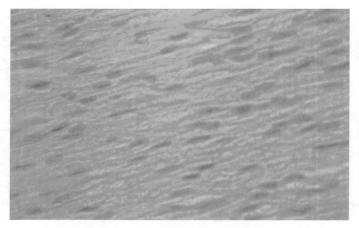

图 2-1-35　平滑肌纵切面(十二指肠 HE 染色,10×10)

平滑肌纵切面(十二指肠 HE 染色,10×40)如图 2-1-36 所示,平滑肌细胞为长梭形,细胞中央有一个扁椭圆形的细胞核。

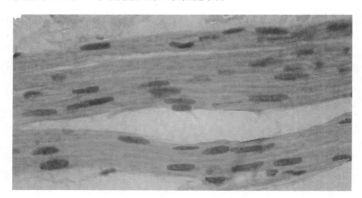

图 2-1-36　平滑肌纵切面(十二指肠 HE 染色,10×40)

平滑肌横切面(十二指肠 HE 染色,10×40)如图 2-1-37 所示,平滑肌纤维的横切面,形态为圆形或椭圆形,大小不等,排列紧密;大部分没有切到细胞核,若切到,则呈圆形,位于细胞中央。

(一)肉眼观察

标本呈环状或半环状,腔面呈不规则波浪状,内侧偏蓝色的部分为黏膜层,外侧偏红色的部分为由平滑肌构成的肌层。

(二)低倍镜观察

在肠壁的外侧区找到肌层,内侧份平滑肌呈纵切面(环行肌),外侧份平滑肌呈横切面(纵行肌)。

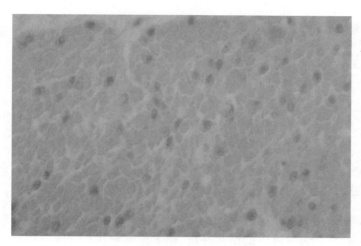

图 2-1-37　平滑肌横切面(十二指肠 HE 染色,10×40)

(三)高倍镜观察

在纵切面上,平滑肌纤维呈长梭形,细胞核为杆状或扁椭圆形,位于肌纤维的中央。在横切面上,平滑肌纤维为大小不等的圆点状。在断面较大的部分,可见圆形的细胞核,而在断面较小的部分则只含有肌浆。

【示教内容】

一、骨骼肌横纹

骨骼肌纵切面(铁苏木素染色,10×40)如图 2-1-38 所示,图中清晰地显示骨骼肌的横纹结构。

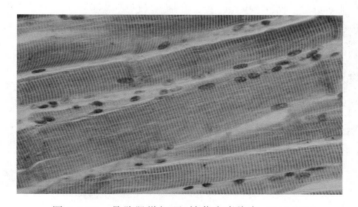

图 2-1-38　骨骼肌纵切面(铁苏木素染色,10×40)

213

【思考题】

(1)解释名词:肌节、肌原纤维、闰盘、三联体。

(2)比较骨骼纤维和心肌纤维的光镜和电镜下的结构。

实验四 神经组织

【实验目的】

(1)掌握神经元的结构特点,镜下正确辨认神经元。

(2)掌握有髓神经纤维的结构特点,镜下正确辨认有髓神经纤维。

(3)掌握各种神经末梢的结构特点,在镜下正确辨认触觉小体、环层小体和运动终板。

(4)了解中枢神经系统和周围神经系统内的神经胶质细胞。

【实验材料】

(1)动物脊髓横切面,HE 染色。

(2)坐骨神经纵切,HE 染色。

(3)人手指皮,HE 染色。

(4)神经原纤维(动物脊髓横切),镀银染色。

(5)运动终板(骨骼肌整装片),氯化金染色。

(6)脊神经节内的神经元(脊神经节切片),HE 染色。

(7)小脑皮质内的神经元(小脑皮质切片),HE 染色。

(8)中枢神经系统的神经胶质细胞(大脑皮质切片),镀银染色。

【实验注意事项】

(1)显微镜观察切片时,按照先低倍镜后高倍镜的顺序观察。

(2)结合教学切片对照观察。

(3)正确使用显微镜及爱护本次实验课所用切片。

【实验内容】

一、多极神经元

脊髓横切面(HE 染色,10×4)如图 2-1-39 所示,图中央呈紫红色的蝶形结构为灰质,其中央的白色小孔是中央管;周围部分是白质,染成蓝色。

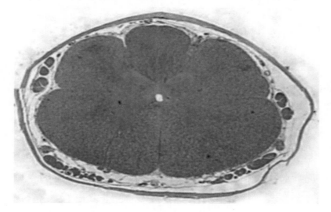

图 2-1-39　脊髓横切面(HE 染色,10×4)

脊髓灰质(脊髓横切面 HE 染色,10×10)如图 2-1-40 所示,脊髓灰质内有较多的神经元,大小不等、染色较深、形态各异。

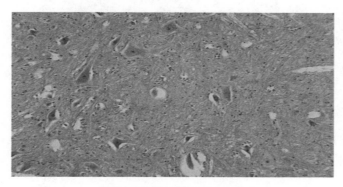

图 2-1-40　脊髓灰质(脊髓横切面 HE 染色,10×10)

脊髓灰质内的神经元(脊髓横切面 HE 染色,10×40)如图 2-1-41 所示,有三个形态不同的神经元,可见染色较浅的圆形细胞核、明显的核仁以及树突。

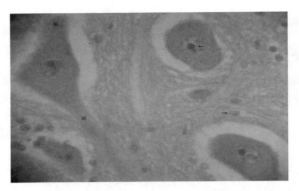

图 2-1-41　脊髓灰质内的神经元(脊髓横切面 HE 染色,10×40)
←:核仁　　※:树突

　　脊髓灰质内的神经元(脊髓横切面 HE 染色,10×40)如图 2-1-42 所示,有两个神经元。左上方的神经元胞质内可见染色较深的嗜碱性颗粒即尼氏体,其左上方的内含尼氏体的突起是树突;右下方的不含尼氏体的突起是轴突,其起始部即为轴丘。另一个神经元的尼氏体较少,胞体染色较浅。

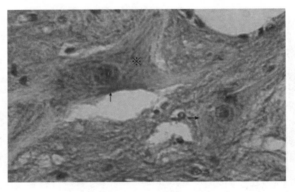

图 2-1-42　脊髓灰质内的神经元(脊髓横切面 HE 染色,10×40)
↑:神经元　※:尼氏体　→:尼氏体较少的神经元

(一)肉眼观察

　　切片呈椭圆形,内部染色较深的蝶形结构为灰质,周围着色较浅的结构为白质。在灰质中,短而宽的两个角为前角,长而窄的两个角为后角。

(二)低倍镜观察

　　找到前角并在前角内找到体形较大,染色较深的多极神经元。选择一个典型的多极神经元,移至视野中央,换高倍镜观察。

（三）高倍镜观察

多极神经元的细胞体不规则，细胞质染成红色，细胞质内的蓝色斑块状物质即尼氏体。细胞核位于细胞体的中央，大而圆，着色浅淡，内有核仁。细胞体周围可见数个突起的根部，内含尼氏体的突起是树突，不含尼氏体的突起是轴突，其起始部即为轴丘。

二、有髓神经纤维

有髓神经纤维纵切面（坐骨神经纵切面 HE 染色，10×40）如图 2-1-43 所示，有髓神经纤维的神经纤维结（郎飞结），轴索，其两侧染色浅而呈空泡状的是髓鞘。

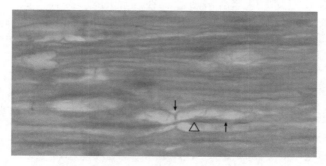

图 2-1-43　有髓神经纤维纵切面（坐骨神经纵切面 HE 染色，10×40）

↓:神经纤维结　↑:轴索　△:髓鞘

有髓神经纤维横切面（坐骨神经横切面 HE 染色，10×20）如图 2-1-44 所示，有髓神经纤维在横切面上呈圆形，中央染色较深的点状结构为轴索，周围染色浅的为髓鞘，其外侧染色较深的是神经膜。

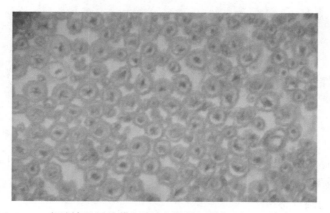

图 2-1-44　有髓神经纤维横切面（坐骨神经横切面 HE 染色，10×20）

(一)肉眼观察

该片由两个标本组成,长条状者为纵切面,圆形者为横切面。

(二)低倍镜观察

在纵切面上可见到许多平行排列的索条状结构,即有髓神经纤维。沿有髓神经纤维长轴观察会发现许多藕节样缩窄部即神经纤维结(郎飞结)该处无髓鞘;在横切面上,有髓神经纤维呈圆形。

(三)高倍镜观察

神经纤维的中央有一条紫红色的轴突,其周围的髓鞘呈网状或泡沫状,是由于髓鞘内的脂质被二甲苯溶解所致。在髓鞘的外周,有染成深红色的神经膜。神经纤维的狭窄处为郎飞结,两个相邻郎飞结之间的一段神经纤维即结间段。

三、触觉小体和环层小体

触觉小体(手指皮 HE 染色,10×40)如图 2-1-45 所示,图中为表皮,真皮乳头内的毛细血管和触觉小体,触觉小体呈椭圆形,外包结缔组织被囊,由多层横列的扁平细胞构成。

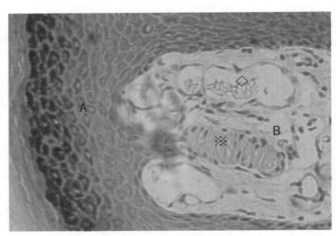

图 2-1-46　触觉小体(手指皮 HE 染色 10×40)

A:表皮　B:真皮乳头　◇:毛细血管　※触觉小体

环层小体(手指皮 HE 染色,10×40)如图 2-1-46 所示,环层小体的体积较大,卵圆形或圆形,其结缔组织被囊由多层呈同心圆排列的扁平细胞构成,中央有一均质状的圆柱体。

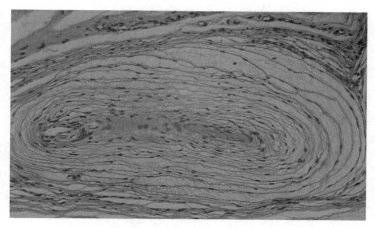

图 2-1-46　环层小体(手指皮 HE 染色,10×40)

(一)肉眼观察

着色呈深紫蓝色的部分为表皮,其下方呈深红色的部分为真皮,最下方呈淡红色的部分为皮下组织。

(二)低倍镜观察

辨认由复层扁平上皮构成的表皮和由致密结缔组织构成的真皮。表皮基底部凸凹不平,真皮突入表皮内的部分称真皮乳头。在真皮乳头内可找到呈椭圆形的触觉小体。在真皮深层或真皮与皮下组织交界处可找到体积较大,呈圆形或椭圆形的环层小体。

(三)高倍镜观察

在本片中只能观察到触觉小体的结缔组织被囊,其中可见横列的扁平细胞,其中的神经纤维未被显示。在环层小体也只能观察到结缔组织被囊,其中可见呈同心圆排列的十数层扁平细胞及中央的均质性圆柱体,其中的神经纤维也未能被显示。

【示教内容】

一、神经原纤维

神经元(脊髓横切面,镀银法,10×40)如图 2-1-47 所示,多极神经元的突起、胞体及胞体和突起内的神经原纤维。

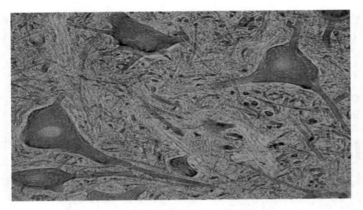

图 2-1-47　神经元(脊髓横切面,镀银法,10×40)

二、运动终板

运动终板(骨骼肌整装片,氯化金染色,10×20)如图 2-1-48 所示,有髓神经纤维终末端膨大形成的附着于骨骼肌纤维表面的运动终板。

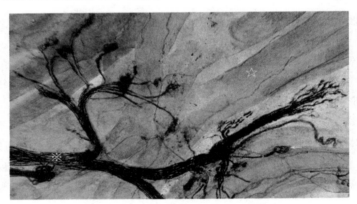

图 2-1-48　运动终板(骨骼肌整装片,氯化金染色,10×20)
※:有髓神经纤维　☆:骨骼肌纤维　←:运动终板

三、脊神经节内的神经元

脊神经节内的神经元(脊神经节 HE 染色,10×40)如图 2-1-49 所示,脊神经节内主要由假单极神经元构成,大小不等,细胞核明显,可分为亮神经元和暗神经元;胞体周围有一层卫星细胞包裹,是一种神经胶质细胞。

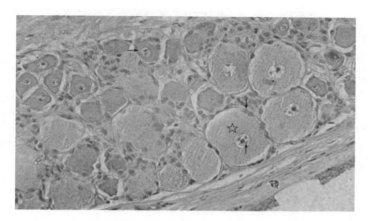

图 2-1-49　脊神经节内的神经元(脊神经节 HE 染色,10×40)
↑:细胞核　☆:亮神经元　→:暗神经元　↓:卫星细胞

四、小脑皮质内的神经元

小脑皮质(小脑皮质切片 HE 染色,10×40)如图 2-1-50 所示,小脑皮质的分子层、蒲肯野细胞层和颗粒层,三层分界清楚。蒲肯野细胞是小脑皮质的唯一传出神经元,另两层细胞是中间神经元。

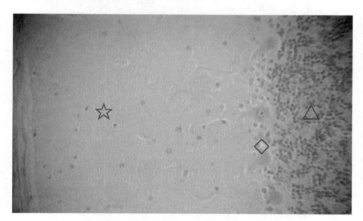

图 2-1-50　小脑皮质(小脑皮质切片 HE 染色,10×40)
☆:分子层　◇:蒲肯野细胞层　△:颗粒层

五、中枢神经系统的神经胶质细胞

中枢神经系统的神经胶质细胞(大脑皮质 HE 染色,10×20)如图 2-1-51 所示,图中各种神经胶质细胞的形态不同、大小不等,有许多细长的突起。

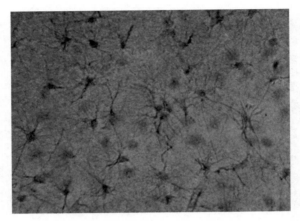

图 2-1-51　中枢神经系统的神经胶质细胞(大脑皮质 HE 染色,10×20)

六、室管膜细胞

室管膜细胞(脊髓横切面 HE 染色,10×40)如图 2-1-52 所示,可见脊髓的中央管,其表面为单层立方状或矮柱状的室管膜细胞,是一种中枢神经系统的神经胶质细胞。

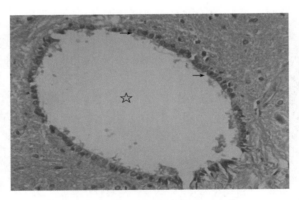

图 2-1-52　室管膜细胞(脊髓横切面 HE 染色,10×40)

☆:中央管　→:室管膜细胞

【思考题】

(1)解释名词:尼氏体、神经原纤维、突触、髓鞘、运动终板。

(2)试述多极神经元的形态结构。

(3)试述化学突触的超微结构。

(4)试述神经元的分类。

第二章 脉管系统

实验五 脉管系统

【实验目的】

(1)掌握大、中、小动脉的结构特点,在光镜下正确区分各级动脉。

(2)掌握并在光镜下正确辨认心壁的结构层次和特点。

(3)掌握毛细血管的结构特点,在光镜下正确辨认毛细血管。

(4)熟悉静脉的结构特征。

【实验材料】

(1)中等动脉和中等静脉,HE 染色。

(2)大动脉,HE 染色。

(3)心脏,HE 染色。

(4)大静脉,HE 染色。

(5)小动脉和小静脉(食管),HE 染色。

(6)微动脉和微静脉(食管),HE 染色。

(7)毛细血管(心室壁),HE 染色。

(8)毛细血管网(肠系膜),HE 染色。

【实验注意事项】

(1)显微镜观察切片时,按照先低倍镜后高倍镜的顺序观察。

(2)结合教学切片对照观察。

（3）正确使用显微镜及爱护本次实验课所用切片。

【实验内容】

一、中等动脉和中等静脉

中等动脉和中等静脉（HE 染色，10×4）如图 2-2-1 所示，管壁厚管腔规则的是中动脉，管壁薄管腔不规则的是中静脉。

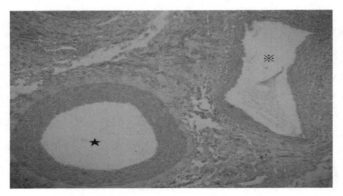

图 2-2-1　中动动脉和中等静脉横切面（HE 染色，10×4）

★:中动脉　※:中静脉

中动脉横切面（HE 染色，10×10）如图 2-2-2 所示，中动脉的管壁依次分为三层即内膜、中膜及外膜。

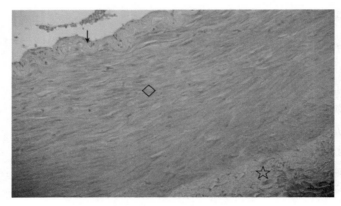

图 2-2-2　中动脉横切面（HE 染色，10×10）

↓:内膜　◇:中膜　☆:外膜

中动脉横切面（HE 染色,10×20)如图 2-2-3 所示。中动脉的内膜由内皮、薄的内皮下层和内弹性膜构成;内弹性膜为一条粉红色带状结构,呈波浪状,是内膜与中膜的分界;中膜厚,由多层环行平滑肌组成,可见紫蓝色梭形的平滑肌细胞核。

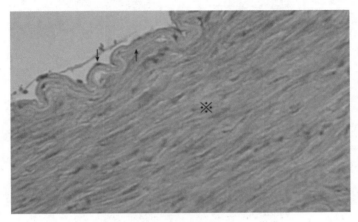

图 2-2-3　中动脉横切面(HE 染色,10×20)
↓:内皮　↑:内弹性膜　※:中膜

(一)肉眼观察

本片为中等动脉、中等静脉的横断面。动脉壁厚,管腔小而圆;静脉壁较薄,管腔较大而不规则。

(二)低倍镜观察

先观察中等动脉,其管壁可明显分内、中、外三层。内弹性膜为一层均质样粉红色结构,呈波浪状,具有折光性,是内膜和中膜的界限。中膜厚,由 10～20 层环行平滑肌及少量结缔组织构成。外膜与中膜厚度相仿,外弹性膜在肌组织外侧,着色稍淡,不如内弹性膜明显。外膜内有营养血管及小神经等。

(三)高倍镜观察

仔细观察中等动脉的三层结构,尤其是内膜的结构。内膜由内皮、内皮下层和内弹性膜构成。最内层为内皮细胞,可见内皮细胞核突向管腔,其胞质往往难以辨认。内皮下层很薄,甚至缺如,看似内皮细胞的细胞核直接贴在呈波浪状的内弹性膜上。

在观察中等动脉的基础上再观察中等静脉,注意以下特点:管壁比动脉薄;因无明显内、外弹性膜,故三层膜分界不明显;中膜平滑肌稀少;外膜比中膜厚。

二、大动脉

大动脉横切面(HE 染色,10×10)如图 2-2-4 所示,图中为大动脉的内膜、中膜和外膜。中膜最厚,由大量弹性膜与少量平滑肌组成;外膜由结缔组织构成,其中可见营养性小血管。

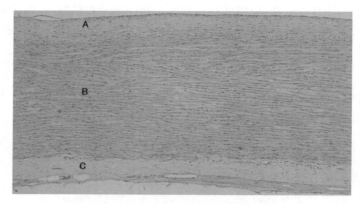

图 2-2-4　大动脉横切面(HE 染色,10×10)
A:内膜　B:中膜　C:外膜

大动脉横切面(HE 染色,10×40)如图 2-2-5 所示,图中高倍镜下大动脉中膜内的弹性膜,染成粉红色,呈波浪状。

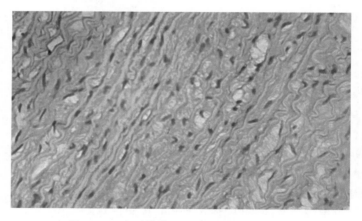

图 2-2-5　大动脉横切面(HE 染色,10×40)

(一)肉眼观察

本片为大动脉横断面,大动脉管壁厚管,管腔大而规整。

(二)低倍镜观察

大体区分内膜、中膜和外膜。因内弹性膜与中膜的弹性膜相连,又无明显的外弹性膜,故三层膜的界限不明显。其中中膜最厚,主要由多层弹性膜构成。

(三)高倍镜观察

详细观察各层的结构可发现,与中等动脉相比,内皮下层较厚;中膜内的弹性膜大多呈波浪状,染成淡红色,折光性强,其间有环形平滑肌纤维及少量胶原纤维和弹性纤维;外膜较中膜薄,由结缔组织组成,外弹性膜不明显,结缔组织中可见营养血管和小神经。

三、心脏

心脏(心室壁 HE 染色,10×40)如图 2-2-6 所示,图中为心内膜的内皮、心内膜下层中的结缔组织和心内膜下层中的蒲肯野纤维。蒲肯野纤维较普通心肌纤维短而粗,核居中,染色浅,闰盘明显。

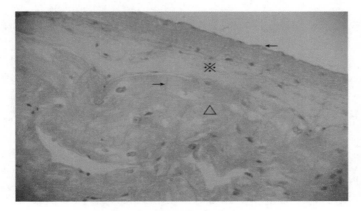

图 2-2-6　心脏(心室壁 HE 染色,10×40)

←:内皮　※:结缔组织　△:蒲肯野纤维　→:闰盘

心脏(心室壁 HE 染色,10×40)如图 2-2-7 所示,图中为心肌膜内心肌纤维的纵切面,可见到闰盘结构。

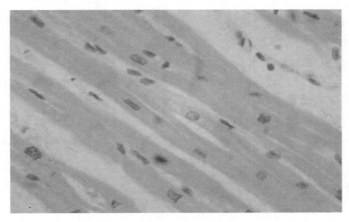

图 2-2-7　心脏(心室壁 HE 染色,10×40)

心脏（心室壁 HE 染色，10×20）如图 2-2-8 所示，图中为心肌膜和心外膜，后者内含脂肪组织。

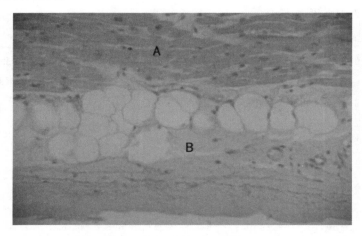

图 2-2-8 心脏（心室壁 HE 染色，10×20）
A：心肌膜 B：心外膜

（一）肉眼观察

本标本取自动物心室壁。标本中凸凹不平的一面是心内膜面，相对的一面是心外膜面。

（二）低倍镜观察

首先区分心内膜和心外膜，心内膜下层着色较浅的浦肯野纤维（束细胞）有助于心内膜的确认。然后观察各层的结构，心内膜较薄，腔面为内皮，深层为薄层结缔组织，即内皮下层。内皮下层深面为心内膜下层，其中可见比普通心肌纤维粗大，着色较浅的浦肯野纤维。心肌膜较厚，主要由心肌纤维构成，其间有少量结缔组织和丰富的毛细血管。心肌纤维呈螺旋状排列，在切片中可见到纵切、横切和斜切等不同断面。心外膜为薄层结缔组织，外表面被覆一层间皮。心外膜结缔组织内可见到小血管和小神经的断面。

（三）高倍镜观察

重点观察心内膜下层中的浦肯野纤维。这种细胞较普通心肌纤维粗，肌浆丰富，肌丝少且位于细胞的周边，故细胞中央染色较浅，有的细胞含有两个细胞核。

【示教内容】

一、大静脉

大静脉横切面（HE 染色，10×10）如图 2-2-9 所示，图中大静脉的管壁分成

228

内膜、中膜及外膜。内膜很薄;中膜也较薄,其中可见几层平滑肌纤维;外膜很厚,其中可见大量纵行的平滑肌束。

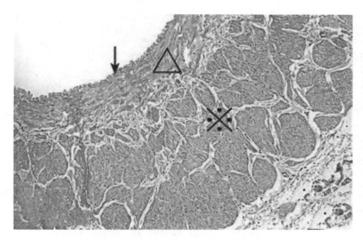

图 2-2-9　大静脉横切面(HE 染色,10×10)

↓:内膜　△:中膜　※:外膜

二、小动脉和小静脉

小动脉和小静脉(食管 HE 染色,10×20)如图 2-2-10 所示,图中可见两个较大的小血管横切面,左边的壁薄,管腔较大而不规则的是小静脉;右边的壁厚,腔小呈圆形的是小动脉,中膜的环行平滑肌明显。

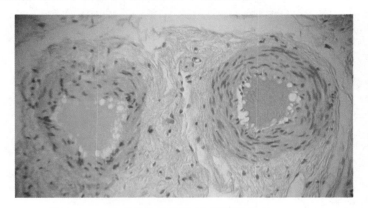

图 2-2-10　小动脉和小静脉(食管 HE 染色,10×20)

三、微动脉和微静脉

微动脉和微静脉(食管 HE 染色,10×40)如图 2-2-11 所示,图中食管黏膜下层内可见一组微血管的横断面。壁薄而腔较大的是微静脉。壁稍厚,腔小而呈圆形的是微动脉。

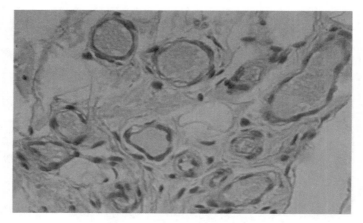

图 2-2-11　微动脉和微静脉(食管 HE 染色,10×40)

四、毛细血管

毛细血管(心室壁 HE 染色,10×40)如图 2-2-12 所示,可见心肌纤维之间的毛细血管。它们由单个内皮细胞围成,可见内皮细胞核为蓝色梭形。

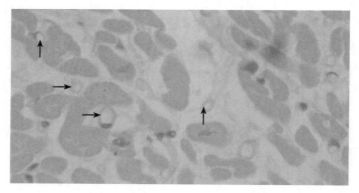

图 2-2-12　毛细血管(心室壁 HE 染色,10×40)

↑、→:单个内皮细胞

五、毛细血管网

毛细血管网(肠系膜铺片 HE 染色,10×4)如图 2-2-13 所示,图中为肠系膜内的毛细血管网。

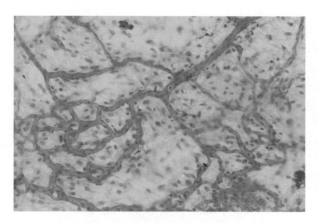

图 2-2-13　毛细血管网(肠系膜铺片 HE 染色,10×4)

【思考题】

(1)以中等动脉的结构为基础,联系机能比较各类动脉、静脉的结构。

(2)试述心壁的结构。

第三章　免疫系统

实验六　免疫系统

【实验目的】

（1）掌握胸腺的微细结构,镜下正确辨认胸腺皮质、髓质和胸腺小体等结构。

（2）掌握淋巴结的皮质和髓质的微细结构,镜下正确辨认浅层皮质、淋巴小结、副皮质区、皮质淋巴窦、髓索和髓窦等结构。

（3）掌握脾的白髓、边缘区和红髓的微细结构,镜下正确辨认被膜、小梁、动脉周围淋巴鞘、脾淋巴小结、边缘区、脾索和脾血窦等微细结构。

（4）熟悉扁桃体的微细结构。

【实验材料】

（1）胸腺,HE 染色。
（2）淋巴结,HE 染色。
（3）脾,HE 染色。

【实验注意事项】

（1）显微镜观察切片时,按照先低倍镜后高倍镜的顺序观察。
（2）结合教学切片对照观察。
（3）正确使用显微镜及爱护本次实验课所用切片。

【实验内容】

一、胸腺切片

胸腺皮质（人胸腺 HE 染色,10×4）如图 2-3-1 所示,胸腺的外周有结缔组织被膜,被膜结缔组织伸入实质形成小叶间隔,把实质分隔为大小不等的胸腺小叶,小叶实质分成色深的皮质和色浅的髓质两部分。

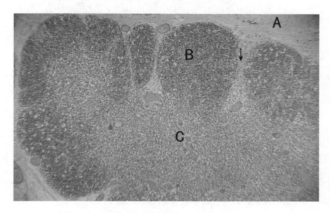

图 2-3-1　胸腺(人胸腺 HE 染色,10×4)

↓:小叶间隔　A:结缔组织被膜　B:皮质　C:髓质

胸腺皮质（人胸腺 HE 染色,10×40）如图 2-3-2 所示,图为皮质内的胸腺上皮细胞和大量的胸腺细胞。前者的细胞核大而着色浅,而后者的细胞核则小而着色深。

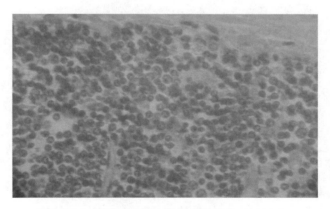

图 2-3-2　胸腺皮质(人胸腺 HE 染色,10×40)

胸腺髓质（人胸腺 HE 染色,10×10）如图 2-3-3 所示,胸腺髓质内的胸腺细胞较皮质少,可见大小不等呈圆形的红色的胸腺小体。

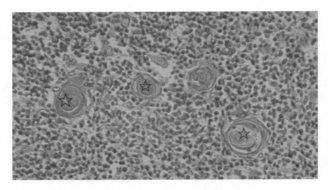

图 2-3-3　胸腺髓质(人胸腺 HE 染色,10×10)

☆:胸腺小体

胸腺髓质（人胸腺 HE 染色,10×40）如图 2-3-4 所示,高倍镜下可见胸腺小体由同心圆排列的扁平样胸腺上皮细胞构成,中央细胞已退化。图中体积较大,细胞核大而着色较浅的细胞是胸腺上皮细胞。

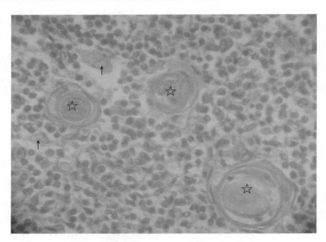

图 2-3-4　胸腺髓质(人胸腺 HE 染色,10×40)

☆:胸腺小体　↑:胸腺上皮细胞

（一）肉眼观察

标本染成紫蓝色,可见大小不等染色较深的结构即胸腺小叶,其中染色深的部分为皮质,中央色浅的部分为髓质。

（二）低倍镜观察

1.被膜

被膜位于表面,由薄层结缔组织构成。被膜伸入实质形成小叶间隔,把胸腺实质分成许多分界不明显的胸腺小叶。

2.皮质

皮质位于小叶周边,染色深,胸腺细胞较多,排列密集。

3.髓质

髓质位于小叶中央,相互连接成片,染色浅,胸腺细胞少,上皮性网状细胞多,可见胸腺小体。

（三）高倍镜观察

重点观察胸腺小体,其大小不等,由数层至十数层扁平的上皮性网状细胞呈同心圆样排列而成。外层细胞较幼稚,细胞核明显,中央的细胞变性,细胞核消失。

二、淋巴结切片

淋巴结（HE 染色,10×4）如图 2-3-5 所示,图示淋巴结的被膜、浅层皮质、深层皮质和髓质,以及轮廓清晰的淋巴小结、被膜下淋巴窦和小梁周窦。

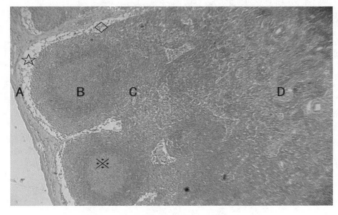

图 2-3-5　淋巴结（HE 染色,10×4）

A:被膜　B:浅层皮质　C:深层皮质　D:髓质　※:淋巴小结　☆:被膜下淋巴窦　◇:小梁周窦

淋巴小结（淋巴结 HE 染色,10×10）如图 2-3-6 所示,图示浅层皮质内的淋巴小结为次级淋巴小结,可分为小结帽、生发中心的明区和暗区。

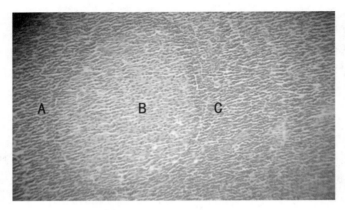

图 2-3-6　淋巴小结(淋巴结 HE 染色,10×10)
A:小结帽　B:明区　C:暗区

　　淋巴结的髓质(淋巴结 HE 染色,10×10)如图 2-3-7 所示,图示淋巴结髓质内的髓索和髓窦,前者为色深的索条状结构,后者为色浅的网状腔隙。

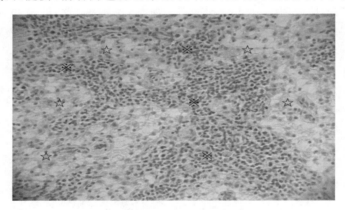

图 2-3-7　淋巴结的髓质(淋巴结 HE 染色,10×10)
※:髓索　☆:髓窦

　　淋巴结的髓质(淋巴结 HE 染色,10×40)如图 2-3-8 所示,图示髓索内含较多的圆形淋巴细胞,髓窦内含有许多星形网状细胞和巨噬细胞。

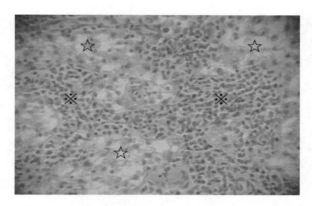

图 2-3-8　淋巴结的髓质(淋巴结 HE 染色,10×40)
※:髓索　☆:髓窦

淋巴结的髓质(淋巴结 HE 染色,10×20)如图 2-3-9 所示,图示髓质内由结缔组织构成的小梁和小梁内的小血管,以及髓窦和髓索。

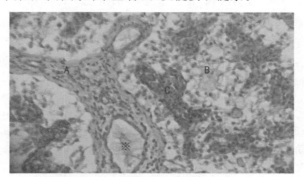

图 2-3-9　淋巴结的髓质(淋巴结 HE 染色,10×20)
A:小梁　※:小血管　B:髓窦　C:髓索

(一)肉眼观察

样本的外形呈蚕豆状,凹陷一侧为淋巴结门,周边部着色较深,为皮质;中央部着色浅,为髓质。

(二)低倍镜观察

1.被膜

被膜位于表面,由薄层致密结缔组织构成,被膜结缔组织伸入实质形成小梁,镜下可见小梁的断面,染成浅红色。

2.皮质

皮质位于淋巴结的周边部,可分为浅层皮质、副皮质区和皮质淋巴窦三部分。浅层皮质由薄层弥散淋巴组织及淋巴小结组成。

237

（1）浅层皮质：淋巴小结呈圆形或椭圆形，淋巴小结的中央染色较浅，为生发中心，主要由 B 淋巴细胞组成。

（2）副皮质区：位于浅层皮质与髓质之间，为弥散淋巴组织，主要由 T 淋巴细胞组成。

（3）皮质淋巴窦：位于被膜下方和小梁周围的腔隙，染色浅。

3.髓质

髓质位于淋巴结的中央部，由髓索和髓窦两部分组成。

（1）髓索：呈条索状并相互连接成网，主要由 B 淋巴组构成。

（2）髓窦：是位于髓索和小梁之间或相邻的髓索之间的间隙，染色浅。

（三）高倍镜观察

高倍镜观察重点观察淋巴小结和淋巴窦。

1.淋巴小结

选一个有生发中心的淋巴小结进行观察。生发中心周围区的淋巴细胞较小，着色较深，该区称为小结帽；而生发中心的淋巴细胞则较大，着色较浅。根据着色的深浅，生发中心又可分为明区和暗区。

2.淋巴窦

窦壁的内皮细胞很薄，窦腔内有一些多突起的星形网状细胞，还有一些体积较大，细胞核较小，胞质呈嗜酸性的巨噬细胞。

三、脾切片

脾脏的红髓（脾脏 HE 染色，10×40）如图 2-3-10 所示，图示脾脏的红髓、白髓的淋巴小结和动脉周围淋巴鞘、被膜结缔组织伸入实质形成的小梁及中央动脉。

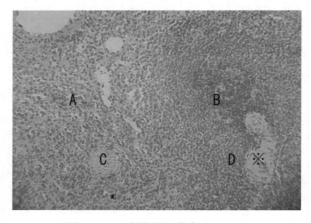

图 2-3-10　脾脏（HE 染色，10×10）

A:红髓　B:淋巴小结　C:小梁　D:淋巴鞘　※:中央动脉

脾脏的红髓(脾脏 HE 染色,10×40)如图 2-3-11 所示,图示脾索中的中性粒细胞和构成脾血窦的杆状内皮细胞。杆状内皮细胞的细胞核为圆形,往往突向窦腔。

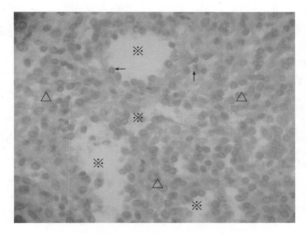

图 2-3-11　脾脏的红髓(脾脏 HE 染色,10×40)

↑:中性粒细胞　※:脾血窦　←:细胞核

(一)肉眼观察

标本染色不均匀,散在的呈深紫蓝色的区域是白髓,疏松的呈红色的部分为红髓。

(二)低倍镜观察

在低倍镜下辨认以下结构:

1.被膜

在标本的一侧找到被膜。被膜较厚,由致密结缔组织构成,被膜结缔组织伸入实质形成小梁,小梁内可见平滑肌和血管的断面。

2.白髓

白髓呈深紫蓝色,包括动脉周围淋巴鞘和淋巴小结两部分。动脉周围淋巴鞘位于中央动脉周围,主要由 T 细胞和一些巨噬细胞组成。淋巴小结位于动脉周围淋巴鞘一侧,结构与淋巴结内的淋巴小结相同,主要由密集的 B 细胞构成。

3.边缘区

边缘区位于白髓和红髓交界处,淋巴细胞分布稀疏。

4.红髓

红髓分布于白髓之间或白髓与小梁之间,由脾索和脾窦组成。

(三)高倍镜观察

高倍镜观察重点观察脾索和脾窦的结构。

1.脾索

脾索为富含血细胞的条索状结构,相互连接成网,其中可见网状细胞、淋巴细胞、巨噬细胞和各种血细胞。

2.脾窦

脾窦是位于相邻脾索之间,形态不规则的腔隙。窦壁由杆状内皮细胞围成,在横切面上,可见细胞核呈圆形,突入到窦腔内。

【思考题】

(1)描述淋巴结和脾在结构上的异同点。

(2)T淋巴细胞和B淋巴细胞在淋巴结和脾脏中分别分布在哪些部位?

第四章　内分泌系统

实验七　内分泌系统

【实验目的】

(1)掌握甲状腺的微细结构,镜下正确辨认甲状腺滤泡细胞和滤泡旁细胞。

(2)了解甲状旁腺的微细结构。

(3)掌握肾上腺皮质的微细结构,镜下正确识别皮质的球状带、束状带、网状带及髓质。

(4)掌握垂体远侧部和神经部的微细结构,镜下正确识别远侧部的嗜色细胞、嫌色细胞及神经部的赫林体。

【实验材料】

(1)甲状腺切片,HE 染色。

(2)肾上腺切片,HE 染色。

(3)垂体切片,HE 染色。

【实验注意事项】

(1)显微镜观察切片时,按照先低倍镜后高倍镜的顺序观察。

(2)结合教学切片对照观察。

(3)正确使用显微镜及爱护本次实验课所用切片。

【实验内容】

一、甲状腺切片

甲状腺(HE 染色,10×4)如图 2-4-1 所示,甲状腺实质内的主要结构是大小不等、圆形或椭圆形的甲状腺滤泡,滤泡腔内染成红色的是胶质。

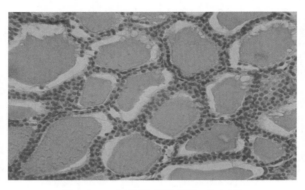

图 2-4-1　甲状腺(HE 染色,10×4)

甲状腺(HE 染色,10×40)如图 2-4-2 所示,图示单层排列的甲状腺滤泡上皮细胞,其界限不清晰;核呈圆形,位于细胞中央;胞质染色浅。滤泡腔内是由碘化的甲状腺球蛋白形成的胶质。在滤泡壁上或滤泡之间可见染色较浅而细胞轮廓较清晰的滤泡旁细胞。

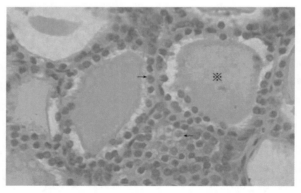

图 2-4-2　甲状腺(HE 染色,10×40)
※:胶质　→:滤泡上皮细胞　←:滤泡旁细胞

(一)肉眼观察

肉眼观察见标本大部分染成红色。

（二）低倍镜观察

低倍镜观察可见许多大小不等的甲状腺滤泡的断面，滤泡腔内有染成深红色的胶状物质，滤泡之间为甲状腺的间质。

（三）高倍镜观察

滤泡壁由单层立方上皮构成，大部分细胞呈立方形；细胞核圆形，位居细胞中央；细胞质为弱嗜碱性，染成淡红色。滤泡上皮细胞的形状可随机体功能状态而变，功能活跃时可呈矮柱状，反之可呈扁平状。在甲状腺间质内或滤泡壁上注意辨认滤泡旁细胞，这种细胞较滤泡上皮细胞稍大，呈卵圆形，胞浆染色较浅。

二、肾上腺切片

肾上腺皮质（肾上腺 HE 染色，10×40）如图 2-4-3 所示。

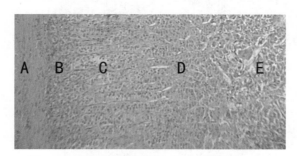

图 2-4-3　肾上腺皮质（肾上腺 HE 染色，10×4）
A：肾上腺的被膜　B：皮质的球状带　C：束状带　D：网状带　E：髓质

肾上腺皮质（肾上腺 HE 染色，10×40）如图 2-4-4 所示，高倍镜示肾上腺的被膜和皮质的球状带、束状带。球状带细胞排列成大小不等的团块状，分界不清，体积较小。

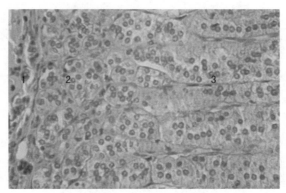

图 2-4-4　肾上腺皮质（肾上腺 HE 染色，10×40）
1：被膜　2：皮质的球状带　3：皮质的束状带

肾上腺皮质(肾上腺 HE 染色,10×40)如图 2-4-5 所示,高倍镜示皮质的束状带。束状带是由单行或双行细胞构成的细胞索,其胞质染色浅;细胞索之间有窦状毛细血管,可见梭形的内皮细胞核。

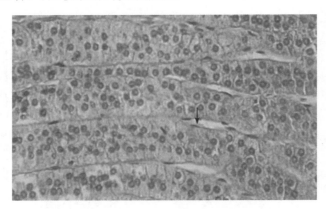

图 2-4-5　肾上腺皮质(肾上腺 HE 染色,10×40)

↓:内皮细胞核

肾上腺皮质(肾上腺 HE 染色,10×10)如图 2-4-6 所示,图示皮质的束状带、网状带及髓质,网状带细胞排列成团块状或索条状。

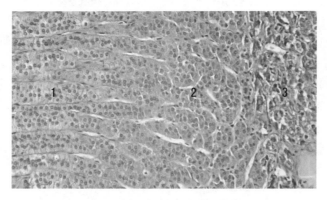

图 2-4-6　肾上腺皮质(肾上腺 HE 染色,10×10)

1:束状带　2:网状带　3:髓质

肾上腺网状带与髓质(肾上腺 HE 染色,10×40)如图 2-4-7 所示,图示皮质的网状带及蓝色的髓质。网状带的细胞排列为团块状或索条状,可见血窦的内皮细胞核,髓质中间有中央静脉。

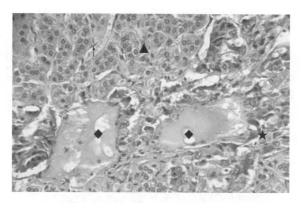

图 2-4-7　肾上腺网状带与髓质(肾上腺 HE 染色,10×40)

▲:网状带　★:髓质　↑:内皮细胞核　◆:中央静脉

(一)肉眼观察

肉眼观察可见周边部染成深红色的为皮质,中央部染成紫蓝色为髓质。

(二)低倍镜观察

低倍镜观察表面为结缔组织构成的被膜,染成红色。其外面附有脂肪组织和疏松结缔组织,被膜深部为皮质,由浅入深,依次辨认球状带、束状带和网状带。皮质的深面为髓质,内有较大的静脉。

(三)高倍镜观察

1.球状带

此带较窄,位于皮质浅层。细胞体积较小,呈低柱状或多边形,排列成团;细胞质染成淡紫蓝色;核大呈圆形,位于细胞中央。

2.束状带

此带占据皮质的大部分,细胞排列成束状,细胞体积较大,形状不规则,染色较浅。由于胞质内的脂滴在制片时已被溶解,故胞质呈泡沫状。

3.网状带

此带也较窄,细胞排列成索条并相互连接成网状。细胞呈多边形,细胞质染色较深,核圆形。

4.髓质

髓质主要由髓质细胞即嗜铬细胞构成。细胞呈多边形,胞浆染成紫蓝色。核圆形,位于细胞的中央。髓质细胞排列成索条、团状或连成网状,细胞团之间有丰富的血窦。

二、脑垂体

脑垂体(HE 染色,10×4)如图 2-4-8 所示,图示脑垂体的远侧部、神经部、和结节漏斗部。远侧部和神经部之间的狭窄部分是中间部。

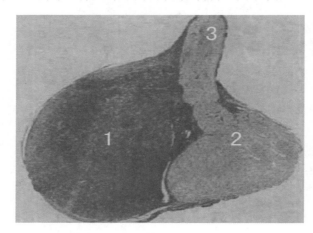

图 2-4-8　脑垂体(HE 染色,10×4)
1:远侧部　2:神经部　3:结节漏斗部

脑垂体中间部(脑垂体 HE 染色,10×10)如图 2-4-9 所示,图示右上方色深的区域是远侧部,左下方色浅区域为神经部,两者之间有滤泡结构的是中间部。

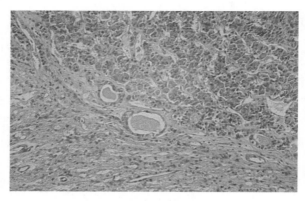

图 2-4-9　脑垂体中间部(脑垂体 HE 染色,10×10)

腺垂体远侧部(脑垂体 HE 染色,10×40)如图 2-4-10 所示,图示腺垂体远侧部内有大量细胞界限不清,着色很浅的小细胞,即嫌色细胞,胞质染成鲜红色的是嗜酸性细胞,数量较少而胞质染成紫蓝色的是嗜碱性细胞。细胞团之间有丰富的血窦。

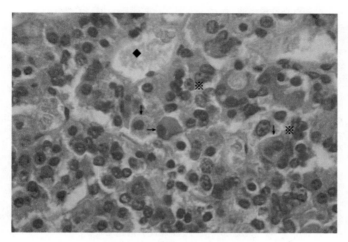

图 2-4-10　腺垂体远侧部(脑垂体 HE 染色,10×40)
↓:嗜酸性细胞　→:嗜碱性细胞　※:嫌色细胞　◆:血窦

　　脑垂体中间部(脑垂体 HE 染色,10×20)如图 2-4-11 所示,图示垂体的远侧部、中间部及神经部。中间部可见腔内有红色胶体状物质的滤泡。

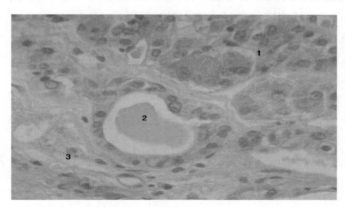

图 2-4-11　脑垂体中间部(脑垂体 HE 染色,10×20)
1:远侧部　2:中间部　3:神经部

　　神经垂体(脑垂体 HE 染色,10×40)如图 2-4-12 所示,神经垂体由大量的无髓神经纤维和神经胶质细胞组成,其中可见染成红色、大小不等、呈圆形或椭圆形的团块状结构,即赫林体。

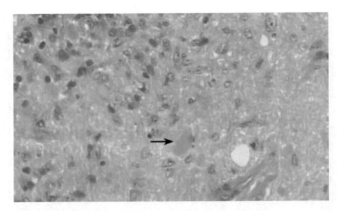

图 2-4-12　神经垂体(脑垂体 HE 染色,10×40)

→:赫林体

(一)肉眼观察

着色较深的部分为远侧部和中间部,着色较浅的部分为神经部。

(二)低倍镜观察

区分远侧部、中间部和神经部,辨认远侧部的嗜酸性细胞、嗜碱性细胞和嫌色细胞;中间部的滤泡以及神经部的无髓神经纤维、垂体细胞和赫林体。

(三)高倍镜观察

高倍镜观察重点观察并辨认远侧部的嗜酸性细胞、嗜碱性细胞和嫌色细胞以及神经部的无髓神经纤维、垂体细胞和赫林体。

1.嗜酸性细胞

嗜酸性细胞数量较多,圆形或多边形,胞质内充满染成红色的嗜酸性颗粒。

2.嗜碱性细胞

嗜碱性细胞比嗜酸性细胞大,圆形或卵圆形,胞质内充满染成紫蓝色的嗜碱性颗粒。

3.嫌色细胞

嫌色细胞数目多,体积小,多成群排列,细胞界限不清,胞质染色浅,不含颗粒。

4.垂体细胞

垂体细胞是散在于无髓神经纤维之间的一种神经胶质细胞,其大小和形状不一,胞质内常含有棕色色素颗粒。

5.赫林体

赫林体是大小不等的均质状团块,呈嗜酸性,染成红色。

【示教内容】

一、甲状旁腺

甲状旁腺(HE 染色,10×4)如图 2-4-13 所示,甲状旁腺位于甲状腺侧叶后面的被膜内侧,为圆形或椭圆形染色较深的内分泌细胞团。

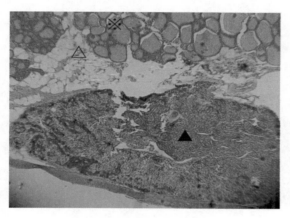

图 2-4-13　甲状旁腺(HE 染色,10×4)

▲:内分泌细胞团

甲状旁腺(HE 染色,10×4)如图 2-4-14 所示,甲状旁腺内的细胞排列成团或索条状,分为细胞轮廓不清的主细胞和胞质染成红色而核较小的嗜酸性细胞。

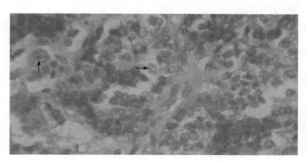

图 2-4-14　甲状旁腺(HE 染色,10×4)

→:主细胞　↑:嗜酸性细胞

【思考题】

(1)高倍镜下绘甲状腺图并注明甲状腺滤泡上皮、泡旁细胞。

(2)简述肾上腺皮质各层的结构特点及功能。

第五章　消化系统

实验八　消化系统

【实验目的】

(1)掌握消化管各段共同的组织结构特点。

(2)掌握胃黏膜的微细结构,镜下正确辨认胃底腺、壁细胞、主细胞等结构。

(3)掌握小肠黏膜的微细结构,光镜下正确区分十二指肠、空肠和回肠,正确辨认小肠绒毛、小肠腺、十二指肠腺及肌间神经丛等结构。

(4)了解结肠的组织结构。

(5)掌握肝小叶和门管区的微细结构。

(6)熟悉胰的外分泌部和内分泌部的微细结构。

【实验材料】

(1)食管切片,HE染色。

(2)胃底切片,HE染色。

(3)十二指肠切片,HE染色。

(4)空肠切片,HE染色。

(5)回肠切片,HE染色。

(6)结肠切片,HE染色。

(7)胰腺切片,HE染色。

(8)肝切片,HE染色。

【实验注意事项】

(1)显微镜观察切片时,按照先低倍镜后高倍镜的顺序观察。
(2)结合教学切片对照观察。
(3)正确使用显微镜及爱护本次实验课所用切片。

【实验内容】

一、食管

食管(HE 染色,10×10)如图 2-5-1 所示,图示食管的四层结构,从内到外依次是黏膜层、黏膜下层、肌层和外膜。在黏膜下层可见染成灰蓝色的食管腺。

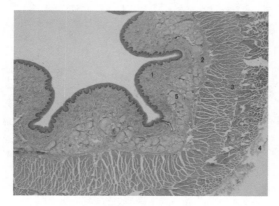

图 2-5-1　食管(HE 染色,10×10)
1:黏膜层　2:黏膜下层　3:肌层　4:外膜　5:食管腺

(一)肉眼观察

本标本为动物食管的横切面,呈环形或半环形,中央的管腔不规则,从腔面向外依次是黏膜层为紫蓝色,黏膜下层为浅红色,肌层为红色,外膜不规则难以分清。

(二)低倍镜观察

低倍镜观察由腔面向外,依次观察管壁的四层结构。

1.黏膜

黏膜上皮为非角化复层扁平上皮,固有层为细密结缔组织,内含血管;黏膜肌层为呈现横断面的纵行平滑肌。

2.黏膜下层

黏膜下层为疏松结缔组织,含食管腺和较大的小血管。

3.肌层

肌层由内环行和外纵行的两层肌组织构成,两层之间有少量结缔组织、血管及肌间神经丛。根据肌纤维的类型(骨骼肌、平滑肌或两种兼有)可判断该样本取自食管的哪一部位。

4.外膜

外膜是由结缔组织构成的纤维膜。

二、胃底

胃底部(胃 HE 染色,10×4)如图 2-5-2 所示,图示胃壁黏膜的单层柱状上皮下陷形成的胃小凹、含大量胃底腺的固有层和平滑肌构成的黏膜肌层,黏膜下层由疏松结缔组织构成。

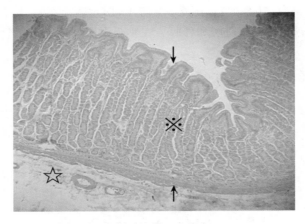

图 2-5-2　胃底部(胃 HE 染色,10×4)

↓:胃小凹　※:固有层　↑:黏膜肌层　☆:黏膜下层

胃底部(胃 HE 染色,10×10)如图 2-5-3 所示,胃的黏膜上皮为单层柱状,无杯状细胞,上皮下陷形成的胃小凹是胃底腺的开口处。

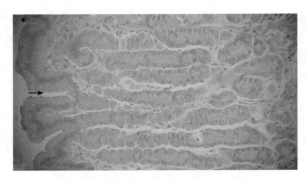

图 2-5-3　胃底部(胃 HE 染色,10×10)

→:胃小凹

胃底腺(胃 HE 染色,10×40)如图 2-5-4 所示,图示横切或斜切的胃底腺,主要由壁细胞和主细胞组成,前者胞质呈嗜酸性染成红色,核圆位于中央,后者胞质呈嗜碱性,染成浅蓝色,核圆,位于底部。

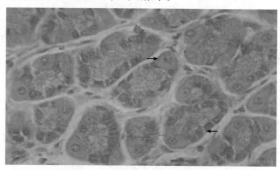

图 2-5-4　胃底腺(胃 HE 染色,10×40)
→:壁细胞　←:主细胞

(一)肉眼观察

标本中不平整并染成蓝紫色的部分为黏膜,深部染成红色的为黏膜下层和肌层,外膜不易辨认。

(二)低倍镜观察

首先区分胃壁四层结构,而后重点观察黏膜层。

1.黏膜层

黏膜层上皮为单层柱状上皮,染色浅淡,细胞界限清晰。上皮向固有层内陷形成的小凹陷为胃小凹。固有层中结缔组织较少,含大量不同断面的胃底腺。黏膜肌层较薄,由内侧环行和侧纵行的两层平滑肌组成。

2.黏膜下层

黏膜下层为疏松结缔组织,染色较浅,可见较大的小血管。

3.肌层

肌层较厚,由三层平滑肌构成,肌层之间可见肌间神经丛,可见到神经元的胞体和无髓神经纤维。

4.外膜

外膜为浆膜结构,内侧是一层很薄的纤维结缔组织,外侧有间皮覆盖。

(三)高倍镜观察

选择胃底腺结构完整的部位,重点观察以下三种细胞。

1.颈黏液细胞

颈黏液细胞位于胃底腺颈部,细胞呈柱状或烧瓶状,核扁圆形,位于细胞基部,胞质内含有黏原颗粒。

2.主细胞

主细胞位于胃底腺的体部和底部。细胞呈柱状;细胞核为圆形,靠近细胞基部;胞质嗜碱性,顶部充满酶原颗粒。

3.壁细胞

壁细胞在胃底腺的颈部和体部较多,细胞较大,呈圆形或锥体形。细胞核圆形,位于细胞中央;胞质嗜酸性,染成鲜红色。

三、小肠

动物十二指肠横切面(HE 染色,10×4)如图 2-5-5 所示,图示十二指肠腔面的肠绒毛、固有层中的小肠腺及黏膜下层的十二指肠腺。

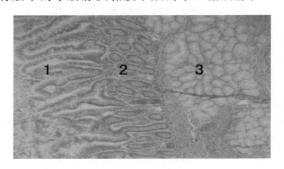

图 2-5-5 十二指肠横切面(HE 染色,10×4)
1:肠绒毛 2:小肠腺 3:十二指肠腺

十二指肠的绒毛(十二指肠横切面 HE 染色,10×20)如图 2-5-6 所示,图示十二指肠的绒毛,其表面上皮为单层柱状上皮,可见染色浅,胞质呈空泡状的杯状细胞,中轴为疏松结缔组织。

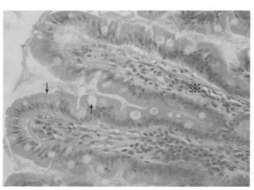

图 2-5-6 十二指肠的绒毛(十二指肠横切面 HE 染色,10×20)
↓:单层柱状上皮 ↑:杯状细胞 ※:疏松结缔组织

十二指肠腺(十二指肠横切面 HE 染色,10×10)如图 2-5-7 所示,图示十二指肠黏膜固有层内染色较深的小肠腺,平滑肌构成的染成红色的黏膜肌层及黏膜下层染色较浅的十二指肠腺。

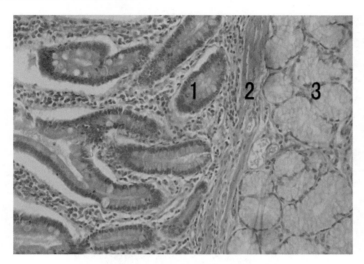

图 2-5-7　十二指肠腺(十二指肠横切面 HE 染色,10×10)
1:小肠腺　2:黏膜肌层　3:十二指肠腺

十二指肠腺(十二指肠横切面 HE 染色,10×40)如图 2-5-8 所示,高倍镜下的小肠腺、黏膜肌层及十二指肠腺。

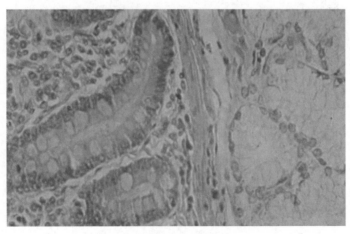

图 2-5-8　十二指肠腺(十二指肠横切面 HE 染色,10×40)

　　十二指肠的肌层(十二指肠横切面 HE 染色,10×20)如图 2-5-9 所示,图示十二指肠肌层的内环肌和外纵肌,均由平滑肌构成,前者呈现纵切面,而后者则呈现横切面,内、外肌层之间着色较浅的区域为肌间神经丛。

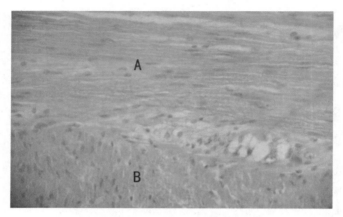

图 2-5-9　十二指肠的肌层(十二指肠横切面 HE 染色,10×20)

A:内环肌　B:外纵肌

　　空肠的皱襞(空肠横切面 HE 染色,10×4)如图 2-5-10 所示,图示空肠的黏膜层和部分黏膜下层形成的皱襞,其上有许多小的指状突起为肠绒毛。在固有层和黏膜下层之间,是由平滑肌构成的黏膜肌层。

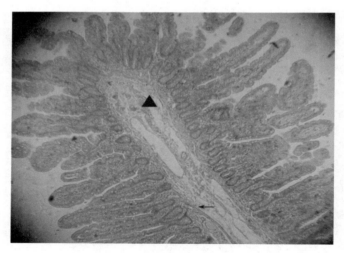

图 2-5-10　空肠的皱襞(空肠横切面 HE 染色,10×4)

▲:黏膜下层　←:黏膜肌层

空肠的绒毛(空肠横切面 HE 染色,10×10)如图 2-5-11 所示,图示空肠腔面的发达的小肠绒毛,它由黏膜上皮和固有层形成。

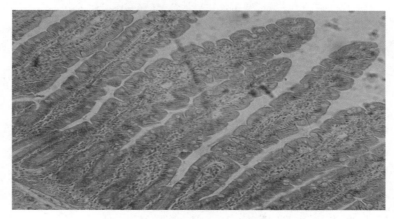

图 2-5-11　空肠的绒毛(空肠横切面 HE 染色,10×10)

空肠绒毛的中央乳糜管(空肠横切面 HE 染色,10×40)如图 2-5-12 所示,图示绒毛中轴内由内皮围成的中央乳糜管,绒毛表面上皮为单层柱状上皮,上皮内有杯状细胞。

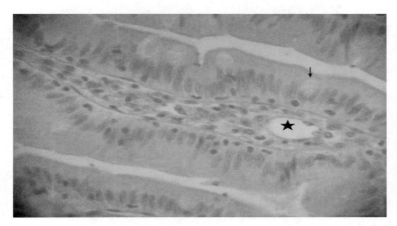

★:中央乳糜管　↓:杯状细胞

图 2-5-12　空肠绒毛的中央乳糜管(空肠横切面 HE 染色,10×40)

空肠的肠绒毛(空肠横切面 HE 染色,10×40)如图 2-5-13 所示,图示绒毛的横切面,绒毛的上皮为单层柱状上皮,其表面染色较深的纹状缘明显可见,其中轴为疏松结缔组织,可见中央乳糜管和毛细血管。

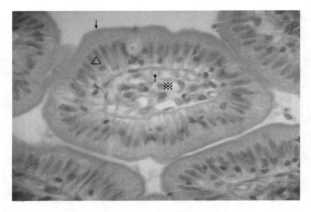

图 2-5-13　空肠的肠绒毛(空肠横切面 HE 染色,10×40)

△:单层柱状上皮　↓:纹状缘　※:中央乳糜管　↑:毛细血管

回肠(回肠纵切面 HE 染色,10×4)如图 2-5-14 所示,图示回肠腔面的绒毛、固有层中小肠腺和集合淋巴小结。

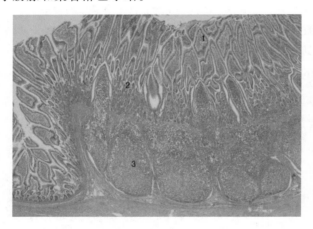

图 2-5-14　回肠(回肠纵切面 HE 染色,10×4)

1:绒毛　2:小肠腺　3:淋巴小结

(一)肉眼观察

标本呈圆形或半圆形,近腔面染成淡紫红色的部分是黏膜,向外依次为黏膜下层、肌层和外膜。

(二)低倍镜观察

低倍镜观察区分小肠壁的四层结构,

1.黏膜层

黏膜层可见黏膜上皮和固有层突向肠腔而形成的肠绒毛。上皮单层柱状上皮,游离面可见纹状缘,柱状细胞间夹有许多杯状细胞。

固有层为疏松结缔组织,有突入肠绒毛中轴的部分和位于肠绒毛根部下方的部分。在肠绒毛根部下方的固有层内可见到弥散的淋巴组织和淋巴小结(在十二指肠和空肠可见到孤立淋巴小结,在回肠可见到集合淋巴小结)。在绒毛根部以下的固有层中还可见到呈不同断面的小肠腺,其上皮有柱状细胞、杯状细胞和呈锥体状的帕内特细胞。

2.黏膜下层

黏膜下层为疏松结缔组织,含有小神经和小血管。在十二指肠,此层内可见到十二指肠腺。十二指肠腺属于黏液腺,其腺上皮为单层柱状,胞质染色浅,呈泡沫状,易于辨认。

3.肌层

肌层为排列整齐的内环行和外纵行的两层平滑肌,两层间可见肌间神经丛。

4.外膜

外膜为浆膜。

(三)高倍镜观察

高倍镜观察主要观察肠绒毛中轴固有层内的结构。肠绒毛表面覆以单层柱状上皮,其间夹有染色浅的杯状细胞。上皮细胞游离面红染的结构为纹状缘。找到纵切的绒毛,其中轴的结缔组织内有一纵行裂隙,即为中央乳糜管,其管腔较大,管壁薄。中央乳糜管周围可见毛细血管及散在的与绒毛长轴平行排列的平滑肌。

四、胰

胰腺(HE 染色,10×4)如图 2-5-15 所示,胰腺的实质内散在分布的,染色浅而大小不等的细胞团即内分泌部,又称胰岛;其周围是大量的浆液性腺泡及其导管,两者构成外分泌部。

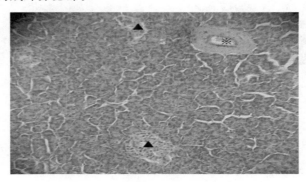

图 2-5-15　胰腺(HE 染色,10×4)

▲:胰岛　※:导管

胰腺(胰腺 HE 染色,10×40)如图 2-5-16 所示,图示胰腺内的胰岛;由单层细胞围成的小叶内导管;周围染色深的是浆液性腺泡,大小不等,由单层腺细胞围成,腺腔不明显,有些腺泡的腔内可见到泡心细胞。

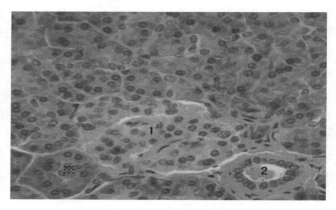

图 2-5-16　胰腺(胰腺 HE 染色,10×40)
1:胰岛　2:小叶内导管　※:泡心细胞

胰腺内的闰管(胰腺 HE 染色,10×40)如图 2-5-17 所示,图示胰腺内的闰管,由单层立方或扁平上皮构成,周围是大量浆液性腺泡。

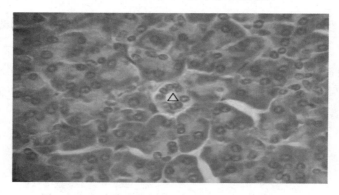

图 2-5-17　胰腺内的闰管(胰腺 HE 染色,10×40)
△:闰管

(一)肉眼观察

肉眼观察染色较深的部分为外分泌部,散在的染色较浅的部分为胰岛。

(二)低倍镜观察

胰的外分泌部以腺泡为主,其间的结缔组织内含有导管和血管。

1.腺泡

腺泡为浆液性腺泡,由染色较深的浆液性腺细胞围成。

2.胰岛

胰岛为染色较淡的细胞团。

(三)高倍镜观察

1.腺泡

腺泡由单层锥体状的腺细胞构成,腺细胞基部胞质染成紫色,顶部胞质染成红色;其核呈圆形,染成紫蓝色。腺泡腔中可见扁平或立方状的小细胞,即泡心细胞。

2.胰岛

胰岛由数量不等的细胞构成,细胞大小不等,染色较浅。在 HE 染色方法下细胞类别不易分辨。

五、肝切片

肝小叶(猪肝 HE 染色,10×10)如图 2-5-18 所示,图示肝小叶周围的小叶间结缔组织、肝小叶的中央静脉及其周围呈放射状排列的肝索。

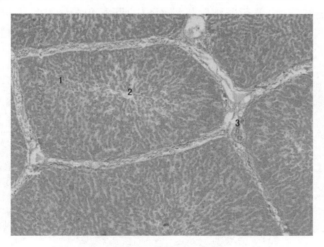

图 2-5-18　肝小叶(猪肝 HE 染色,10×10)

1:肝索　2:中央静脉　3:结缔组织

肝小叶(人肝 HE 染色,10×10)如图 2-5-19 所示,肝小叶由中央静脉及周围大致呈放射状排列的肝索和肝血窦所组成。

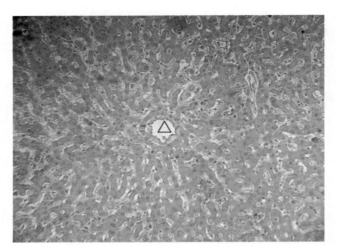

图 2-5-19　肝小叶(人肝 HE 染色,10×10)

△:中央静脉

　　肝小叶(人肝 HE 染色,10×40)如图 2-5-20 所示,图示肝小叶中央静脉及其表面的内皮细胞,由单行肝细胞排列而成的肝索和肝索之间的肝血窦。肝细胞较大,胞质染成红色,核圆形位于细胞中央,有的细胞可含有双核。肝血窦位于肝索之间,由内皮细胞围成。

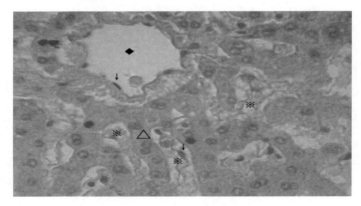

图 2-5-20　肝小叶(人肝 HE 染色,10×40)

◆:中央静脉　↓:内皮细胞　△:肝索　※:肝血窦

　　肝门管区(人肝 HE 染色,10×20)如图 2-5-21 所示,图中壁厚腔小的是小叶间动脉,壁薄腔大的是小叶间静脉,由单层立方上皮构成的小管是小叶间胆管。

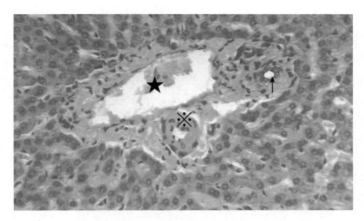

图 2-5-21　肝门管区(人肝 HE 染色,10×20)
※:小叶间动脉　★:小叶间静脉　↑:小叶间胆管

(一)肉眼观察

肉眼观察标本呈四边状,染成红色。

(二)低倍镜观察

低倍镜下观察可见被结缔组织分隔成的多边形的肝小叶,小叶中央有一个不规则腔隙,即中央静脉。中央静脉周围有呈放射状排列的细胞索,即肝索,肝索之间的腔隙为肝血窦。相邻几个肝小叶之间的三角区称门管区。

(三)高倍镜观察

1.肝小叶

肝索是肝细胞排列而成的索条状结构。肝细胞体积较大,呈多边形,中央有 1~2 个核;核圆形,位于细胞中央,核仁明显。肝血窦是肝板之间的不规则腔隙。窦壁内皮细胞紧贴肝细胞;其细胞核扁,着色较深。窦腔内,在贴近内皮细胞处可见星状巨噬细胞。中央静脉属于小静脉,和周围的肝血窦相通。

2.门管区

门管区中可见到以下三种管道的断面。小叶间静脉管腔大,不规则,壁薄。小叶间动脉管腔小,壁厚,管壁中的环形平滑肌明显可见。小叶间胆管腔小,管壁由单层立方上皮构成。

【示教内容】

一、结肠

结肠(结肠横切面 HE 染色,10×4)如图 2-5-22 所示。

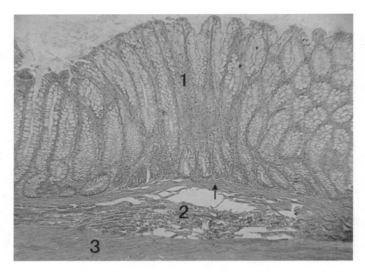

图 2-5-22　结肠(结肠横切面 HE 染色,10×4)

1:结肠黏膜层　2:黏膜下层　3:肌层　↑:黏膜肌层

　　结肠(结肠横切面 HE 染色,10×4)如图 2-5-23 所示,图示结肠黏膜表面的单层柱状上皮和上皮下陷形成的大肠腺,两者都含有大量杯状细胞。

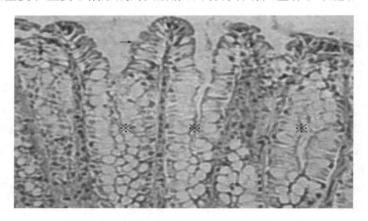

图 2-5-23　结肠(结肠横切面 HE 染色,10×4)

→:单层柱状上皮　※:大肠腺

【思考题】

(1)试述胃底黏膜层的组织结构。

(2)试比较三段小肠的组织结构。

第六章　呼吸系统

实验九　呼吸系统

【实验目的】

(1)掌握气管的微细结构,镜下正确辨认气管各层的结构。

(2)掌握肺的微细结构,镜下正确辨认小支气管、细支气管、终末细支气管、呼吸性细支气管、肺泡管、肺泡囊和肺泡。

【实验材料】

(1)气管切片,HE 染色。

(2)肺切片,HE 染色。

【实验注意事项】

(1)显微镜观察切片时,按照先低倍镜后高倍镜的顺序观察。

(2)结合教学切片对照观察。

(3)正确使用显微镜及爱护本次实验课所用切片。

【实验内容】

一、气管

气管(HE 染色,10×20)如图 2-6-1 所示,图示气管黏膜的假复层纤毛柱状上皮和固有层,黏膜下层的气管腺,以及外膜的透明软骨。

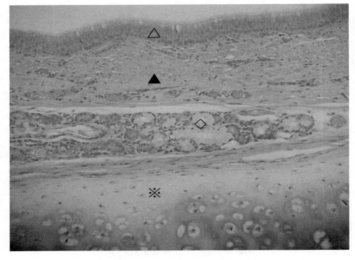

图 2-6-1　气管(HE 染色,10×20)

△:假复层纤毛柱状上皮　▲:固有层　◇:气管腺　※透明软骨

气管腺(气管 HE 染色,10×40)如图 2-6-2 所示,气管腺为混合腺,染色浅呈空泡状的是黏液性腺泡,染成红色的是浆液性腺泡,右侧腺泡都是混合性腺泡。

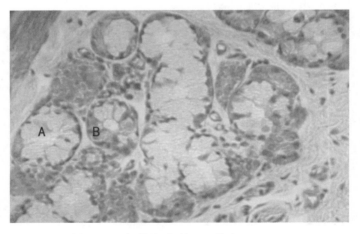

图 2-6-2　气管腺(气管 HE 染色,10×40)

A:黏液性腺泡　B:浆液性腺泡

(一)肉眼观察

肉眼观察见标本呈环形,在管壁中部可见浅蓝色的透明软骨。

(二)低倍镜观察

低倍镜观察由内向外依次辨认黏膜层、黏膜下层和具有软骨的外膜。

(三)高倍镜观察

1.黏膜层

靠近管腔内表面的为假复层纤毛柱状上皮，染成淡紫红色，游离面的纤毛清晰可见，上皮内夹有杯状细胞。上皮的外面为固有层，染成粉红色，内含小血管，偶见腺体的导管。

2.黏膜下层

黏膜下层位于黏膜外周，与固有层无明显界限。在黏膜下层内可见到气管腺泡的断面。气管腺属于混合腺，黏液性腺泡、浆液性腺泡和混合性腺泡都可见到。

3.外膜

外膜较厚，主要由染成淡蓝色的透明软骨和结缔组织构成，软骨的缺口处可见到横行的平滑肌束。

二、肺切片

肺（HE 染色，10×4）如图 2-6-3 所示，图中到处可见的蜂房样结构即肺泡。

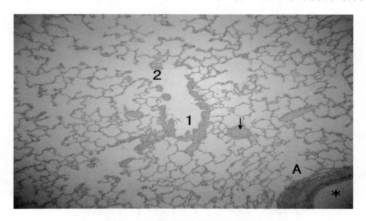

图 2-6-3　肺（HE 染色，10×4）

*:肺内小支气管　1:呼吸性细支气管　2:肺泡管　A:肺泡囊　↓:小血管

细支气管和终末细支气管（肺 HE 染色，10×10）如图 2-6-4 所示，图示低倍镜下的细支气管和终末细支气管，及多个肺泡围成的肺泡囊。

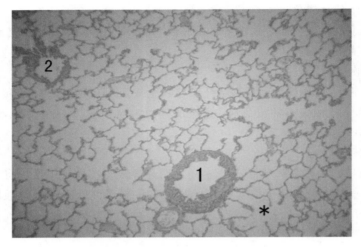

图 2-6-4　细支气管和终末细支气管(肺 HE 染色,10×10)
1:细支气管　2:终末细支气管　※:肺泡囊

肺(HE 染色,10×20)如图 2-6-5 所示,图示肺内的细支气管、肺泡、多个肺泡围成的肺泡囊及血管。

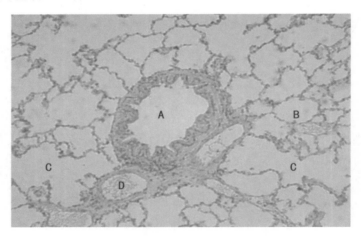

图 2-6-5　肺(HE 染色,10×20)
A:细支气管　B:肺泡　C:肺泡囊　D:血管

肺(HE 染色,10×20)如图 2-6-6 所示,图示肺内的呼吸性细支气管,其管壁不完整有肺泡开口,其分支是肺泡管。肺泡管的管壁上有更多的肺泡开口,仅存的管壁是介于相邻肺泡之间的结节状膨大。

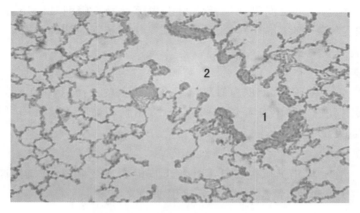

图 2-6-6　肺(HE 染色,10×20)
1:呼吸性细支气管　2:肺泡管

　　肺内小支气管(肺,HE 染色,10×40)如图 2-6-7 所示,图示肺内的两个小支气管,上皮为假复层纤毛柱状上皮,管壁内有腺体及透明软骨片,并可见不连续的环行平滑肌束。

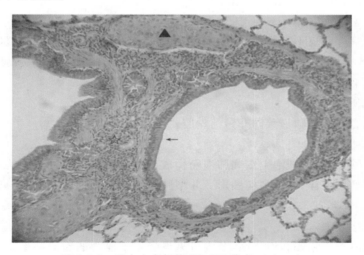

图 2-6-7　肺内小支气管(肺,HE 染色,10×40)
←:假复层纤毛柱状上皮　▲:软骨片

(一)肉眼观察

肉眼观察呈蜂窝状,其中较大的腔隙为血管和小支气管的断面。

(二)低倍镜观察

低倍镜观察可见许多染色浅淡、大小不等、形态不规则的泡状结构,即肺泡

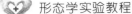

的断面。肺泡与肺泡之间的薄层结缔组织为肺泡隔。肺泡之间还可以找到小支气管、细支气管、终末细支气管、呼吸性细支气管和肺泡管等结构。

（三）高倍镜观察

1.小支气管

小支气管管壁较厚，上皮为假复层纤毛柱状上皮，有杯状细胞；黏膜下层可见到混合性腺泡；外膜中有不规则的软骨片；黏膜和黏膜下层之间可见到少量环行平滑肌束。

2.细支气管

细支气管上皮仍为假复层纤毛柱状上皮但明显变薄，杯状细胞明显减少。腺体和软骨片已很少，甚至消失，环行平滑肌明显增多。

3.终末细支气管

终末细支气管上皮为单层柱状，杯状细胞消失，管壁中腺体和软骨片均消失，已具有完整的环行平滑肌层。

4.呼吸性细支气管

呼吸性细支气管管壁薄而不完整，管壁上有少量肺泡开口。上皮为单层立方上皮，外周有少量平滑肌和结缔组织。

5.肺泡管

肺泡管管壁更不完整，有大量肺泡开口。相邻肺泡之间有结节状膨大，染成红色；其表面覆盖以单层立方上皮或单层扁平上皮，深面的薄层结缔组织中可见少量平滑肌纤维。

6.肺泡囊

肺泡囊为几个肺泡共同开口的囊腔。

7.肺泡

肺泡壁很薄，由肺泡上皮和肺泡隔构成。肺泡上皮由两种细胞构成。Ⅰ型肺泡细胞呈扁平样，核呈扁椭圆形。Ⅱ型肺泡细胞呈圆形或立方形，染色较浅，核圆形。

8.肺泡隔

肺泡隔位于相邻肺泡之间，其内可见许多毛细血管的断面和形状不规则的肺泡巨噬细胞，细胞质内含有黑色颗粒者为尘细胞。

【思考题】

(1)描述气管管壁的结构与功能。

(2)伴随口径的逐渐变细，肺导气部各段组织结构的变化规律是什么？

第七章　泌尿系统

实验十　泌尿系统

【实验目的】

(1)掌握肾单位的组成和结构特点。

(2)掌握肾小体、近曲小管、远曲小管、细段及集合小管的结构特点。

(3)熟悉球旁复合体的结构。

(4)熟悉膀胱和输尿管的微细结构。

【实验材料】

(1)肾切片,HE 染色。

(2)膀胱切片,HE 染色。

【实验注意事项】

(1)显微镜观察切片时,按照先低倍镜后高倍镜的顺序观察。

(2)结合教学切片对照观察。

(3)正确使用显微镜及爱护本次实验课所用切片。

【实验内容】

一、肾切片

肾切片(肾的 HE 染色,10×10)如图 2-7-1 所示。

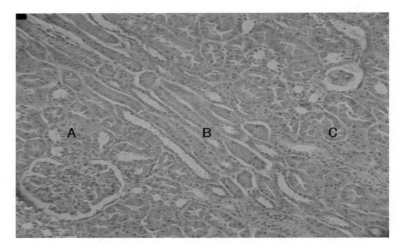

图 2-7-1　肾皮质(肾的 HE 染色,10×10)
A、C:皮质迷路　B:髓放线

髓放线(肾的 HE 染色,10×40)如图 2-7-2 所示,图示髓放线内的远直小管,其管腔明显,管壁上皮染成浅红色,核排列紧密;近直小管的管腔不明显,管壁上皮染成深红色,核排列稀疏;直集合小管的管腔大,管壁上皮染色浅,核大,细胞界限清晰。

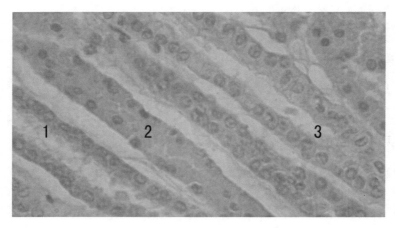

图 2-7-2　髓放线(肾的 HE 染色,10×40)
1:远直小管　2:近直小管　3:直集合小管

肾皮质(肾的 HE 染色,10×40)如图 2-7-3 所示,图示数量较多、壁厚色深而核排列稀疏的是近曲小管。数量少、壁薄色浅而核排列密集的是远曲小管。肾小体的血管球是一团盘曲的毛细血管。肾小囊的脏层是包在毛细血管壁外的足细胞层,壁层为单层扁平上皮,两层之间是肾小囊腔。

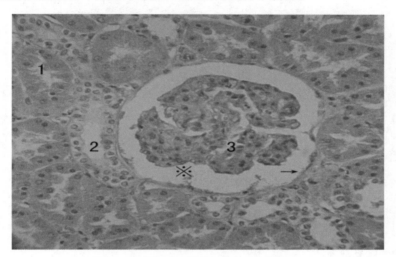

图 2-7-3　肾皮质(肾的 HE 染色,10×40)

1:近曲小管　2:远曲小管　3:血管球　→:单层扁平上皮　※:肾小囊腔

肾小体的尿极(肾的 HE 染色,10×40)如图 2-7-4 所示,图示远曲小管,其右端与肾小囊贴近的一团细胞即致密斑;还显示近曲小管、肾小囊腔及与其相通的近端小管起始部。

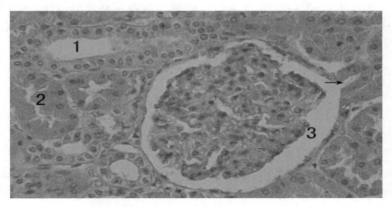

图 2-7-4　肾小体的尿极(肾的 HE 染色,10×40)

1:远曲小管　2:近曲小管　3:肾小囊腔　→:近端小管起始部

273

肾髓质(肾的 HE 染色,10×40)如图 2-7-5 所示,图示管腔大、壁厚、色浅而细胞分界清的是集合小管,管腔较小、壁薄、色深而分界不清的是肾小管直部。图中还显示了细段和毛细血管。

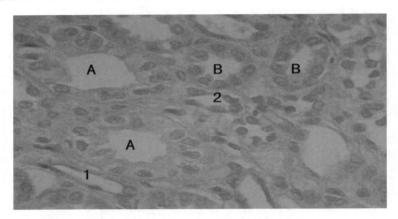

图 2-7-5 肾髓质(肾的 HE 染色,10×40)
A:集合小管 B:肾小管直部 1:毛细血管 2:细段

(一)肉眼观察

肉眼观察染色较深的部分是肾皮质,染色较浅的部分是肾髓质。

(二)低倍镜观察

1.被膜

被膜即纤维囊,位于肾皮质表面,由纤维结缔组织组成,染色为浅红色。

2.肾皮质

肾皮质位于被膜深面,又分为染色较深的皮质迷路及染色稍浅的髓放线。皮质迷路内有许多圆形的结构即肾小体,其周围可见肾小管的断面。髓放线内没有肾小体,仅有肾小管和集合小管的断面。

3.肾髓质

肾髓质位于皮质的深面,有肾小管和集合小管的断面。

(三)高倍镜观察

1.肾小体

肾小体断面上呈圆形,位于皮质内,由血管球和肾小囊构成。血管球染成红色,为一团盘曲的毛细血管,肾小囊脏层的足细胞与其紧密相贴,故毛细血管的内皮细胞不易辨认。肾小囊的壁层为单层扁平上皮,它与血管球之间的腔隙为肾小囊腔。

2.近曲小管和远曲小管

近曲小管和远曲小管均位于皮质内,管壁都由单层细胞构成。近曲小管的管壁较厚,管腔较小;上皮细胞较大,细胞界限不清晰;细胞质呈红色,细胞核圆形,靠近细胞基底部;细胞游离面可见染成红色的刷状缘。远曲小管管腔较大;上皮细胞较小,呈立方形,细胞界限清楚;细胞核圆,位于细胞中央;细胞质染色较浅,细胞游离面无刷状缘。

3.细段

细段存在于髓质内,管腔小,管壁薄,由单层扁平上皮构成。

4.集合小管

集合小管大部分位于髓质内,管腔较大,管壁由单层立方上皮(弓形集合管)或单层柱状(乳头管)上皮构成。细胞界限清楚,胞质着色浅。

5.致密斑

致密斑位于肾小体血管极附近,是远曲小管管壁上一群排列非常紧密的细胞,镜下常表现为一群排列拥挤的细胞核。

二、膀胱切片

膀胱(HE染色,10×40)如图2-7-6所示,图示膀胱黏膜层的变移上皮和固有层,肌层的内纵行平滑肌、中环行平滑肌和外纵行平滑肌。

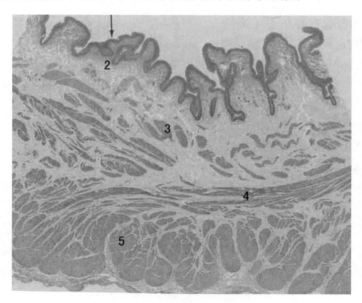

图2-7-6 膀胱(HE染色,10×40)

↓:变移上皮 2:固有层 3:内纵行平滑肌 4:中环行平滑肌 5:外纵行平滑肌

膀胱的变移上皮(膀胱的 HE 染色,10×40)如图 2-7-7 所示,图示膀胱的黏膜上皮为变移上皮。

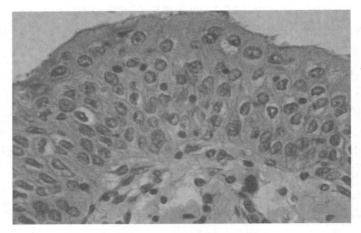

图 2-7-7　膀胱的变移上皮(膀胱的 HE 染色,10×40)

(一)肉眼观察

肉眼观察样本呈长条状,不平整且呈紫蓝色的一面为黏膜面,对侧为外膜面。染成红色的区域为肌层。

(二)低倍镜观察

1.黏膜层

黏膜层由变移上皮和固有层构成。

2.肌层

肌层为平滑肌,大致可分为内纵行、中环行和外纵行三层。

3.外膜

外膜为纤维膜或浆膜。

(三)高倍镜观察

高倍镜观察变移上皮的形态特征。

【思考题】

(1)肾单位由哪些部分构成? 描述这些组成部分的组织结构特点。

第八章　　生殖系统

实验十一　男性生殖系统

【实验目的】

(1)掌握睾丸的结构,镜下正确识别生精小管中的各级生精细胞和间质细胞。

(2)掌握附睾的结构,镜下正确识别输出小管和附睾管。

(3)了解前列腺和输精管的结构,镜下正确辨认前列腺及输精管。

【实验材料】

(1)睾丸及附睾切片,HE 染色。

(2)前列腺切片,HE 染色。

(3)输精管切片,HE 染色。

【实验注意事项】

(1)显微镜观察切片时,按照先低倍镜后高倍镜的顺序观察。

(2)结合教学切片对照观察。

(3)正确使用显微镜及爱护本次实验课所用切片。

【实验内容】

一、睾丸及附睾切片

睾丸(HE 染色,10×4)如图 2-8-1 所示,图示睾丸内呈不同切面的生精小管和生精小管之间的疏松结缔组织即睾丸间质,其中可见小血管。

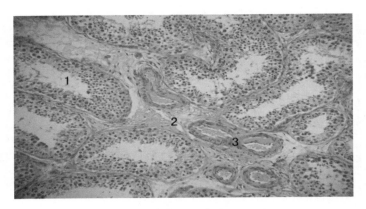

图 2-8-1　睾丸(HE 染色,10×4)
1:生精小管　2:睾丸间质　3:小血管

生精小管(睾丸的 HE 染色,10×40)如图 2-8-2 所示,生精小管的横切面上可见各级生精细胞,体积大而核呈现分裂象的是初级精母细胞,靠近腔面呈蝌蚪形有细长尾部的是精子,也可见到支持细胞。

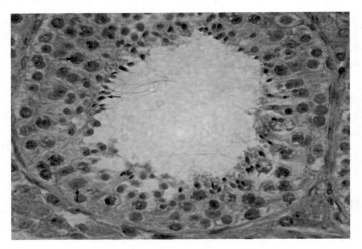

图 2-8-2　生精小管(睾丸的 HE 染色,10×40)
→:初级精母细胞　←:精子　↑:支持细胞

生精小管(睾丸的 HE 染色,10×40)如图 2-8-3 所示,图示生精小管上皮内的精原细胞、精子细胞和支持细胞,也可见位于生精小管周边部的肌上皮细胞。

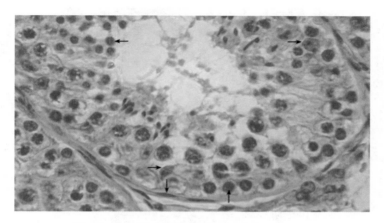

图 2-8-3　生精小管（睾丸的 HE 染色，10×40）

↑:精原细胞　←:精子细胞　→:支持细胞　↓:肌上皮细胞

睾丸间质（睾丸的 HE 染色，10×40）如图 2-8-4 所示，生精小管之间的疏松结缔组织为间质，可见单个或成群分布的胞质呈嗜酸性的睾丸间质细胞。

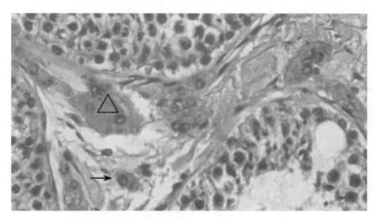

图 2-8-4　睾丸间质（睾丸的 HE 染色，10×40）

→:单个胞质　△:成群胞质

附睾管和输出小管（附睾的 HE 染色，10×40）如图 2-8-5 所示，图中管腔面呈波浪状的是输出小管；管腔面平整的是附睾管，其管腔内可见大量精子的断面。

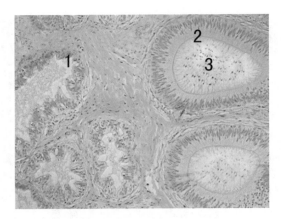

图 2-8-5　附睾管和输出小管(附睾的 HE 染色,10×40)
1:输出小管　2:附睾管

(一)肉眼观察

肉眼观察标本中近似扇形的结构为睾丸,睾丸一侧呈条索状的结构为附睾。

(二)低倍镜观察

首先找到睾丸,其表面有间皮覆盖,间皮下方的致密结缔组织为白膜。睾丸实质中布满生精小管断面,小管之间为睾丸间质。在睾丸断面的一侧找到附睾,其实质中可见两种小管的端面,腔面平整的是附睾管,腔面呈波浪状的是输出小管。

(三)高倍镜观察

1.睾丸

主要对生精小管和间质细胞的结构进行观察。

(1)生精小管:支持细胞为锥体形,轮廓不清,细胞核为三角形或卵圆形,靠近基底部。生精细胞、精原细胞靠近基膜,体积小,圆形,核着色较深。初级精母细胞位于精原细胞内侧,有 2～3 层,细胞较大,为圆形,细胞核内可见到染色体。次级精母细胞存在时间短暂,不易找到。精子细胞靠近腔面,细胞小而圆,常成群存在,核为圆形,染色深。精子呈蝌蚪状,精子的头部大多附着于生精上皮内,而尾部则游离于管腔内。

(2)间质细胞:常成群存在于生精小管之间的结缔组织中,体积较大,呈圆形或椭圆形,核圆形,细胞质嗜酸性,呈红色。

2.附睾

观察输出小管和附睾管,输出小管的腔面呈波浪状,上皮由相间排列的高柱状纤毛细胞群和低柱状无纤毛细胞群构成;附睾管的腔面平整,上皮主要由大小相仿的柱状细胞构成,细胞游离面有大量细长的微绒毛(又称静纤毛)。

【示教内容】

一、前列腺

前列腺(HE 染色,10×10)如图 2-8-6 所示,图示前列腺实质内的腺泡,腺泡大小不等、腔不规则、腺上皮为单层柱状或假复层柱状,腺泡之间为富含弹性纤维和平滑肌的结缔组织。腺泡腔内可见到凝固体,呈嗜酸性,染成红色。

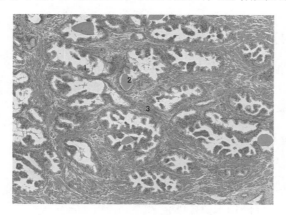

图 2-8-6　前列腺(HE 染色,10×10)
1:腺泡　2:凝固体　3:平滑肌

二、输精管

输精管(HE 染色,10×4)如图 2-8-7 所示,图示输精管的管腔,黏膜表面的假复层柱状上皮和由三层平滑肌构成的发达的肌层。

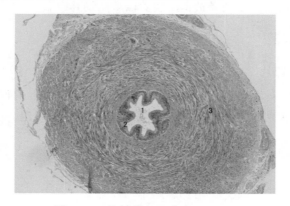

图 2-8-7　输精管(HE 染色,10×4)
1.管腔　2.假复层柱状上皮　3.肌层

【思考题】

(1)睾丸生精小管由哪些细胞构成？描述这些细胞的形态和结构特点。

实验十二　女性生殖系统

【实验目的】

(1)掌握卵巢的结构,镜下正确辨认各级卵泡。
(2)掌握子宫壁的结构,镜下正确辨认增生期和分泌期子宫内膜。
(3)熟悉输卵管的结构。

【实验材料】

(1)卵巢切片,HE 染色。
(2)子宫切片(增生期),HE 染色。
(3)子宫切片(分泌期),HE 染色。
(4)输卵管切片,HE 染色。

【实验注意事项】

(1)显微镜观察切片时,按照先低倍镜后高倍镜的顺序观察。
(2)结合教学切片对照观察。
(3)正确使用显微镜及爱护本次实验课所用切片。

【实验内容】

一、猫卵巢切片

猫卵巢(HE 染色,10×4)如图 2-8-8 所示,卵巢被膜下的许多色浅圆形结构为原始卵泡,排列密集,深部可见大小不等的各级生长卵泡。

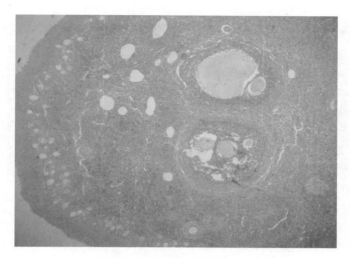

图 2-8-8　猫卵巢(HE 染色,10×4)

猫卵巢(HE 染色,10×20)如图 2-8-9 所示,图示原始卵泡和体积较大的初级卵泡,它们的中央是色浅的初级卵母细胞。

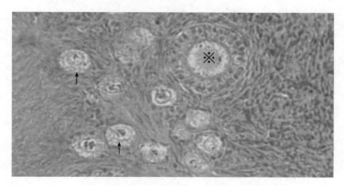

图 2-8-9　猫卵巢(HE 染色,10×20)
↑:卵泡　※:初级卵泡

猫卵巢(HE 染色,10×20)如图 2-8-10 所示,图示闭锁卵泡内有一团红色物质,是皱缩的透明带;初级卵泡中着色较浅的是初级卵母细胞,其外周可见一个红色环状结构,即透明带。透明带外侧为有多层的卵泡细胞和较明显的卵泡膜。

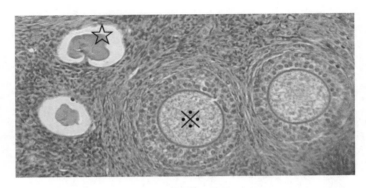

图 2-8-10　猫卵巢(HE 染色,10×20)

☆:闭锁卵泡　※:初级卵泡

　　猫卵巢(HE 染色,10×20)如图 2-8-11 所示,图示次级卵泡的卵泡膜、尚未融合的卵泡腔、初级卵母细胞及多层卵泡细胞。在初级卵母细胞和卵泡细胞之间可见明显的透明带。

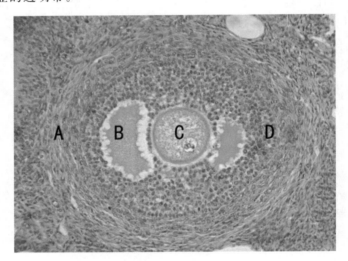

图 2-8-11　猫卵巢(HE 染色,10×20)

A:卵泡膜　B:卵泡腔　C:初级卵母细胞　D:多层卵泡细胞

　　猫卵巢(HE 染色,10×40)如图 2-8-12 所示,图示闭锁卵泡,其周围着色较浅的细胞团是由卵泡膜细胞增生形成的间质腺。

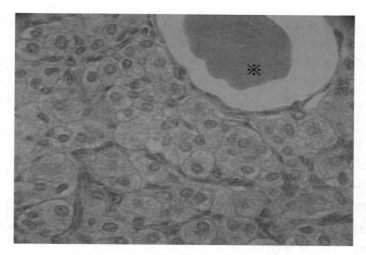

图 2-8-12　猫卵巢（HE 染色，10×40）

※:闭锁卵泡

（一）肉眼观察

肉眼观察见标本呈椭圆形，染成红色。外周部分含有大小不等的泡状结构，为各级卵泡，该部位即卵巢皮质，范围小且无空泡状结构的中央部分为卵巢髓质。

（二）低倍镜观察

卵巢表面包有一层上皮，称表面上皮。上皮下方有一层致密结缔组织，称白膜。白膜下方即皮质，较厚，其中可见大小不等、处于不同发育阶段的卵泡。髓质范围较小，位于中央，由结缔组织、神经和小血管组成。

1.原始卵泡

原始卵泡位于卵巢皮质浅层，体积小，数量多，由一个初级卵母细胞及周围单层扁平状的卵泡细胞组成。初级卵母细胞体积较大，圆形，胞质嗜酸性。核大而圆，染色质细而疏，着色浅，核仁大而明显。卵泡细胞体积较小，核扁圆形，染色较深。

2.初级卵泡

卵泡细胞先由扁平状变为立方状或柱状，而后由单层增殖为多层，此时的卵泡细胞称为颗粒细胞。初级卵母细胞体积也在增大。在卵母细胞与最内层的卵泡细胞之间出现一层较厚的均质状嗜酸性膜，即透明带。初级卵母细胞周围的结缔组织逐渐分化成卵泡膜，但与周围的结缔组织无明显界限。

3.次级卵泡

体积比初级卵泡大。颗粒细胞之间逐渐开始出现一些小腔隙，后来融合成一个大腔,即卵泡腔,腔内充满卵泡液。由于卵泡液不断增多,卵泡腔不断扩大,初级卵母细胞及周围的的颗粒细胞被排挤到卵泡腔的一侧,形成突入卵泡腔的隆起即卵丘,其余的颗粒细胞被排挤到周边部,形成颗粒层。紧靠透明带表面的一层颗粒细胞逐渐增大,变为呈放射状排列的柱状细胞,这层细胞称为放射冠。随着卵泡的增大,卵泡膜也更加明显,并逐渐分为内、外两层。内层含有较多的多边形大细胞即膜细胞,外层为结缔组织,含纤维较多。

4.成熟卵泡

成熟卵泡体积更大,突向卵巢表面。

5.闭锁卵泡

闭锁卵泡为退化的各级卵泡,其大小和形态不一,表现为卵母细胞和卵泡细胞退化或消失,透明带呈皱缩状,染成深红色。

二、增生期子宫体切片

增生期子宫体切片(人子宫 HE 染色,10×20)如图 2-8-13 所示,图示子宫内膜的单层柱状上皮和结缔组织构成的固有层,以及管状的子宫腺。

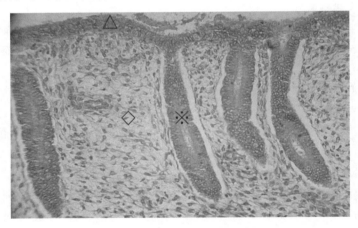

图 2-8-13　增生期子宫内膜(人子宫 HE 染色,10×20)
△:单层柱状上皮　◇:固有层　※:子宫腺

子宫壁的肌层(人子宫 HE 染色,10×20)如图 2-8-14 所示,图示子宫壁的肌层,含较多的血管,可见呈纵切面和横切面的平滑肌束。

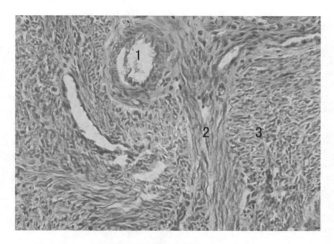

图 2-8-14　子宫壁的肌层(人子宫 HE 染色,10×20)
1:血管　2:纵切面　3:横切面

(一)肉眼观察

肉眼观察标本中染成紫红色的部分为子宫内膜,染成红色的部分为肌层。

(二)低倍镜观察

先分辨子宫的三层结构即子宫内膜(浆膜)、肌层和外膜。

1.内膜

内膜可分为界限不太明显的两层。功能层邻近腔面,较厚,结缔组织相对较多,内有子宫腺,多为纵切面。基底层紧靠肌层,较薄,结缔组织较少,而子宫腺断面较多,多为横切面或斜切面。在基底层内可见螺旋动脉的断面。

2.肌层

肌层很厚,主要由大量环行和纵行的平滑肌束构成,在切片上分层不明显。

3.外膜

外膜为浆膜,较薄,由结缔组织和一层间皮构成。

(三)高倍镜观察

重点观察子宫内膜的结构,内膜上皮和子宫腺上皮均为单层柱状上皮。固有层内含大量基质细胞,细胞轮廓不清,核大而圆。螺旋动脉管腔很小,由内皮和1～2层环形平滑肌构成。

【示教内容】

一、黄体

黄体(HE 染色,10×40)如图 2-8-15 所示,图示黄体内的两种内分泌细胞,大而着色浅的是颗粒黄体细胞,小而着色深的是膜黄体细胞。

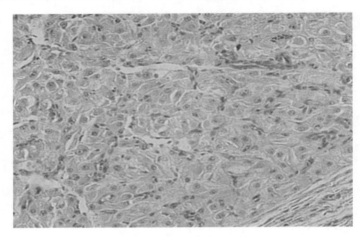

图 2-8-15　黄体(HE 染色,10×40)

二、分泌期子宫

分泌期子宫黏膜(人子宫 HE 染色,10×20)如图 2-8-16 所示,图示呈迂曲状的子宫腺,其腺腔较大,内含呈粉红色的分泌物。图中还可看到许多螺旋动脉的断面。

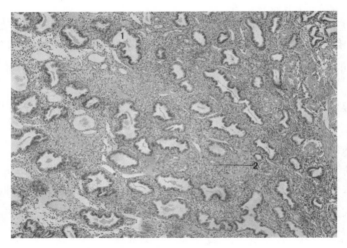

图 2-8-16　分泌期子宫黏膜(人子宫 HE 染色,10×20)

1:子宫腺　2:断面

三、输卵管

输卵管(HE 染色,10×4)如图 2-8-17 所示,图示输卵管的管腔内有大量分支状的皱襞。图中还可看到发达的肌层。

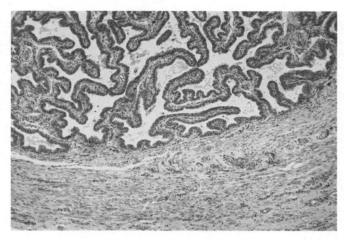

图 2-8-17　输卵管(HE 染色,10×4)

输卵管(HE 染色,10×20)如图 2-8-18 所示。

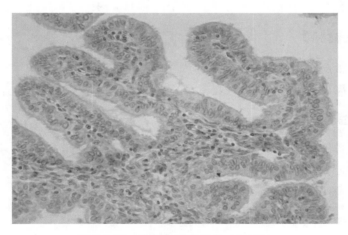

图 2-8-18　输卵管(HE 染色,10×20)

【思考题】

(1)什么是月经周期？在月经周期中子宫内膜功能层会发生哪些变化？为什么会发生这些变化？

第九章　皮肤

实验十三　皮肤

【实验目的】

(1)掌握皮肤表皮的微细结构,在镜下正确辨认厚表皮的结构层次。

(2)熟悉毛发、皮脂腺、汗腺等皮肤附属器的结构。

【实验材料】

(1)手指皮切片,HE染色。

(2)头皮切片,HE染色。

【实验注意事项】

(1)显微镜观察切片时,按照先低倍镜后高倍镜的顺序观察。

(2)结合教学切片对照观察。

(3)正确使用显微镜及爱护本次实验课所用切片。

【实验内容】

一、手指皮肤切片

手指皮肤(HE染色,10×20)如图2-9-1所示,图示手指皮肤的结构,右上方着色较深的是表皮,下方着色较浅的是真皮。从表面到基底,表皮由角质层、透明层、颗粒层棘层和基底层共五层构成。真皮分为浅层的乳头层和深层的网状层。乳头层突入表皮内的部分称为真皮乳头。

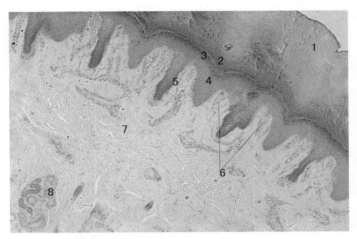

图 2-9-1　手指皮(HE 染色,10×20)

1:角质层　2:透明层　3:颗粒层　4:棘层　5:基底层　6:乳头层　7:网状层

手指皮肤(HE 染色,10×40)如图 2-9-2 所示,图示染色最深的为颗粒层,其上方红色的带状结构是透明层。真皮的结缔组织突入表皮内形成的结构称为真皮乳头,内有椭圆形的触觉小体和丰富的毛细血管。

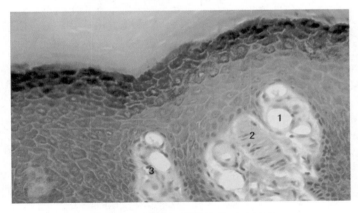

图 2-9-2　手指皮(HE 染色,10×40)

1:毛细血管　2:触觉小体　3:真皮乳头

环行小体(手指皮 HE 染色,10×40)如图 2-9-3 所示,图中可见呈椭圆形的环层小体,其结缔组织被囊由多层扁平细胞呈同心圆排列而成。图中还可见到皮下组织内的脂肪组织。

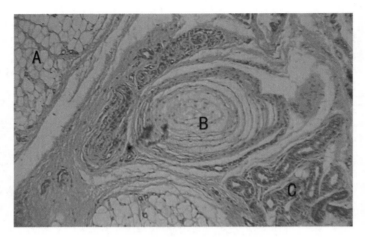

图 2-9-3　环行小体(手指皮 HE 染色,10×40)
A:脂肪组织　B:环层小体

（一）肉眼观察

切片中染成红色和紫色的一层为表皮,其深面为真皮和皮下组织。

（二）低倍镜观察

表皮由角化的复层扁平上皮构成,浅层染成红色,无细胞核;深层细胞密集,染色较深。真皮位于表皮下方,由致密结缔组织构成,与表皮相接触的部分为乳头层,突入表皮内的部分称为真皮乳头。乳头层的深面为网状层,与乳头层之间无明显界限,该层内胶原纤维束和弹性纤维束粗大并交织成网。

（三）高倍镜观察

由基底到表面,表皮可依次分为以下五层:①基底层为一层低柱状细胞,称基底细胞,细胞较小,排列整齐,细胞界限不清。细胞核为圆形或卵圆形,位居细胞中央。②棘层由数层多边形细胞构成,细胞较大,细胞界限清晰,核圆,位居细胞中央。③颗粒层由2～3层扁平细胞构成,胞质中有大小不等的透明角质颗粒,染成深蓝色。④透明层较薄,也由2～3层扁平细胞构成,细胞核已退化消失,胞质呈均质状,染成红色。⑤最浅层为角质层,最厚,由数层角化的细胞组成,染成粉红色。

【示教内容】

一、头皮

头皮(HE 染色,10×4)如图 2-9-4 所示,图示头皮的表皮与真皮,以及一根毛发的纵切面。毛发暴露在外的部分是毛干,包埋在皮内的部分是毛根,毛根周围的结构是毛囊。

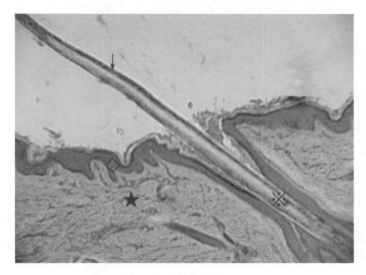

图 2-9-4　头皮(HE 染色,10×4)
◇:表皮　★:真皮　↓:毛干　※:毛根

二、毛根

毛根(头皮 HE 染色,10×10)如图 2-9-5 所示,图示毛根的结构,包括深部的毛球、毛囊的上皮性鞘和结缔组织性鞘。

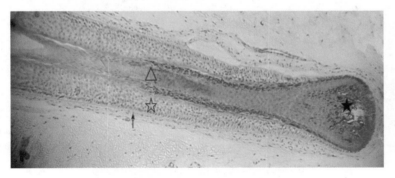

图 2-9-5　毛根(头皮 HE 染色,10×10)
△:毛根　★:毛球　☆:上皮性鞘　↑:组织性鞘

毛根(头皮的 HE 染色,10×40)如图 2-9-6 所示,图示毛根斜切面,毛囊的上皮性鞘及结缔组织性鞘清晰可见。

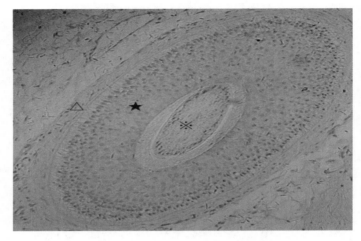

图 2-9-6　毛根(头皮的 HE 染色,10×40)

※:毛根　★:上皮性鞘　△:结缔组织性鞘

毛球(头皮的 HE 染色,10×20)如图 2-9-7 所示,图示斜切的毛球结构。毛球内染色浅的一团富含毛细血管的结缔组织是毛乳头。

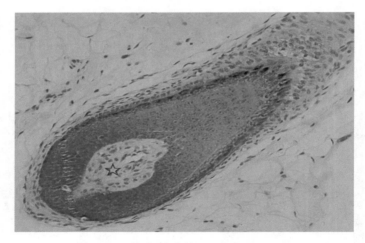

图 2-9-7　毛球(头皮的 HE 染色,10×20)

☆:毛乳头

三、皮脂腺与立毛肌

皮脂腺与立毛肌(头皮的 HE 染色,10×20)如图 2-9-8 所示,图中为毛囊周围的皮脂腺及立毛肌。

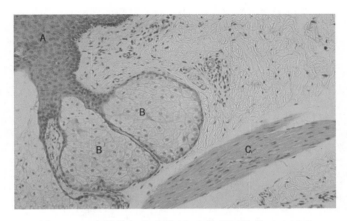

图 2-9-8　皮脂腺与立毛肌(头皮的 HE 染色,10×20)
A:毛囊　B:皮脂腺　C:立毛肌

四、汗腺

汗腺(头皮的 HE 染色,10×40)如图 2-9-9 所示,图示外泌汗腺的结构。外泌汗腺由导管与分泌部组成,前者染色深,由两层细胞构成;后者染色浅,由单层细胞构成。

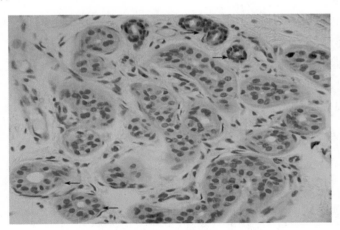

图 2-9-9　汗腺(头皮的 HE 染色,10×40)
→:导管　←:分泌部

【思考题】

(1)描述皮肤的分层及各层的形态特点。

第十章　胚胎学

实验十四　胚胎发育观察

【实验目的】

(1)掌握受精的部位和过程。

(2)掌握胚泡的结构。

(3)掌握植入的时间、部位和过程以及蜕膜的分部及各部的位置。

(4)掌握三胚层胚盘的结构。

(5)熟悉各类胎膜的位置和结构特点。

(6)熟悉胎盘、脐带的结构和功能以及两者的关系。

【实验材料】

(1)卵裂球及桑葚胚模型。

(2)胚泡模型。

(3)胚盘模型。

(4)2～7周的胚胎模型。

(5)妊娠子宫的剖面模型。

(6)连接胎儿的脐带及胎盘的模型和标本。

(7)各月份的胎儿标本。

(8)畸形胎儿标本。

(9)胚胎的发生发育教学片。

(10)胎儿血液循环模型。

（11）脐带横断面模型或标本。

【实验注意事项】

（1）爱护实验室标本。

（2）结合教学观察学习。

【实验内容】

一、教师示教

（1）教师带领学生观看胚胎发生发育教学片。

（2）借助模型和标本，教师示教受精、卵裂球、桑葚胚、胚泡、三胚层、蜕膜、植入、胎盘和胎膜等形态结构。

二、小组讨论

在教师指导下，学生以小组为单位，按照以下提纲观察相关模型和标本并就观察结果在小组内进行讨论。

（1）受精：在模型上指出卵子滞留部位和精子运行过程，进而讨论女性节育措施的实施方法。

（2）卵裂：观察从受精开始，受精卵通过卵裂不断增殖，进而发育成桑葚胚的过程，以及桑葚胚的形态结构特点。

（3）胚泡：观看胚泡的剖面结构，辨认胚泡腔、内细胞群、滋养层和极端滋养层的形态和结构。

（4）植入：在子宫模型上确认正常和异常的植入部位，说出胚泡和蜕膜之间的关系。

（5）蜕膜：在妊娠子宫模型的剖面上，观察蜕膜和胚胎的关系，指出包蜕膜、壁蜕膜和底蜕膜的位置。

（6）二胚层：在 2 周龄胚胎模型上，观察内、外两个胚层的关系以及它们和羊膜腔、卵黄囊的关系。

（7）三胚层和胚外体腔：在 3 周龄胚胎模型上，观察并确认三个胚层的结构及它们的相互关系，确认胚外中胚层、胚外体腔和体蒂等结构。

（8）绒毛膜：在胚胎第 2 周至第 3 个月的子宫剖面模型上观察绒毛膜的发生和演变过程，指出平滑绒毛膜和丛密绒毛膜所在的部位。

（9）卵黄囊：在胚胎 3 个月的子宫剖面模型上观察卵黄囊的演变过程，阐明原位于胚胎腹侧的卵黄囊，其顶部是如何被包入胚体内的，其残余部分又是如何被包入脐带内的。

（10）尿囊：在胚胎 3 个月的子宫剖面模型上观察尿囊的演变过程，进而理解其根部为什么与后肠相连,其远侧残余部为何被包入脐带。

(11)羊膜:观察羊膜的演变过程,理解为何开始仅位于胚盘背侧的羊膜囊,最终却把整个胚胎和与胚胎相连的脐带全部包在羊膜囊内。

(12)脐带:在标本上观察连接胎儿和胎盘的脐带的结构,注意其长度和粗细。在模型上确认脐带内的脐动脉和脐静脉,找出卵黄囊剩件以及黏液性结缔组织。

(13)胎盘:在标本上观察胎盘的大小和形态,注意分辨胎盘的胎儿面和母体面。胎儿面光滑,近中央部位连有脐带,母体面则粗糙不平。胎盘呈圆盘状,周边部较薄,中央较厚。

(14)畸形胎儿:根据现有的标本模型、挂图指出畸形胎儿的名称以及它们与正常胎儿在结构上的差异。

(15)胎儿的血液循环特点:在胎儿的血液循环模型上指出胎儿和成人的血液循环有哪些不同。

【思考题】

(1)在胚泡、妊娠子宫的剖面模型、胚盘模型、脐带横断面模型、胎膜和胎盘标本上指出所学的可见结构。

第三部分

病理解剖学实验

绪　论

一、病理解剖学实验目的与要求

(一)实验目的

病理解剖学是一门形态学科,实验教学的目的是在理论知识指导下,通过观察病理标本,认识各种病变器官或组织的形态变化,得到感性的认识,从而进一步理解和巩固理论知识,认识疾病本质及其发生发展规律。这也可以培育学生科学的思维方式,养成观察思考、逻辑推理、书写实验报告的学习习惯,也可以提升学生独立观察、描述、综合分析问题、解决问题的能力及科研思维和创新能力,进而培养具有健康价值体系的医学人才,推进"健康中国"建设。

(二)实验要求

(1)熟练掌握显微镜使用技能。

(2)掌握大体标本和病理组织切片的观察方法。

(3)尊重疾病的客观性,以求真、求实的态度识别大体标本和显微镜下组织切片中的病理变化。对各个标本要按照一定的顺序,全面细致地进行观察,对有代表性的病变进行准确而简要地描写和绘图,逐步做到熟练掌握病理形态学的观察、描述及诊断方法。

(4)以辩证的思维分析疾病的产生和发展规律。临床案例讨论需要根据标本实际存在的各种病理现象,联系理论进行比较、分析和综合,从而得出切合实际的结论。

(5)为了更好地达到实验目的,需要学生完成课前预习。预习包括了解实验指导教材,了解本次实验的目的与要求,并有针对性地复习相关学科,特别是解剖学和组织学相关知识,提高实验效率。

二、实验课的内容与方法

(一)实验内容

(1)观察病理大体标本。

(2)观察病理组织切片。

(3)临床案例讨论会。

(二)实验方法

1.大体标本观察

实验所观察的病理大体标本,一般都是用10％福尔马林液(具有杀死微生物及使蛋白凝固的作用)固定,其大小、颜色、硬度与新鲜标本有所不同,标本存在缩小、变硬,颜色变浅、变灰,出血区和血凝块变为黑色,含铁血黄色呈棕色,胆色素呈绿色等情况。

(1)观察大体标本的基本顺序:首先确定观察标本的器官或组织,如肺的上叶或下叶。若标本是从患者身体病变部分手术切除的(如切除的肿瘤标本),见不到完整的或部分的正常脏器,则要查明标本是取自哪一器官或哪一部分组织。

观察脏器的大小、形状、重量,注意实质器官如肝、肾、脾是否肿大或缩小,有腔脏器如心、胃、肠的内腔是否扩大或缩小,腔壁是否变薄或增厚,腔中有何内容物,有无变形等。

观察脏器的表面及切面(如为有腔脏器还应注意腔内表面有何改变)。①颜色:暗红或苍白、淡黄或棕黄、灰色或黑色、绿色等。②光滑度:平滑或粗糙。③湿润度:湿润或干燥。④透明度:正常脏器包膜(浆膜)菲薄而半透明,病变时可变混浊。⑤硬度:变硬或变软,韧实或松脆。

观察病灶的数目、位置、分布(弥漫或单个),与周围组织的关系,境界是否清楚。①数目:弥漫性或局限性,单个或多个。②大小:体积以"长 cm×宽 cm×厚 cm"表示,也可以用实物大小来形容,如针帽大、粟粒大、芝麻大、绿豆大、黄豆大、花生米大、龙眼大、鸡蛋大、成人拳头大、儿头大等。③形状:囊状或实心、乳头状、菜花状、息肉状、蕈状、结节状、溃疡等。④颜色:红色表示病灶内含血液(若为福尔马林固定,则变为黑色);黄色表示含有脂肪或类脂;绿色或黄绿色表示含有胆汁;黑褐色表示含有黑色或褐色色素。⑤与周围组织的关系:界限明显或模糊,有否压迫或破坏周围组织等。

(2)病理标本的诊断:一般通过病变标本的观察、分析、综合、鉴别之后做出病理诊断。诊断的写法一般是:器官名称＋病理变化,如肝淤血、肾萎缩等。

2.组织切片观察

先用肉眼观察组织切片的形状、颜色。切片标本最常采用 HE 染色。采用普通光学显微镜观察时,细胞核染成紫蓝色,细胞浆和胶原纤维染成粉红色,红细胞呈橙红色,有的标本也会采用特殊染色。观察切片标本应遵循先肉眼后镜下的顺序。

显微镜下观察时注意切勿将切片放反,以免压碎切片,观察顺序为先低倍后高倍,先全貌再局部,先轮廓再细节的原则。低倍镜是镜检的主要手段,可以洞察全局,了解组织结构的改变,切忌一开始即用高倍镜观察。高倍镜主要观察组织和细胞的微细结构和形态变化。

(1)显微镜标本(切片标本)的观察方法及步骤:先用肉眼观察,初步了解整个切片的情况,并发现病灶的所在部位(分布、形状等)。

然后将切片放在载物台上(注意盖玻片要向上,不要放反,否则高倍镜不易准焦,并容易将玻片压坏),用低倍镜观察,观察时上下、左右移动切片,全面细致地观察,以确定切片是何种组织,病变发生在哪一部位,以及病变与正常组织的关系等。

高倍镜一般用来观察细胞的形态及一些微细的成分。但必须注意,高倍镜是在低倍镜已经观察到病变全貌后再使用的。因此一定要先用低倍镜找到要观察的成分后,固定于视野的中央,然后再转用高倍镜。低倍镜与高倍镜应轮换使用。

镜检时应按组织学层次和结构进行观察,并注意病变位于何处,以何处为最突出。

(2)对病理标本作诊断时,要细致观察,结合病史,联系理论知识,综合分析。病理学实验诊断原则是器官或组织名称+病理变化,如脾梗死、支气管鳞状上皮化生等。

在实验观察大体标本和切片标本时,必须将二者密切结合,两者并重,同时还应注意到标本的来源和病史,注意密切联系理论知识,这样才能对疾病有一个发展的和全面的认识。

三、切片绘图与描述的原则与方法

对病理标本的描述一定要真实,不可主观臆造,亦不可照抄书本,语言要精练,层次要清楚,从局部到整体,由里到外,由上到下,逐次描述。

病理绘图十分重要,学生通过绘图可加强对病变的观察、理解和记忆,也是能力训练的一个重要环节。绘图的方法:首先仔细观察病变的镜下表现,找出比较典型的区域,然后用铅笔淡淡勾出轮廓(注意各种成分的位置、比例、关系等）。对草图满意后,再用红蓝铅笔分别图出细胞质、间质和细胞核等,落笔由轻到重,色彩由浅入深。图画要有边框（圆形或方框）和注解,病变和图中主要结构名称用平行线从图中向右侧拉出,并注释切片标本号码、病理诊断染色方法、放大倍数。

四、主要脏器病理标本观察方法

（一）心脏

首先观察外观,包括心脏（正常成人心脏重 250～300 g）的大小、形状、颜色,心外膜光滑度、厚度血管走行、分布,脂肪多少等。再判断心腔的各腔室为何侧,观察心腔壁厚度,各瓣膜厚度,有无粘连、变形、缺损、穿孔等;腱索粗细、粘连、长度;乳头肌及肉柱大小;心肌颜色、质地、有无坏死;心腔壁及瓣膜光滑度及有无赘生物,心腔有否扩张。除此之外,还要注意主动脉根部有无粥样斑块、扩张等以及冠状动脉的情况。

显微镜下观察确定心脏组织:心肌细胞有横纹,形态分叉,一个核,核居中。心壁分三层,逐层观察:①心内膜:正常较薄,为致密结缔组织;注意心腔有无渗出物（成分、数量）、血栓,心内膜有无增生、变厚,有无炎性反应（充血、水肿、炎细胞浸润）、特殊病变（结核、风湿性病变等）;②心肌层:心肌细胞有无萎缩、肥大,有无色素、变性、坏死,心肌间质病变需观察项目同心内膜;心外膜:较厚、脂肪多,有较大血管和神经,心外膜及其表面观察项目同心内膜。

（二）血管

肉眼观察血管壁各层,特别是内膜的改变。例如,内膜有无增厚、异常物质沉积,有无皱缩条纹、硬斑、溃疡等,管壁的厚度,口径的大小,弹性程度,有无动脉瘤,管腔内有无血栓及异物。之后再观察血管的走行、分支、粗细、颜色及弹性程度。

镜下观察按外膜、中膜、内膜顺序进行。外膜内有无炎细胞浸润及纤维组织增生,其营养血管有无增减;中膜肌层和弹力纤维有无改变;内膜有无增厚,增厚的物质是什么,有无沉积物,管腔内有无异常物质存在,如发现血栓则观察它的结构。

（三）肺

肉眼观察两肺体积的大小、重量（成人左肺 325～450 g,右肺 375～550 g）、表面的颜色（正常成年人肺为灰红色,带有散在黑色炭末斑点,而正常幼年肺的颜色为浅红色）、光滑度、硬度,肺尖或肺前缘情况;肺间质有无串珠状气泡,有无结节或斑块。从切面观察它的颜色,有无实变区或结节,硬度如何,切面上见到的病变与支气管有无关系,病变的分布状态和部位,肺动脉有无血栓,胸膜的厚度及血管淋巴结有无异常。

镜下观察胸膜的厚度,有无渗出物。肺泡壁的厚度,肺泡的大小,肺泡腔有无内容物,内容物是何种成分,有无炎细胞浸润,间质及支气管、血管有无改变。

(四)肝

肉眼观察肝的大小(正常成人肝的大小为 25 cm×15 cm×12.7 cm)、重量(正常成人肝约重 1 300～1 500g)、颜色(正常为红褐色)、光滑度、边缘状态,表面上有无结节,切面的颜色、硬度,小叶的大小及整齐度,有无硬结或脓腔,病变的分布,门静脉区及血管的改变等。

镜下观察肝的包膜,肝小叶的大小、形状,肝细胞索的宽度及排列,肝细胞有无变性,毛细胆管有无扩张及内容物,中央静脉、肝窦及枯否氏细胞的改变,门管区有无小胆管、血管及纤维组织增生,有无寄生虫虫卵及炎细胞浸润等。

(五)脾

肉眼观察脾的大小(正常成人脾的大小为 12 cm×7 cm×3.5 cm)、重量(正常成人脾约重150 g)、颜色(正常为暗红色)、包膜光滑度,有否下陷、凸起或粘连,切面是否凸出,包膜厚度,切面颜色、硬度,脾小体多少,有否纤维化或梗死等。

观察脾的次序是先看表面,再看切面,最后分别观察红髓、白髓、小梁及脾门之血管等。观察脾脏大体标本重点是脾肿胀、梗死、纤维化及含铁结节、脾血管血栓等。

(六)肾脏

肾脏大小(正常为 10 cm×5 cm×4 cm)、重量(正常成人肾重 134～148 g)、形状、颜色(正常为红褐色)、表面是否光滑或呈颗粒状、凹陷性瘢痕,有无出血点、渗出物或脓肿等。

切面观察肾皮质厚度,肾实质内有无出血、坏死、空洞、肿块等病灶(部位、大小、形态、数量、边界等)。肾盂黏膜是否光滑,有无出血、渗出物,肾盂有无扩张、变形,脂肪组织多少等。

镜下观察肾实质内肾小球大小、分布情况,肾小球内细胞数量,有无纤维化、玻璃样变性及坏死,毛细血管扩张与否,肾小球囊内有无渗出物(成分、数量),球囊壁细胞有否增生,有无新月体;肾小管上皮细胞有无变性,管腔内有无渗出物或管型。肾间质内有无炎性反应(充血、水肿、炎细胞及其种类等),或纤维组织增生。肾被膜厚度,有无炎性反应或增生。

(七)中空器官(气管、支气管、消化管、胆囊及输卵管等)

肉眼观察腔的大小,有无扩张、狭窄或阻塞等,表面的颜色、光泽、有无结节等。切面观察管壁的厚度,各层增厚或变薄的原因,管壁有无破坏、穿孔、溃疡或肿物等,腔内有无内容物,其性状如何。

镜下观察各层的厚度,有无炎细胞浸润、纤维结缔组织增生,有无寄生虫及组织破坏,如有炎细胞浸润或寄生虫时,应注意位于哪一层,并区别它们的种类,观察黏膜面有无渗出、坏死、出血及溃疡等;浆膜面有无渗出物。

(八)淋巴结(腹腔、肠系膜、支气管旁、纵隔、颈部等)

肉眼观察淋巴结是否肿大或互相融合,表面的颜色、硬度;切面的颜色,有无坏死或结节,有无白色钙化点或色素沉着等。

(九)子宫

肉眼观察子宫的大小,表面有无结节,宫壁的厚薄,宫腔的大小及其内容物;切面有无肿块、出血点或小腔等。

镜下观察肌层的改变(如肌细胞的大小,间质有无炎细胞浸润,有无瘤组织及内膜组织)及子宫内膜的变化。

(十)脑

首先观察双侧大脑对称性,有否脑疝、脑回、脑沟变化,脑基底动脉环分支分布,有无畸形或其他病变;蛛网膜清晰度、蛛网膜下腔有无渗出物或出血;脑表面小血管情况等。

切面观察大脑灰质、白质,主要神经团和小脑及脑干结构,注意有无出血、坏死、肿物等病变。

镜下观察可发现正常情况下,大脑皮质分6层,即分子层、外颗粒层、锥体细胞层、内颗粒层、节细胞层和多形细胞层;髓质由大量神经纤维组成。小脑皮质分三层,即分子层、蒲肯野细胞层和颗粒层。全脑及脊髓表面紧贴一薄层结缔组织膜,富含小血管,并覆以单层扁平上皮为软脑膜,其表面为蛛网膜,由纤细的结缔组织构成,纤维形成许多小梁与软脑膜相连,两膜之间为蛛网膜下腔。观察时注意神经细胞有无变性、坏死,实质有无炎性反应(充血、水肿、炎细胞等),有无出血、有无肿瘤组织等。软膜及蛛网膜下腔有无渗出物(成分、数量)及其他炎性反应等。

五、病理实验报告

(一)实验报告内容

实验报告包括对某些指定标本的描述、绘图、诊断及问题的解答。书写实验报告,可培养严格的科学态度和认真准确记录科学结果的作风,故必须严格执行,实验后交给老师批阅。

(二)实验报告要求

实验报告字体要求整洁,文字力求简练精确,不能马虎草率,绘图要求准确和整洁,要能表达病变的重点(注意所画成分的大小比例必须恰当),但不必特别工笔,以免费时。

(三)实验前要求

实验前必须先复习有关理论及与实验标本有关的正常解剖学和组织学知识。每人应备有实习作业本和彩色铅笔。

(四)切片绘图与描述的原则与方法

(1)绘图用笔用红蓝铅笔,绘制视野及标识线用铅笔。视野(绘图直径为7~8 cm)用圆规绘制,标识线用直尺打直。标识线起端指于病变,末端标注,注意标注线相互平行,末端上下对齐。标注文字以铅笔书写,尽量置于图右,力求简练、准确。放大倍数在低倍镜为×100,高倍镜为×400。诊断为器官+病变。

(2)绘图要求逼真与抽象相结合。逼真指所绘内容必须是切片中存在的,符合实际的变化。描绘时要突出病变的组织细胞形态结构特征,注意其大小比例和颜色变化。这就要求同学们有牢固的组织形态学知识基础,并熟练地联系、理解和掌握病理学理论知识。抽象则要求把整张切片的病理变化进行综合,集中画在一起。下笔前须按照切片标本观察的方法及步骤,全面、详细地观察整张切片,做到胸有成竹,一气呵成,突出病变特征,切忌看一眼画一笔或过分工笔。

(3)切片的描述要求"科学性"和"逻辑性"统一。科学性指所描述的内容要符合观察到的病变特征,并以有条理的、精炼的、符合病理学专业术语要求的文笔进行描述,切忌照搬书本而不加以组织与提炼。逻辑性指将所观察到的病变特征,按其组织学层次或病变特点的主次顺序组织起来,做到既全面又突出重点,切忌主次不分,内容杂乱无章,毫无条理。

第一章　细胞和组织的适应与损伤

实验一　细胞和组织的适应与损伤

【实验目的】

（1）掌握适应概念及表现形式，肥大、增生、萎缩、化生的概念及形态特点。

（2）掌握变性概念，认识细胞水肿、脂肪变性、玻璃样变性及纤维素样变性的形态特点。

（3）掌握坏死的概念、形态特点、分类，并联系其发生的原因及后果。

（4）掌握病理大体标本和组织切片的观察方法。

（5）培养认真、严谨、求实的工作作风；树立科学精神；培养责任意识。

【实验材料】

一、大体标本

（1）肾盂积水。

（2）脑积水。

（3）肝脂肪变。

（4）脾梗死。

（5）心脏萎缩。

（6）干性坏疽（手或足）。

二、病理组织切片

（1）肝脂肪变性。

（2）肾小管上皮细胞水肿。

(3)脾小动脉玻璃样变。

(4)结缔组织玻璃样变。

(5)宫颈鳞状上皮化生。

(6)胃肠上皮化生。

【实验注意事项】

(1)观察大体标本时,注意轻拿轻放,爱护来之不易的大体标本。

(2)显微镜观察病理切片时,按先低倍镜后高倍镜的顺序观察,避免遗漏重要病变。

(3)注重对大体标本病变性状的细致观察和准确描述,镜下组织切片细微病变的简要描述和准确绘图。

【实验内容】

一、大体标本观察

(一)肾压迫性萎缩

肾压迫性萎缩表现为肾脏体积增大(正常为 4 cm×5 cm×10 cm),切面见肾盂明显扩张、积水,形成水囊,肾皮质明显变薄(正常为 2～3 cm),髓质分界不清,如图 3-1-1 所示。

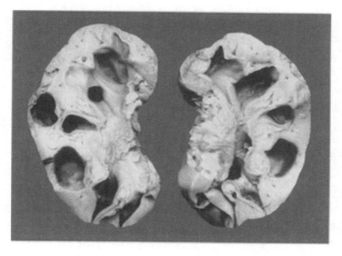

图 3-1-1　肾压迫性萎缩

（二）脑室积水

标本为儿童的颅脑脑室积水，其表现为脑室扩张，脑回扁平增宽，脑沟变浅，脑皮质发生萎缩而变薄，如图 3-1-2 所示。

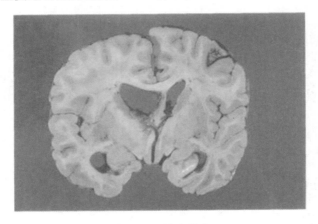

图 3-1-2　脑室积水

（三）肝脏脂肪变性

肝脏脂肪变性表现为肝脏体积增大，包膜紧张，边缘变钝，切面黄色，油腻感，如图 3-1-3 所示。

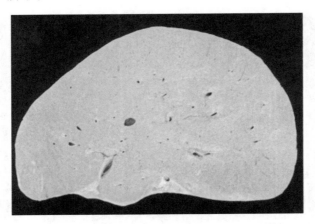

图 3-1-3　肝脏脂肪变性

（四）脾梗死

脾梗死表现为脾外形完整，表面较光滑，脾包膜相应切面上，见灰白色近锥形坏死灶，微隆起，边界清楚，如图 3-1-4 所示。

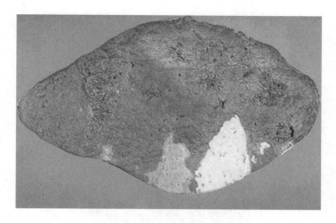

图 3-1-4　脾梗死

（五）心脏萎缩

心脏萎缩如图 3-1-5 所示，心脏体积缩小，横径缩短，心重减轻（正常心重 250～300 g）；心外膜脂肪增多；表面可见心冠状动脉蜿蜒迂曲；切面心尖较锐，心壁变薄；由于脂褐素增多，心肌颜色呈浅褐色（正常新鲜心肌呈暗红色，固定后心肌呈浅灰色）。

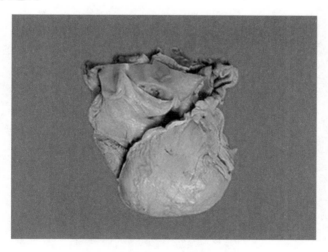

图 3-1-5　心脏萎缩

（六）干性坏疽

干性坏疽表现为干疽部分与健康组织分界清楚，颜色黑污，组织干涸皱缩，如图 3-1-6 所示。

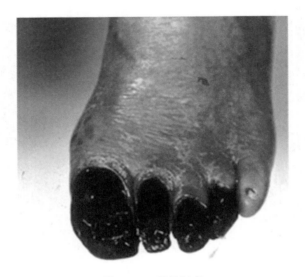

图 3-1-6　干性坏疽

(七)湿性坏疽

湿性坏疽表现为水分多,菌繁殖块,黑色,无分界,全身感染中毒症状重,有臭味,如图 3-1-7 所示。

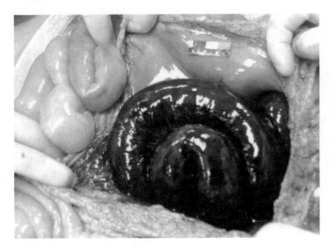

图 3-1-7　湿性坏疽

二、病理切片观察

(一)肝脂肪变性

肝脂肪变性如图 3-1-8 所示:①肝细胞体积增大,胞浆内含有大小不等的空泡。病变严重者,肝细胞内脂滴较大,把肝细胞核挤向一侧,似脂肪细胞。②肝血窦变窄。③汇管区少量单核淋巴细胞浸润。

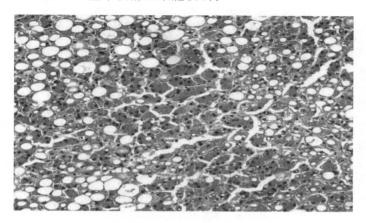

图 3-1-8　肝脂肪变性

(二)肾近曲小管上皮细胞水肿

肾近曲小管上皮细胞水肿如图 3-1-9 所示。

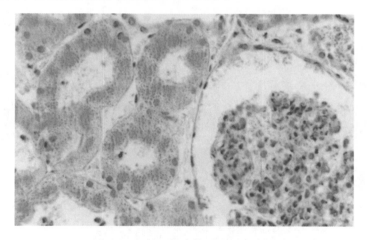

图 3-1-9　肾近曲小管上皮细胞水肿

1.低倍镜观察

低倍镜观察可发现在肾小球周围的肾小管,有些细胞体积大,染色淡红,即为病变部位。

2.高倍镜观察

高倍镜观察可发现近曲小管上皮细胞明显肿胀,向管腔内突出,使腔狭窄且参差不齐,细胞浆内充满红染细颗粒,有的胞浆崩解脱落入管腔,细胞核结构清晰。

（三）脾小动脉玻璃样变

脾小结中央小动脉的管壁内有大量均质、红色染色、无结构的物质沉积,造成管壁增厚,管腔狭窄,如图 3-1-10 所示。脾小结体积变小,脾窦淤血。脾小结中央小动脉断面数目增多,是由于小动脉硬化而迂曲所致。

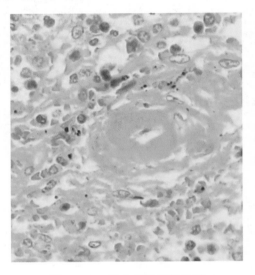

图 3-1-10　脾小动脉玻璃样变

（四）结缔组织玻璃样变

结缔组织玻璃样变表现为胶原纤维增粗,互相融合为梁状、带状或片状的半透明均质物,纤维细胞明显减少,如图 3-1-11 所示。

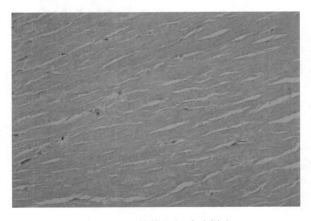

图 3-1-11　结缔组织玻璃样变

（五）宫颈鳞状上皮化生

宫颈被覆鳞状上皮化生表现为其上皮增生，黏膜上皮下有淋巴细胞及浆细胞浸润。宫颈腺体增生，腺体柱状上皮呈鳞状上皮化生，部分腺体腺腔消失，变为一实体的细胞团，如图 3-1-12 所示。

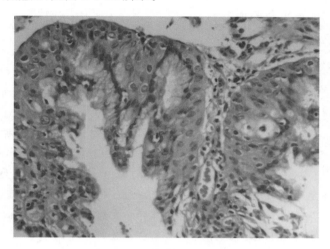

图 3-1-12　宫颈鳞状上皮化生

（六）胃肠上皮化生

胃肠上皮化生表现为胃被覆单层柱状上皮，黏膜内可见少量淋巴细胞浸润，小凹上皮轻度增生伴灶性肠上皮化生，如图 3-1-13 所示。

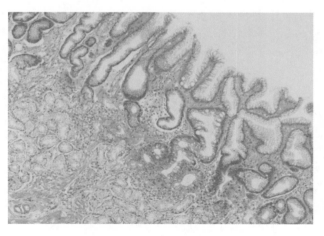

图 3-1-13　胃肠上皮化生

【思考题】

(1)显微镜下识别坏死组织的主要依据是什么?

(2)化生常见于哪些组织? 有何意义?

(3)干酪样坏死的原因和镜下特点是什么? 它与一般凝固性坏死有何区别?

【案例分析】

患者,女,72 岁,患高血压 30 多年,半年前开始双下肢发凉,发麻,走路时常出现阵发性疼痛,休息后缓解。近 1 个月右足剧痛,感觉渐消失,足趾发黑渐坏死,左下肢逐渐变细。3 天前生气后,突然昏迷,失语,右半身瘫,渐出现抽泣样呼吸,早晨 6:50 呼吸心跳停止。

尸检所见:老年女尸,心脏明显增大,重 1 050 g,左心室明显增厚,心腔扩张;主动脉、下肢动脉及冠状动脉等内膜不光滑,有散在大小不等黄白色斑块;右胫前动脉及足背动脉,管壁不规则增厚,有处管腔阻塞;左股动脉及胫前动脉有不规则黄白色斑块;右足趾变黑、坏死。左下肢肌肉萎缩明显变细;左大脑内囊有大片状出血。

请分析:

(1)该患者有哪些病变?

(2)右足发黑坏死的原因是什么?

(3)左心室肥大、扩张及左下肢萎缩的原因类型是什么?

(4)该患者的死亡原因是什么?

案例分析思路

第二章　组织修复

实验二　组织修复

【实验目的】

（1）掌握肉芽组织的形态特征、发生、发展及其在创伤愈合中的作用。

（2）掌握不同类型创伤愈合的特点。

（3）熟悉各种组织的再生方式。

【实验材料】

一、大体标本

（1）皮肤的线形瘢痕。

（2）烫伤后的瘢痕。

二、病理组织切片

（1）肉芽组织。

（2）心肌瘢痕组织。

【实验注意事项】

（1）注重对肉芽组织大体及镜下形态特征的观察及描述，结合临床及日常生活理解其在创伤愈合中的作用。

（2）通过对肉芽组织、皮肤伤口愈合的大体及镜下观察，更深入地理解临床创伤患者的治疗。

【实验内容】

一、大体标本观察

(一)皮肤的线形瘢痕

皮肤的线形瘢痕表现为颜色较淡,整齐而光亮,呈线形,如图 3-2-1 所示。

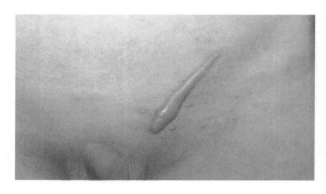

图 3-2-1　皮肤的线形瘢痕

(二)烫伤后的瘢痕

烫伤后的瘢痕如图 3-2-2 所示。

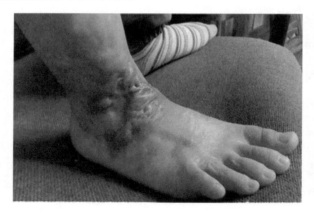

图 3-2-2　烫伤后的瘢痕

二、病理切片观察

(一)肉芽组织

1.低倍镜观察

低倍镜下的肉芽组织如图 3-2-3 所示。

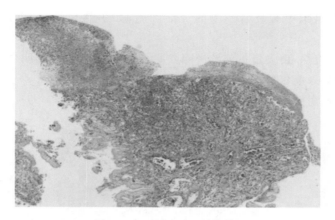

图 3-2-3　肉芽组织(低倍镜)

(1)溃疡表面有一层纤维素及中性粒细胞等构成的炎性渗出物。

(2)渗出物的下方是炎性肉芽组织,有大量的新生毛细血管和成纤维细胞,毛细血管彼此相互平行,与创面垂直。

(3)肉芽组织下面为纤维结缔组织。

2.高倍镜观察

高倍镜下的肉芽组织如图 3-2-4 所示。

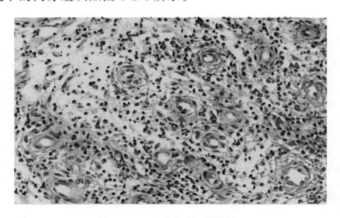

图 3-2-4　肉芽组织(高倍镜)

(1)新生毛细血管内皮细胞肥大向腔内凸出,有些已形成管腔,有些未形成管腔。

(2)成纤维细胞分布在毛细血管之间,胞体大,胞浆丰富,为淡红色,呈卵圆形、梭形或分枝状,胞核椭圆形或梭形。

（3）肉芽组织中有数目不等的炎症细胞，如中性粒细胞、淋巴细胞、浆细胞等。

（4）瘢痕组织，由大量排列致密的胶原纤维构成，并出现透明变性。

（二）心肌瘢痕组织

心肌瘢痕组织如图3-2-5所示。

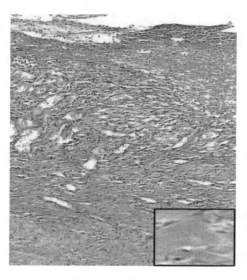

图3-2-5 瘢痕组织

1.低倍镜观察

低倍镜观察可见心肌组织内见一不规则病灶，均匀红染，无特定结构，周围有纤维组织增生。

2.高倍镜观察

高倍镜观察可见融合的胶原纤维呈梁状或片状排列，均质、红染，周围可见少许纤维细胞。

【思考题】

（1）简述伤口愈合及组织再生过程。

（2）一期愈合与二期愈合有什么区别？

（3）比较三种坏疽的发生条件、部位和病变特点。

【案例分析】

患者，女，31岁，6年前曾行剖宫产手术，术后刀口感染，患者经一月余才愈合,起初局部形成一个 6 cm×3 cm 大小的红褐色、质地柔软、稍隆起的长条状组织,随后慢慢皱缩,质地变硬,色泽逐渐呈灰白色。近来刀疤中部逐渐变薄、隆起,约 5 cm×2 cm 大小,其随腹压的变化明显隆起或凹陷。体查发现下腹部有一长约 5 cm 宽约 2 cm 刀疤;表面失去正常皮肤的色泽和纹理结构,呈光亮、较薄、无毛发生长、明显高起于周围皮肤的隆起区。

请分析:

(1)患者的刀口出现了哪种创伤愈合?请分析其发生和演变过程。

(2)患者出现了何种并发症?为什么?

案例分析思路

第三章　局部血液循环障碍

实验三　局部血液循环障碍

【实验目的】

(1)掌握淤血、肝淤血、肺淤血的病理变化,熟悉淤血结局。

(2)掌握混合血栓的形态特点,熟悉血栓形成条件及影响。

(3)掌握梗死的形态特征,熟悉其形成条件及后果。

(4)了解栓塞的意义及其对机体可能导致的不良后果。

(5)坚持疾病预防为主原则,培养健康科普宣教意识。

【实验材料】

一、大体标本

(1)脑蛛网膜下腔出血。

(2)肠出血。

(3)肺淤血。

(4)慢性肝淤血。

(5)肾贫血性梗死。

(6)脾贫血性梗死。

(7)肺出血性梗死。

二、病理组织切片

(1)慢性肺淤血。

(2)慢性肝淤血。

（3）混合血栓。

（4）血栓机化与再通。

（5）肾贫血性梗死。

（6）脾贫血性梗死。

（7）肺出血性梗死。

【实验注意事项】

（1）注重对慢性肝淤血大体及镜下形态特征的观察及描述,解释慢性肝淤血时,肝切面为什么会出现槟榔样花纹。

（2）通过对淤血、血栓形成、栓塞及梗死的大体及镜下观察,更深入地理解淤血、血栓形成、栓塞及梗死之间的联系。

【实验内容】

一、大体标本观察

（一）脑蛛网膜下腔出血

脑蛛网膜下腔出血表现为血液积聚于脑蛛网膜下腔,使脑沟、脑回界限不清,如图 3-3-1 所示。

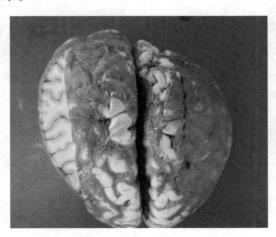

图 3-3-1　蛛网膜下腔出血

（二）肠出血

肠出血表现为在肠被膜表面有多数暗红色的出血点与出血斑,如图 3-3-2 所示。

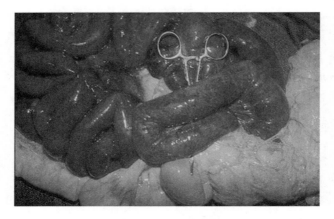

图 3-3-2　肠出血

（三）肺淤血

　　肺淤血表现为肺体积增大，重量增加，质地较实，呈暗红色，切面有暗红色血性泡沫状液体流出，如图 3-3-3 所示。

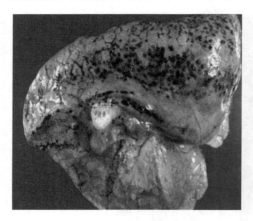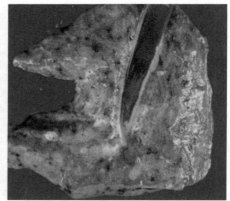

图 3-3-3　肺淤血

（四）慢性肝淤血

　　慢性肝淤血表现为肝脏肿大，表面光滑，包膜紧张，边缘圆钝，切面观察肝脏颜色呈红、黄相间的网状斑纹，形似槟榔的切面，故又称"槟榔肝"，如图 3-3-4 所示。

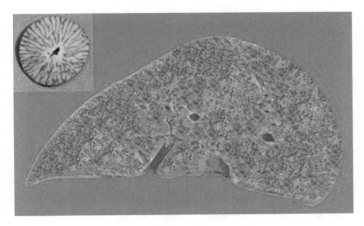

图 3-3-4 慢性肝淤血(槟榔肝)

（五）肾贫血性梗死

观察出现肾贫血性梗死的肾切面,可看到三角形灰白色梗死区,其底朝向表面,尖向内侧,边缘为暗红色的充血带,如图 3-3-5 所示。

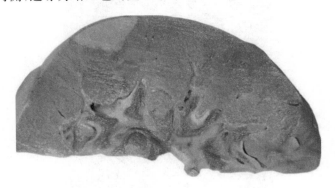

图 3-3-5 肾贫血性梗死

（六）脾贫血性梗死

观察出现脾贫血性梗死的脾切面,可发现灰白色梗死区,质坚实,梗死区与正常组织交界处有暗红色的充血带,如图 3-3-6 所示。

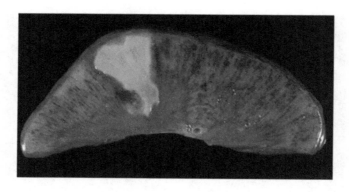

图 3-3-6　脾贫血性梗死

（七）肺出血性梗死

观察出现肺出血性梗死的肺切面,可发现梗死灶呈锥形,其尖端指向肺门或血管堵塞处,底边位于胸膜面,质较实,如图 3-3-7 所示。

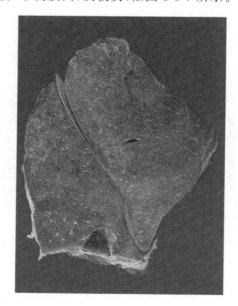

图 3-3-7　肺出血性梗死

二、病理切片观察

（一）慢性肺淤血

1.低倍镜观察

低倍镜观察可发现肺组织小血管扩张、充血,肺泡壁增厚,肺泡腔内含有粉色水肿液;肺间质的纤维组织增生。

2.高倍镜观察

高倍镜观察(见图 3-3-8)可发现肺泡壁毛细血管扩张充血。肺泡腔内有大量的心力衰竭细胞(即吞噬有棕色含铁血黄素的巨噬细胞)。

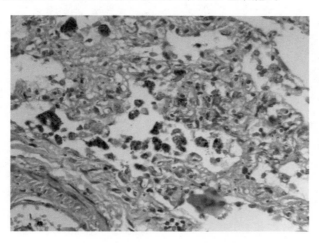

图 3-3-8　慢性肺淤血(高倍镜)

(二)慢性肝淤血

1.低倍镜观察

低倍镜观察可辨认肝小叶、中央静脉、肝索、肝窦及汇管区,如图 3-3-9 所示。

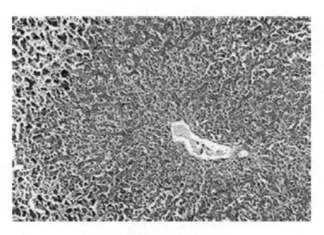

图 3-3-9　慢性肝淤血(低倍镜)

2.高倍镜观察

高倍镜观察可发现肝小叶内中央静脉及其周围肝血窦扩张,其中充满红细胞;中央静脉周围肝索萎缩,小叶边缘的肝细胞轻度脂肪变性,如图 3-3-10 所示。

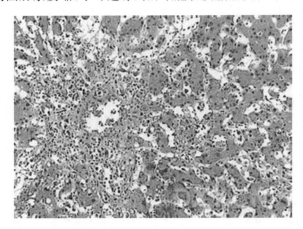

图 3-3-10　慢性肝淤血(高倍镜)

(三)混合血栓

1.低倍镜观察

低倍镜观察可发现血管腔内可见淡红色不规则小梁与暗红色区域交织存在。

2.高倍镜观察

高倍镜观察(见图 3-3-11)可发现淡红色区域为均匀无结构的血小板梁,呈不规则的平行条纹;血小板梁边缘附有中性白细胞,血小板梁之间有纤维蛋白网及红细胞。

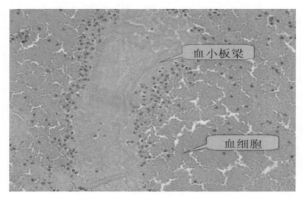

图 3-3-11　混合血栓(高倍镜)

（四）血栓机化与再通

1.低倍镜观察

低倍镜观察可发现血管腔内为血栓,血栓内散在大小不等的不规则腔隙,紧靠血管内膜见一大的腔隙,部分腔隙表面覆盖内皮细胞,有的内含红细胞（再通）,如图 3-3-12 所示。

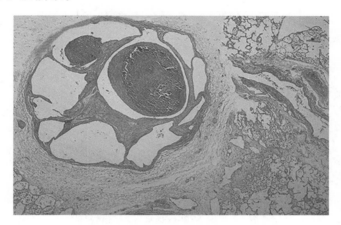

图 3-3-12　血栓再通

2.高倍镜观察

高倍镜观察可发现血栓内可见由较多毛细血管形成的小腔隙及散在的成纤维细胞、纤维细胞、炎细胞构成的肉芽组织（机化）,如图 3-3-13 所示。

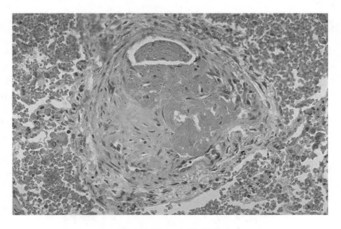

图 3-3-13　血栓机化

（五）肾贫血性梗死

1.低倍镜观察

低倍镜观察（见图3-3-14）可发现梗死区肾小管和肾小球的细胞均已坏死，但结构轮廓尚可辨认。其与正常组织交界处可见带状出血，毛细血管扩张，并可见炎细胞浸润。

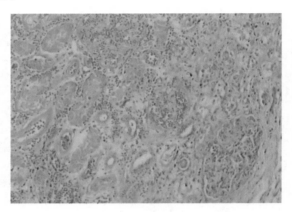

图3-3-14　肾贫血性梗死（低倍镜）

2.高倍镜观察

高倍镜观察可发现梗死区内细胞核分别出现固缩、碎裂、溶解消失。

（六）脾贫血性梗死

1.低倍镜观察

低倍镜观察（见图3-3-15）可发现梗死区细胞坏死，原有的组织轮廓隐约可见；梗死区与正常脾组织分界处有充血出血及炎细胞浸润带。

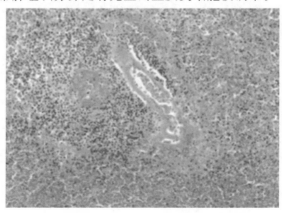

图3-3-15　脾贫血性梗死（低倍镜）

2.高倍镜观察

高倍镜观察可发现梗死区内细胞核分别出现固缩、碎裂、溶解消失。

（七）肺出血性梗死

1.低倍镜观察

低倍镜观察可发现梗死区肺泡轮廓可见,但肺泡壁细胞坏死,结构模糊,细胞核消失,肺泡腔内积聚大量红细胞;充血出血带不明显。

2.高倍镜观察

高倍镜观察可发现梗死区肺泡壁细胞核浓缩、碎裂或消失,肺泡腔内见大量红细胞。

【思考题】

（1）名词解释:充血、淤血、心衰细胞、槟榔肝、血栓形成、血栓、栓塞、栓子、再通、机化、梗死。

（2）什么是心力衰竭细胞? 有何临床意义?

（3）比较血栓的类型?

【案例分析】

患者,女,65 岁,因大面积烧伤住院,输液时曾行大隐静脉切开插管。患者后因感染性休克而死亡,死后尸检发现髂静脉内有血栓形成。

请分析:

（1）该患者血栓形成的原因是什么?

（2）血栓是何种类型? 描述其大体及镜下特点。

案例分析思路

第四章　炎症

实验四　炎症

【实验目的】

(1)掌握炎症的基本病变,认识炎症三种基本病变的综合表现。

(2)掌握各种炎细胞的形态特点及其临床意义。

(3)掌握各种类型炎症的病变特征及其临床意义。

(4)熟悉炎性充血和渗出的过程及其意义。

(5)熟悉炎症的局部表现及全身反应。

(6)认识临床手术无菌操作对预防术后感染的重要性,培养认真负责、耐心细致、精益求精的工作作风。

【实验材料】

一、大体标本

(1)亚急性重型肝炎。

(2)肾脓肿。

(3)急性化脓性阑尾炎。

(4)结肠炎性息肉。

(5)慢性阑尾炎。

二、病理组织切片

(1)化脓性阑尾炎。

(2)观察各种炎性细胞。

（3）增生性肠结核。

（4）观察淋巴细胞，浆细胞（息肉）。

（5）肺脓肿。

【实验注意事项】

（1）注意辨别区分镜下各种性质炎症的病变特征。

（2）通过镜下观察，注意比较脓肿与蜂窝织炎的异同。

【实验内容】

一、大体标本观察

（一）亚急性重型肝炎（变质性炎）

亚急性重型肝炎是以肝组织广泛坏死为主、伴有明显纤维组织增生和肝细胞再生的炎症，如图 3-4-1 所示。肝细胞大量坏死，肝脏体积缩小，被膜皱缩不平，并可见大小不等的结节，切面可见结节被灰白色的纤维组织包绕，结节中部分肝细胞坏死呈蜂窝状。由于肝细胞坏死与再生反复交替进行，使正常肝小叶被破坏形成假小叶，最终可形成坏死后性肝硬化。

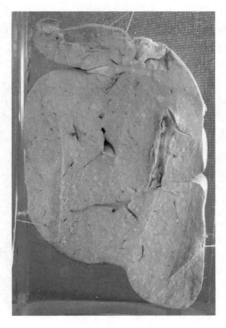

图 3-4-1　亚急性重型肝炎（变质性炎）

（二）肾脓肿（化脓性炎）

肾脓肿（化脓性炎）如图 3-4-2 所示，表现为肾肿大，表面凹凸不平；切面可见到肾实质内有多个脓肿，脓液流失后留下圆形的脓腔，脓肿周围有明显的深色充血带包绕。

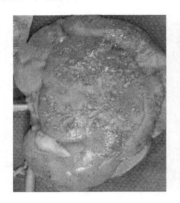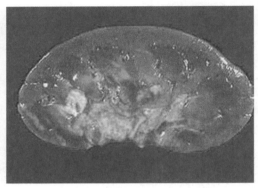

图 3-4-2　肾脓肿（化脓性炎）

（三）急性蜂窝织炎性阑尾炎（化脓性炎）

急性蜂窝织炎性阑尾炎（化脓性炎）如图 3-4-3 所示，表现为阑尾明显肿胀，无光泽，浆膜面可见小血管扩张充血，表面附有黄色脓性渗出物；切面肠壁增厚，层次不易分辨；阑尾腔扩张，内含灰黄色脓性渗出物。

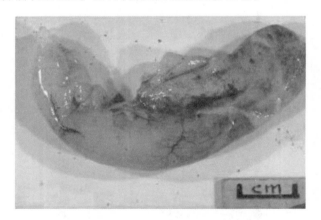

图 3-4-3　急性蜂窝织炎性阑尾炎（化脓性炎）

（四）肠炎性息肉（增生性炎）

肠炎性息肉（增生性炎）表现为肠壁因结核杆菌感染引起增生而变厚，部分肠壁因纤维组织收缩而使肠腔狭窄，肠黏膜可见多个息肉向肠腔内突出，狭窄部位以上的肠腔因肠内容物淤积而发生扩张,如图 3-4-4 所示。

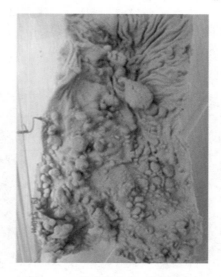

图 3-4-4 肠炎性息肉(增生性炎)

(五)慢性阑尾炎

慢性阑尾炎表现为阑尾外观呈灰白色条索状,僵硬,断面因纤维组织增生而增厚,肠腔极度狭窄。

二、病理切片观察

(一)化脓性阑尾炎

化脓性阑尾炎如图 3-4-5 所示,表现为阑尾各层血管扩张充盈,以中性粒细胞为主的炎症细胞弥漫浸润;黏膜层因充血水肿及炎症细胞浸润而明显增厚,黏膜表面可有溃疡形成;有的切片在浆膜层可见化脓性栓塞性脉管炎。

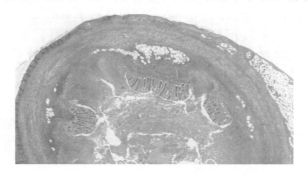

图 3-4-5 化脓性阑尾炎

（二）观察多核巨细胞（慢性肉芽肿性炎）

镜下可见肉芽肿性炎，散在多核巨细胞、类上皮细胞，慢性炎细胞，以淋巴细胞和浆细胞为主，如图 3-4-6 所示。肉芽肿中央未查见明显坏死，结节周围可见增生的纤维母细胞包绕。多核巨细胞内隐约可见白色圆形、椭圆形隐球菌孢子。

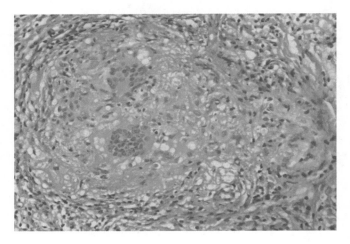

图 3-4-6　慢性肉芽肿性炎

（三）肠结核

镜下显示为结核性肉芽肿，其结构主要由类上皮细胞和朗罕氏巨细胞组成，如图 3-4-7 所示。类上皮细胞源于巨噬细胞，呈梭形或多角形，核圆形或卵圆形，染色质少，有 1～2 个核仁，胞浆丰富，淡红色，境界不清，细胞排列紧密。朗罕氏巨细胞是一种多核巨细胞，主要由类上皮细胞融合而成；胞体大，胞浆丰富，呈淡红色；核与类上皮细胞的核相同，但数目多，可有十几个到几十个不等，核有时排列在胞体的周围呈花环状，有时密集排列在细胞的一端或两端。典型的结核结节，中央常发生干酪样坏死，周围绕以大量的类上皮细胞和一些朗罕氏巨细胞，外围有大量淋巴细胞浸润，患者抵抗力强时结节外围还有纤维组织的增生。

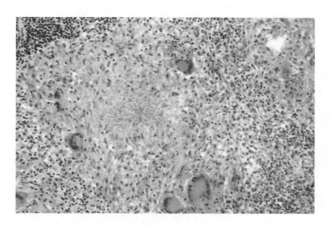

图 3-4-7　肠结核

（四）观察各种炎性细胞

此切片为慢性增生性炎，可见到淋巴细胞、浆细胞及嗜酸性粒细胞，如图
3-4-8所示。

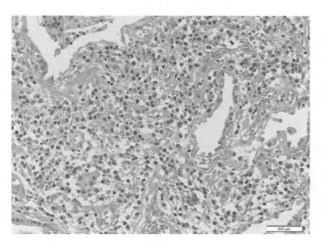

图 3-4-8　慢性增生性炎

（1）淋巴细胞细胞体积小，圆形，胞浆极少，光镜下几乎看不到，略嗜碱性
（HE 染色呈淡蓝色）；核为圆形，染色质呈块状，嗜碱性（HE 染色呈深蓝色），占
据细胞的大部分。

（2）浆细胞细胞呈卵圆形或圆形，胞浆略嗜碱性；核为圆形或卵圆形，偏位，
染色质呈车轮状分布，无核仁，核周有半月形亮晕。

（3）嗜酸性粒细胞体积与中性粒细胞相似，圆形，胞浆淡红，浆内可见粗大的嗜伊红色颗粒;胞核可分为 2～5 叶,以两叶核多见。

（五）肺脓肿

肺脓肿如图 3-4-9 所示。

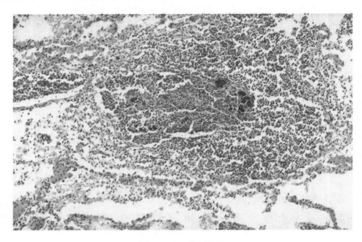

图 3-4-9　肺脓肿

（1）肺组织中可见多发性散在小脓肿。

（2）脓肿区肺组织坏死、液化,并有大量变性和坏死的中性粒细胞（脓细胞）。

（3）有些脓肿中央可见染色呈深紫色的细菌菌落。

（4）脓肿之间的肺组织可见间质及肺泡壁毛细血管扩张充血和浆液渗出。

【思考题】

（1）渗出液和漏出液有何不同? 区别它们有何意义?

（2）绒毛心是发生在哪个部位的什么性质的炎症? 其后果如何?

（3）渗出性炎分为哪几大类? 各自有何特点?

【案例分析】

患者,男性,42 岁,出现腹痛、腹泻、发热、呕吐 20 小时。患者于入院前 24 小时,在路边餐馆吃饭,半天后,出现腹部不适,呈阵发性并伴有恶心,自服 654-2 等对症药物治疗,未见好转,并出现呕吐胃内容物,发热及腹泻数次,为稀便,无脓血,体温 37～38.5 ℃。之后来医院急诊,查便常规阴性,按"急性胃肠炎"予颠茄、黄连素等治疗,晚间腹痛加重,伴发热38.6 ℃,腹痛由胃部移至右下腹部,仍有腹泻,夜里再来就诊,查血象见白细胞（WBC）21×10^9/L,急收入院。

　　既往体健,无肝肾病史,无结核及疫水接触史,无药物过敏史。

　　查体:体温(T)38.7 ℃,脉搏(P)120 次/分,血压(BP)100/70 mmHg,发育营养正常;全身皮肤无黄染,无出血点及皮疹,浅表淋巴结不大;眼睑无浮肿,结膜无苍白,巩膜无黄染;颈软,甲状腺不大;心界大小正常,心率 120 次/分,律齐,未闻及杂音;双肺清,未闻干湿啰音;腹平,肝脾未及,无包块,全腹压痛以右下腹麦氏点周围为著,无明显肌紧张,肠鸣音 10～15 次/分。

　　辅助检查:血红蛋白(Hb)162 g/L,WBC 24.6×10⁹/L,中性分叶 86%,杆状 8%;尿常规(—);大便常规:稀水样便,WBC 3～5/高倍,红细胞(RBC)0～2/高倍;肝功能正常。

案例分析思路

　　请分析:

　　(1)该患者的病理诊断,分析其病变性质。

　　(2)描述其主要病理变化。

第五章　肿瘤

实验五　肿瘤

【实验目的】

(1)掌握肿瘤的一般形态与结构,异型性,肿瘤的生长和转移方式。

(2)了解肿瘤的分类及命名原则;掌握良恶性肿瘤的区别及癌与肉瘤的区别。

(3)掌握癌前病变、原位癌、早期浸润癌的概念。

(4)熟悉常见肿瘤的形态特点。

(5)坚持疾病预防为主原则,从肿瘤的病因引入三级预防概念,引导学生在生活、学习和工作中规避可改变风险。

(6)培养健康科普宣教意识,对肿瘤患者进行人文关怀,消除恐惧心理。

【实验材料】

一、大体标本

(1)纤维瘤。

(2)脂肪瘤。

(3)子宫平滑肌瘤。

(4)卵巢囊肿(囊腺瘤)。

(5)子宫肌腺瘤。

(6)乳腺纤维腺瘤。

(7)纤肉瘤。

（8）股骨骨肉瘤。

（9）子宫颈癌。

（10）乳腺癌。

（11）结肠癌。

（12）肝癌。

（13）胃癌。

（14）肺癌。

（15）面部皮肤鳞癌。

（16）葡萄胎。

（17）子宫内膜多发性息肉。

（18）直肠息肉病。

二、病理组织切片

（1）纤维瘤。

（2）皮肤乳头状瘤。

（3）平滑肌瘤。

（4）脂肪瘤。

（5）瘤细胞的异型性。

（6）肠腺癌。

（7）高分化鳞状细胞癌。

（8）低分化鳞状细胞癌。

【实验注意事项】

（1）通过镜下观察肿瘤组织的形态结构特征，深入理解异型性、分化程度及与肿瘤良恶性的关系。

（2）通过各种肿瘤组织切片的镜下观察，注意比较良性肿瘤与恶性肿瘤的区别。

【实验内容】

一、大体标本观察

（一）纤维瘤

纤维瘤外观形态为结节状（球形），有完整的包膜，被以皮肤，有蒂。切面观察可见纵横交错的灰白色纤维束，瘤组织中央有变性，呈淡黄色，如图 3-5-1 所示。

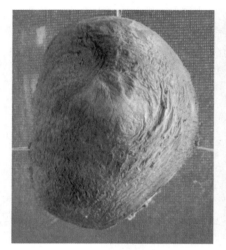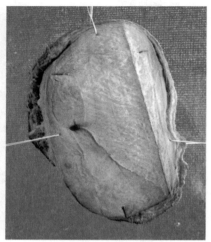

图 3-5-1　皮肤纤维瘤（表面、切面）

（二）脂肪瘤

脂肪瘤的肿瘤形状椭圆形或分叶状，有完整的薄层纤维结缔组织包膜，色黄、质软有油腻感，如图 3-5-2 所示。

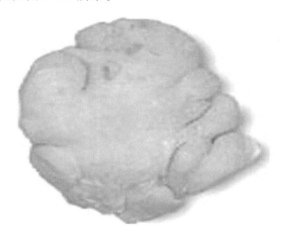

图 3-5-2　脂肪瘤

（三）子宫平滑肌瘤

多发性子宫平滑肌瘤表现为肿大的子宫切面可见多个肿瘤，分别位于子宫浆膜下、内膜下及肌壁内，结节状，其大小不等，界线清楚，但多无包膜，色灰红，质实，可见漩涡状、编织状纹理，如图 3-5-3 所示。

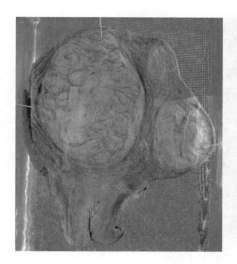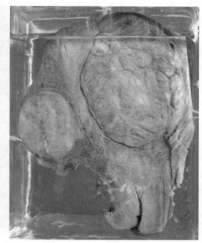

图 3-5-3　子宫平滑肌瘤

（四）卵巢黏液性囊腺瘤

卵巢黏液性囊腺瘤表现为肿瘤囊状，有包膜，儿头大；切面观察可见一部分为实质，一部分为多房囊腔，腔内上皮增生形成乳头，并有灰白色胶冻状液体，如图 3-5-4 所示。

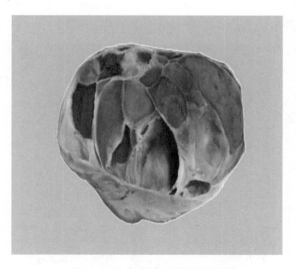

图 3-5-4　卵巢黏液性囊腺瘤

浆液性囊腺瘤的外观为囊球状肿瘤，切面可见大小不等的囊腔，囊壁较薄，有少量的乳头状突起突入囊腔内，囊内有清亮的浆液，如图 3-5-5 所示。

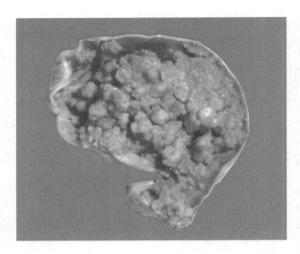

图 3-5-5　浆液性囊腺瘤

（五）子宫腺肌瘤

子宫腺肌瘤位于子宫内膜下，膨胀性生长，突出于宫腔内，完全充填宫腔，有完整的包膜，切面上有多个小囊腔状结构。

（六）乳腺纤维腺瘤

乳腺纤维腺瘤为球形，有完整的包膜，切面呈灰白色，呈漩涡状或编织状排列，如图 3-5-6 所示。

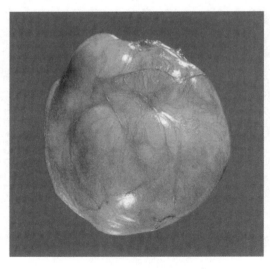

图 3-5-6　乳腺纤维腺瘤

（七）纤维肉瘤

纤维肉瘤外观呈分叶状，包膜不完整，切面为实质性、淡红色、湿润而有光泽，似鲜鱼肉状，如图 3-5-7 所示。

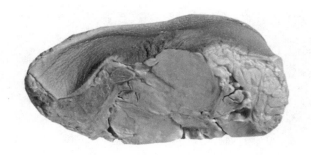

图 3-5-7　纤维肉瘤

（八）股骨骨肉瘤

股骨骨肉瘤位于股骨下端，骨皮质外侧向外膨出呈梭形肿块，呈灰白、均质、湿润、细腻，其中可见与骨长轴垂直呈平行或辐射状排列的条纹（新生骨刺），并破坏了骨质及骨髓腔，有出血、坏死等病灶，如图 3-5-8 所示。

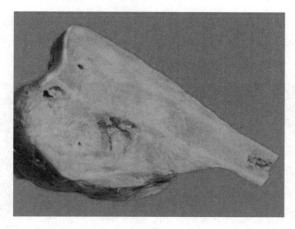

图 3-5-8　股骨骨肉瘤

（九）子宫颈癌

子宫颈癌表现为子宫颈已破坏，肿瘤组织切面形态为灰白色菜花状，表面有溃烂、坏死、出血，与周围组织界线不清，呈浸润性生长，向宫颈壁和阴道壁浸润，无包膜，图见生殖系统。

（十）乳腺癌

乳腺癌表面皮肤呈橘皮状、乳头下陷，切面可见癌瘤呈灰白色蟹足状，浸润并破坏周围正常脂肪组织，两者界限不清，如图3-5-9所示。

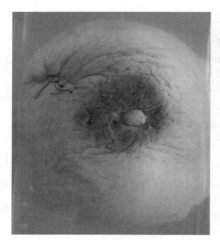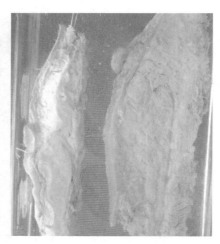

图 3-5-9　乳腺癌

（十一）结肠癌

结肠癌如图3-5-10所示，其肿瘤外形呈巨块状，向肠腔内突出，肠壁明显增厚，导致肠腔狭窄，狭窄部以上肠腔明显扩张；癌组织呈灰白色，质实而干燥，向肠壁各层浸润性生长，界限不清，无包膜。

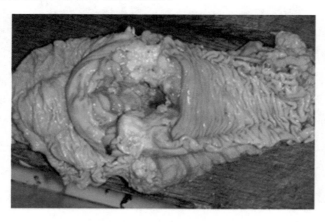

图 3-5-10　结肠癌

（十二）肝癌

观察肝脏切面，可见癌组织为多发性灰白色的小结节，弥漫性浸润于肝组织之中，与周围组织界限不清，无包膜，与结节性肝硬化外观相似，但结节较为疏松，如图 3-5-11 所示。

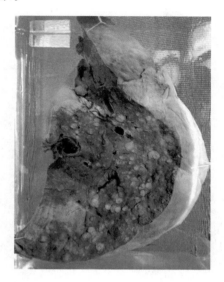

图 3-5-11　肝癌

（十三）胃癌

切开胃脏，见胃壁上有一大小约 6 cm×5 cm 的溃疡，溃疡边缘隆起不规则，底部凹凸不平，有坏死、出血；癌周围胃黏膜皱襞粗糙、断裂、消失，呈水肿及炎性反应，如图 3-5-12 所示。

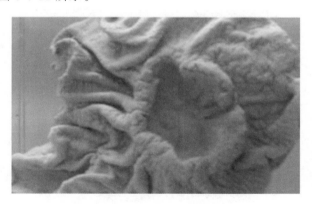

图 3-5-12　胃癌

（十四）肺癌

中央型肺癌如图 3-5-13 所示,观察癌肿发生的部分与支气管之间的关系可发现肺门部有灰白色的不规则肿块,质地松脆,切面癌组织沿支气管呈扇形分布。

周围型肺癌表现为肺叶周边部见一球形肿块,灰白,周界清楚,无包膜,如图3-5-14所示。

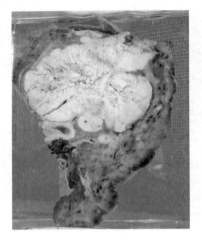

图 3-5-13　中央型肺癌

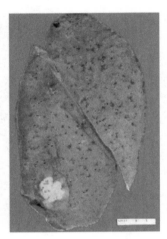

图 3-5-14　周围型肺癌

（十五）面部皮肤鳞状上皮癌

面部皮肤鳞状上皮癌呈巨大灰白色菜花状,表面溃烂、出血,无包膜,呈浸润性生长,与周围组织界限不清,如图 3-5-15 所示。

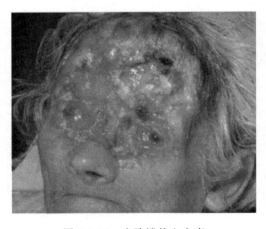

图 3-5-15　皮肤鳞状上皮癌

（十六）葡萄胎（水泡状胎块）

葡萄胎的胎块形状似透明的葡萄状，肿块大小不一，直径为 0.2～1 cm，有纤维组织相连接，如图 3-5-16 所示。

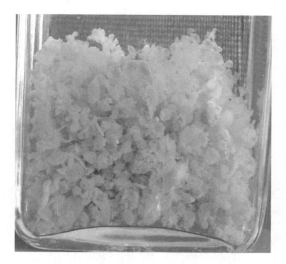

图 3-5-16　葡萄胎—水泡状胎块

（十七）子宫内膜多发性息肉

子宫内膜多发性息肉表现为子宫内膜有多数大小不等的息肉突于管腔内。

（十八）直肠息肉病

直肠息肉病表现为直肠黏膜有多数大小不等的息肉突于直肠腔内，如图 3-5-17所示。

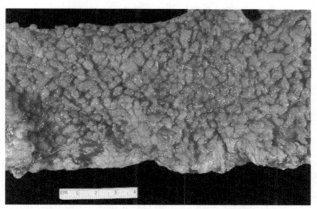

图 3-5-17　直肠息肉病

二、病理切片观察

(一)纤维瘤

1.低倍镜观察

低倍镜观察可发现成束的胶原纤维及增生的瘤细胞呈编织状排列。

2.高倍镜观察

高倍镜观察(见图 3-5-18)可发现瘤细胞分化较好,似正常纤维细胞,呈长梭形;核狭长呈柳叶状,两端尖,胶原纤维多少不等,瘤细胞呈纵横交错束状排列,其中有厚壁小血管。

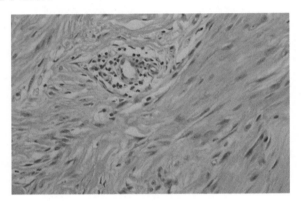

图 3-5-18　纤维瘤(高倍镜)

(二)皮肤乳头状瘤

1.低倍镜观察

低倍镜观察(见图 3-5-19)可发现瘤组织为多数乳头状突起构成。

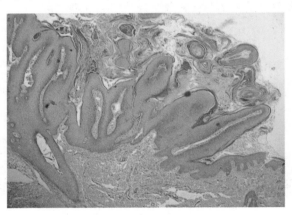

图 3-5-19　皮肤乳头状瘤(低倍镜)

2.高倍镜观察

高倍镜观察可发现乳头由表层向下,依次为鳞状上皮角化层,粒细胞层,棘细胞层及基底(生发)细胞层。其细胞排列规则,与正常鳞状细胞相似,可见细胞间桥,基底膜完整,但上皮细胞增生活跃,较正常上皮细胞略大,胞浆略嗜碱性,核染色质较多;但增生的上皮细胞绝不突破基底膜向下浸润。疏松结缔组织、毛细血管等由乳头基底部向上长入乳头的轴心内,其中可见少量淋巴细胞浸润。

(三)平滑肌瘤

平滑肌瘤如图 3-5-20 所示。

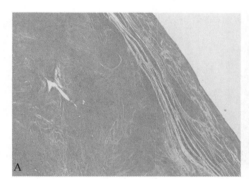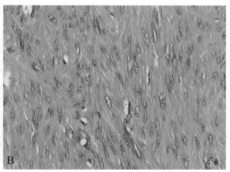

图 3-5-20 平滑肌瘤

1.低倍镜观察

低倍镜观察可发现瘤实质由形态较一致的长梭形瘤细胞所构成,呈纵横交错排列,间质为少许血管和疏松结缔组织(图 3-5-20A)。

2.高倍镜观察

高倍镜观察可发现瘤细胞形态,细胞核呈长杆状,两端略钝圆,胞浆红染(图 3-5-20B)。

(四)脂肪瘤

1.低倍镜观察

低倍镜观察可发现与正常脂肪组织相似,有包膜。

2.高倍镜观察

高倍镜观察(见图 3-5-21)可发现瘤细胞由成熟的脂肪细胞构成,间质为少量的纤维组织与血管。

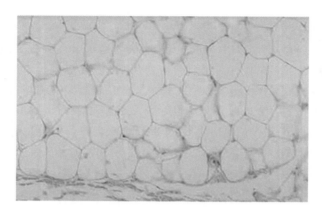

图 3-5-21　脂肪瘤(高倍镜)

(五)观察肿瘤细胞的异型性

1.低倍镜观察

低倍镜观察可发现瘤细胞排列紊乱,失去正常层次和结构。

2.高倍镜观察

高倍镜观察(见图 3-5-22)可发现瘤细胞的大小、形状,其核的大小、形状、染色质数目均不一,可见病理性核分裂象,如染色质过多、过少型,顿挫型及不对称型,三极、四极、多极等。

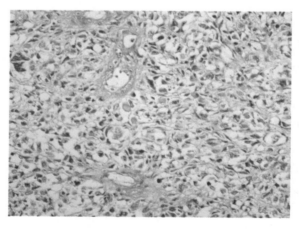

图 3-5-22　肿瘤细胞异型性(高倍镜)

(六)肠腺癌

1.低倍镜观察

低倍镜观察(见图 3-5-23)可发现癌细胞排列成腺管状,大小不等,形状不一,排列不规则,瘤细胞多层排列。

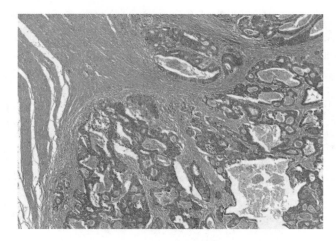

图 3-5-23 肠腺癌(低倍镜)

2.高倍镜观察

高倍镜观察可发现瘤细胞大小不一,形态各异,排列紊乱,核大深染,病理性核分裂象多见。

(七)高分化鳞状细胞癌

1.低倍镜观察

低倍镜观察(见图 3-5-24)可发现癌细胞呈巢状排列即癌巢。癌巢呈片状、条索状,在癌巢的中央可见层状红色的角化珠(癌珠),实质与间质分界清楚。

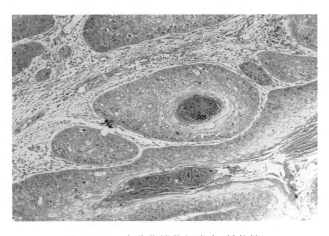

图 3-5-24 高分化鳞状细胞癌(低倍镜)

2.高倍镜观察

高倍镜观察可发现癌组织突破基底膜向深层浸润,形成不规则的团状或条索状癌巢。在癌巢中,相当于鳞状上皮基底层的细胞,排列在癌巢的外层,其内为相当于棘细胞层的细胞,癌细胞有较明显的异型性及较多的核分裂象。

(八)低分化鳞状细胞癌

低分化鳞状细胞癌如图 3-5-25 所示。

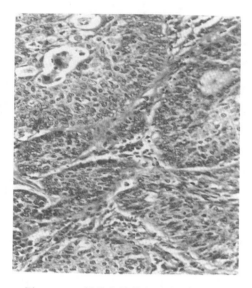

图 3-5-25　低分化鳞状细胞癌(高倍镜)

1.低倍镜观察

低倍镜观察可发现切片中可见大片的癌巢,角化珠不明显。

2.高倍镜观察

高倍镜观察可发现癌细胞分化程度低,异型性大,角化珠、细胞间桥不明显。

【思考题】

(1)简述肿瘤的概念和特性。

(2)在肿瘤和机体的相互影响中,哪些表现可以作为诊断肿瘤的辅助依据?

(3)名词解释:转移、癌、肉瘤、角化珠、癌巢、间变、实体癌、黏液癌、髓样癌、畸胎瘤、癌前病变、原位癌、化生、分化、异型性、扩散、蔓延、早期癌、早期浸润癌、活体组织检查。

【案例分析】

患者,男,62 岁,进行性上腹部疼痛伴消瘦 6 个月余入院。患者诉上腹部疼痛 10 年之久,常在饭后 1～2 小时疼痛发作,但近半年余疼痛无规律并加剧,体重明显下降,半年减轻近 10 公斤。

查体:全身明显消瘦,皮肤苍白,呈贫血貌,左锁骨上窝淋巴结肿大(2 cm×2 cm×1 cm)、质硬,心肺检查无异常。

胃镜:胃窦部有一巨大溃疡,大小约 5 cm×4 cm,溃疡凹凸不平,底部伴有出血、坏死。

B 超:肝脏多个占位性病灶,最大直径约 2 cm;双侧卵巢肿大,表面多结节性肿物隆起。

请分析:

(1)该患者最可能诊断为什么疾病? 根据所提供资料做出推测,并提出确诊所需的进一步检查结果。

(2)分析胃、左锁骨上窝淋巴结、肝及卵巢各部分病变之间的联系。

(3)对预防该疾病如何进行健康科普宣教?

案例分析思路

第六章　心血管系统疾病

实验六　心血管系统疾病

【实验目的】

(1)掌握动脉粥样硬化的病变特征,熟悉其对其他器官的影响。

(2)掌握高血压病的基本病理改变及对主要脏器的影响。

(3)掌握冠心病的基本病变,熟悉其基本类型。

(4)掌握风湿性心脏病的病理变化,联系其转归,掌握风湿性心内膜炎和细菌性心内膜炎的病变特征。

(5)掌握慢性心瓣膜病的形态特点及其对血流动力学的影响。

(6)认识开展预防高血压、冠心病等健康教育社会实践活动的必要性,提高易感人群规避危险意识,提升作为医疗工作者的社会责任感和社会自豪感。

【实验材料】

一、大体标本

(1)动脉粥样硬化。

(2)高血压病之心脏。

(3)心肌梗死。

(4)急性风湿性心内膜炎。

(5)亚急性感染性心内膜炎。

二、病理组织切片

(1)主动脉粥样硬化。

(2)冠状动脉粥样硬化。

(3)高血压病之肾脏。

(4)风湿性心肌炎。

【实验注意事项】

(1)重点观察动脉粥样硬化的大体标本和组织切片,准确描述动脉粥样硬化的病变特点。

(2)按照先低倍镜后高倍镜的顺序仔细观察镜下良性高血压病之肾脏病变特点。

【实验内容】

一、大体标本观察

(一)动脉粥样硬化

动脉粥样硬化如图 3-6-1 所示,在主动脉的内膜面,可见多个淡黄色的细小斑点及条纹,此为主动脉粥样硬化早期病变脂质条纹期;在肋间动脉等分支开口处,可见多个向表面明显隆起的灰白色或灰黄色斑块,此为纤维斑块期;有的斑块体积较大,表面粗糙;有些表面呈瓷白色。

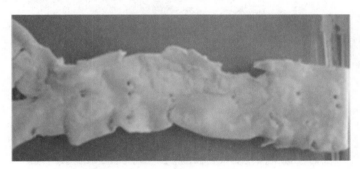

图 3-6-1 动脉粥样硬化

(二)高血压病之心脏

心脏体积明显增大,重量增加,左心室肌层明显增厚,乳头肌及肉柱均增粗;有的标本显示左心室心肌肥厚,而心腔不扩张(称为向心性肥大)。

(三)心肌梗死

心肌梗死表现为室间隔可见大片浅黄色梗死灶,梗死灶周围有红色的出血反应带,如图 3-6-2 所示。

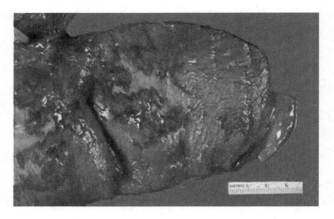

图 3-6-2　急性心肌梗死(左心室)

(四)急性风湿性心内膜炎

急性风湿性心内膜炎表现为二尖瓣闭锁缘上有一排直径 1～2 mm 大小、半透明、灰白色、串珠状排列的小颗粒(疣状赘生物),附着牢固,如图3-6-3所示。

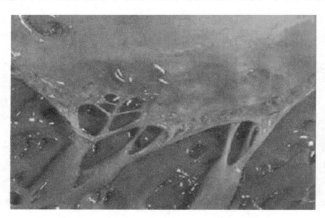

图 3-6-3　急性风湿性心内膜炎

(五)亚急性感染性心内膜炎

亚急性感染性心内膜炎表现为在瓣膜闭锁缘上有较大的赘生物,形态不规则,灰黄色,易脱落,如图3-6-4 所示。

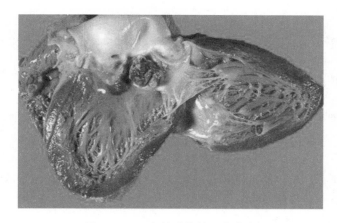

图 3-6-4　亚急性感染性心内膜炎

二、病理切片观察

（一）主动脉粥样硬化

1.低倍镜观察

低倍镜观察（见图 3-6-5）可发现主动脉内膜部分增厚,增厚内膜的表层纤维结缔组织增生,并发生玻璃样变性（呈均质伊红色）；内膜深层见一片浅伊红色无结构的坏死物,为粥样斑块。粥样斑块中有许多呈斜方形、棱形及针形的空隙,为胆固醇结晶（在制片时,脂质被溶去后留下的空隙）。斑块中可见深蓝色的钙化物,斑块处动脉中膜受压变薄。

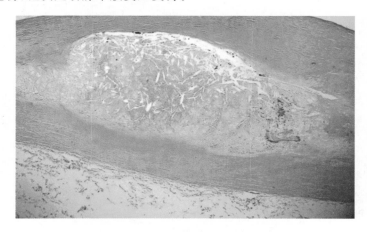

图 3-6-5　主动脉粥样硬化（低倍镜）

2.高倍镜观察

高倍镜观察显示病灶中可见泡沫细胞及胆固醇结晶,泡沫细胞多位于粥样斑块周边,细胞呈圆形、椭圆形或多角形,胞浆内含有较多空泡,细胞核较小,呈圆形,多位于细胞中央;内膜底部和边缘可见肉芽组织增生;中膜肌层不同程度萎缩,外膜疏松,有少量淋巴细胞浸润。

3.诊断要点

(1)内膜表面纤维组织增生,玻璃样变性。

(2)内膜深层内为大量坏死物,并可见胆固醇结晶及钙化物。

(3)内膜底部和边缘可有肉芽组织增生,外周可见少许泡沫细胞。

(4)中膜不同程度萎缩。

(二)冠状动脉粥样硬化

1.低倍镜观察

低倍镜观察可发现表层纤维结缔组织增生,部分呈玻璃样变性,其下见淡伊红色无结构之粥样斑块,中膜平滑肌轻度萎缩。

2.高倍镜观察

高倍镜观察(见图 3-6-6)病灶中可见许多圆形、胞浆内含空泡的泡沫细胞及胆固醇结晶;中膜肌层不同程度萎缩,外膜疏松,有少量淋巴细胞浸润。

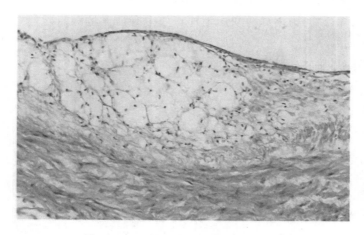

图 3-6-6　冠状动脉粥样硬化(高倍镜)

3.诊断要点

(1)内膜增厚、纤维化。

(2)内膜下见粥样斑块。

（三）高血压病之肾脏

高血压病之肾脏如图 3-6-7 所示。

1.低倍镜观察

低倍镜观察可见肾入球小动脉（细动脉）玻璃样变性，呈伊红色均质状，管壁增厚、管腔狭窄。其旁肾小球萎缩、纤维化、玻璃样变性，附近的肾小管发生萎缩或消失。部分肾小球体积增大，肾小管管腔扩张。

2.高倍镜观察

高倍镜观察（见图 3-6-7）可见间质纤维组织增生及淋巴细胞浸润。小动脉（弓形动脉及小叶间动脉）内膜纤维组织增生，呈洋葱皮样，管壁增厚，管腔狭窄。

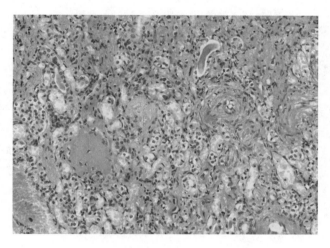

图 3-6-7　高血压病之肾脏（高倍镜）

3.诊断要点

（1）肾细小动脉内膜增厚。

（2）部分肾小球及入球小动脉玻璃样变性。

（3）健存肾小球代偿性肥大，所属肾小管扩张。

（四）风湿性心肌炎

风湿性心肌炎如图 3-6-8 所示。

1.低倍镜观察

低倍镜观察（见图 3-6-8）首先辨认出心肌纤维，心肌纤维无明显变化；心肌间质充血、水肿，心肌纤维排列疏松；在血管周围可见由成簇细胞构成的梭形或椭圆形病灶，此即风湿小体。

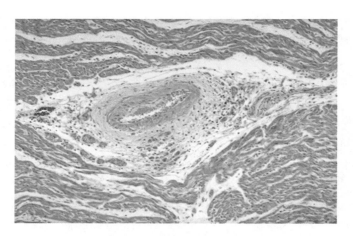

图 3-6-8　风湿性心肌炎(低倍镜)

2.高倍镜观察

高倍镜观察可发现风湿小体之中央有少许伊红色絮状物质,为纤维素样坏死,此外见许多风湿细胞[或称阿绍夫(Aschoff)细胞]。该细胞体积较大,呈梭形或多边形,胞浆丰富,微嗜双色;该细胞呈双核或多核,核大,呈卵圆形、空泡状,染色质集中于核的中央,并有细丝放射至核膜,似枭眼。纵切面观察可发现该细胞核染色质呈毛虫样。风湿小体最外层有少量淋巴细胞、单核细胞及浆细胞浸润。

3.诊断要点

心肌间质形成具有特征性的 Aschoff 小体。

【思考题】

(1)风湿病是怎样发生的? 最常累及哪些部位和器官?

(2)风湿性心内膜炎和风湿性心包炎的大体及镜下特点有哪些?

(3)慢性心瓣膜病是怎样发生的? 二尖瓣狭窄和关闭不全能引起哪些后果?

(4)什么是动脉粥样硬化症? 什么是冠心病?

(5)试述缓进型高血压病的血管及主要内脏的病变特点及其与临床的联系。

(6)心绞痛、心肌梗死是怎样发生的,可引起哪些后果?

【案例分析】

患者,男,60 岁,半年前背重物时突然感觉心前区疼痛,同时感左上臂、左肩疼痛,伴气急、肢体冷、面色苍白,出冷汗,经治疗休息后缓解。以后患者每当劳累后,心前区疼痛等上述症状时有发生。数周前患者上五层楼后,心前区剧痛,冷汗淋漓,以后出现呼吸困难、咳嗽、咳粉红色泡沫痰等症状,听诊两肺湿性啰音。早晨患者解大便时,突然昏倒,神志不清,经抢救无效,次日死亡。

尸检所见:左心室肥大,左心室前壁有多个不规则白色瘢痕灶,其心内膜面有一拇指大附壁血栓。左冠状动脉前降支粥样硬化,其内血栓形成,血管腔闭塞。大脑左半球内小动脉粥样硬化,小动脉瘤形成。左侧内囊见桃核大坏死灶(软化灶)一个,并见大量出血。双肺体积增大,切面可见泡沫状液体自切面溢出。

请分析:

(1)对本病例应作何诊断?

(2)请按病变发展过程,结合尸检所见,解释上述各种临床表现。

(3)患者的死亡原因是什么?

(4)对预防该疾病如何进行健康科普宣教?

案例分析思路

第七章　呼吸系统疾病

实验七　呼吸系统疾病

【实验目的】

(1)掌握慢性支气管炎、肺气肿的病变特点及临床病理联系。

(2)掌握大叶性肺炎、小叶性肺炎、间质性肺炎的病变特点,熟悉其临床表现及并发症。

(3)熟悉肺癌、鼻咽癌的病变特点。

【实验材料】

一、大体标本

(1)大叶性肺炎。

(2)小叶性肺炎。

(3)吸入性肺炎合并肺脓肿。

(4)肺气肿。

(5)支气管扩张症。

(6)肺癌。

二、病理组织切片

(1)大叶性肺炎。

(2)小叶性肺炎。

(3)慢性支气管炎。

(4)肺气肿。

（5）肺小细胞癌。

【实验注意事项】

（1）仔细观察肺炎的大体标本和组织切片，辨别大叶性肺炎与小叶性肺炎的区别。

（2）按照先低倍镜后高倍镜的顺序仔细观察慢性支气管炎的病理特点，深入理解其转归。

【实验内容】

一、大体标本观察

（一）大叶性肺炎

1.红色肝样变期

红色肝样变期如图 3-7-1 所示，其表现为病变肺叶肿大，暗红色，质实如肝；切面实性、灰红，呈粗糙颗粒状。

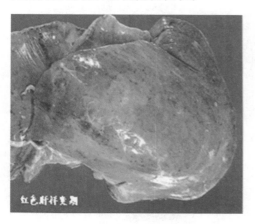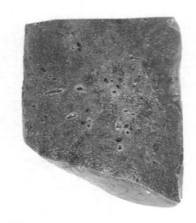

图 3-7-1　红色肝样变期

2.灰色肝样变期

灰色肝样变期如图 3-7-2 所示，其表现为病变肺叶肿大，灰白色，质实如肝；切面实性、灰白、干燥、颗粒状。

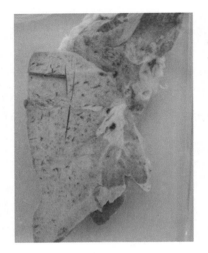
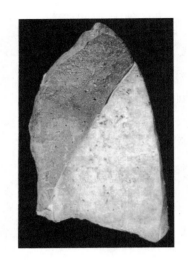

图 3-7-2　灰色肝样变期

（二）小叶性肺炎

小叶性肺炎表现为肺切面可见散在分布的灶性病灶，大小不等，呈灰白色实变区，病灶中心的细支气管断面内可见脓性渗出物阻塞；有一肺叶病灶融合成大片的实变区，即融合性支气管肺炎；在散在的灰白色病灶之间有深灰色的正常组织，如图 3-7-3 所示。

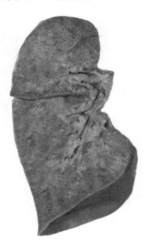
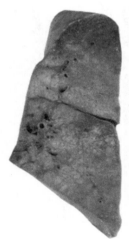

图 3-7-3　小叶性肺炎

（三）吸入性肺炎合并肺脓肿

吸入性肺炎合并肺脓肿表现为肺切面可见多个散在灰白色的病灶及针头

大小的脓肿,如图 3-7-4 所示。

(四)肺气肿

肺气肿表现为肺明显膨胀,边缘变钝,柔软而缺乏弹性,色灰白,切面肺组织呈蜂窝状,如图 3-7-5 所示。

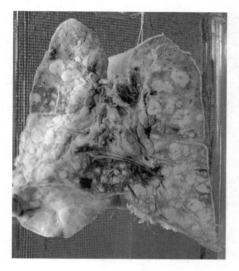

图 3-7-4 吸入性肺炎合并肺脓肿

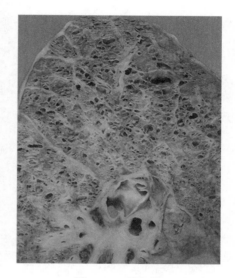

图 3-7-5 肺气肿

(五)支气管扩张症

支气管扩张症表现为肺脏切面可见呈杵状或囊状扩张的支气管,一直延伸到肺膜下,支气管黏膜较粗糙,腔内脓性渗出物已消失,如图 3-7-6 所示。

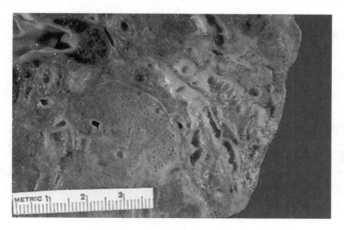

图 3-7-6 支气管扩张症

(六)肺癌

1.中央型肺癌

观察中央型肺癌标本时应注意观察癌肿发生的部分与支气管之间的关系。肺门部有灰白色的不规则肿块,质地松脆,切面较粗糙;切面癌组织沿支气管呈扇形分布;肿瘤与周围组织分界欠清,如图 3-7-7 所示。

2.周围型肺癌

周围型肺癌表现为肺叶周边部见一球形肿块,灰白,边界清楚,无包膜,如图 3-7-8 所示。

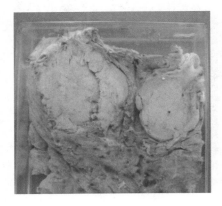
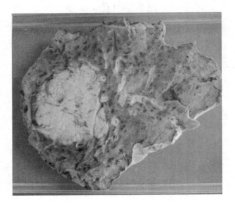

图 3-7-7　中央型肺癌　　　　　　　图 3-7-8　周围型肺癌

二、病理切片观察

(一)大叶性肺炎

1.低倍镜观察

(1)肺组织结构存在,所有肺泡腔内均见炎性渗出物,无正常肺泡。

(2)肺泡壁变窄,其内毛细血管受压,呈贫血状态。

(3)胸膜明显增厚,血管扩张充血和炎症细胞浸润。

2.高倍镜观察

高倍镜观察大叶性肺炎如图 3-7-9 所示。

(1)肺泡腔内渗出物主要是中性粒细胞和红染细网状的纤维蛋白。有的纤维蛋白通过肺泡间孔相连。

(2)部分肺泡内纤维蛋白溶解,中性粒细胞变性,有单核细胞渗出。

(3)肺泡腔内渗出物较多者,肺泡壁变窄,其内毛细血管受压,呈贫血状态。相反,部分渗出物少或溶解者,肺泡壁内毛细血管明显,并见扩张。

(4)胸膜明显增厚,毛细血管扩张充血,大量纤维蛋白渗出和中性粒细胞浸润。在与肺泡紧接的胸膜处可见纤维蛋白被肉芽组织代替。

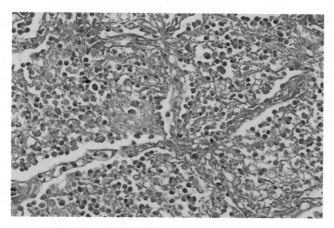

图 3-7-9　大叶性肺炎(高倍镜)

(二)小叶性肺炎

1.低倍镜观察

(1)肺组织内,可见弥漫散在的灶性病变,病灶间的肺泡腔代偿性扩张。

(2)病变中心细支气管腔内有炎性渗出物,管壁充血,炎细胞浸润,其周围的肺泡腔内可见炎性水肿和渗出物。

2.高倍镜观察

高倍镜观察小叶性肺炎如图 3-7-10 所示。

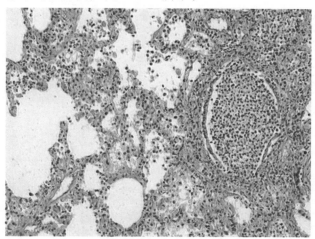

图 3-7-10　小叶性肺(高倍镜)

（1）病变细支气管壁的纤毛柱状上皮脱落,管腔内、管壁及其周围的肺泡腔内可见大量中性粒细胞,少量纤维蛋白及个别单核细胞。

（2）部分病灶已超过细支气管所属小叶范围。

（3）病灶之间肺泡腔扩张,有多少不等的浆液和中性粒细胞渗出,肺泡壁毛细血管明显扩张充血。

（三）慢性支气管炎

（1）病变主要在支气管壁,部分支气管腔内可见脱落的黏膜上皮和坏死物。

（2）支气管黏膜上皮细胞化生、变性、坏死、脱落入管腔,如图 3-7-11 所示。

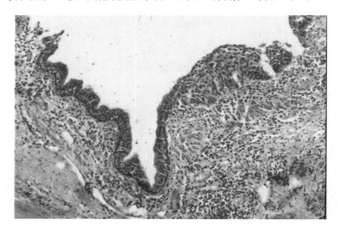

图 3-7-11　慢性支气管炎（低倍镜,早期）

（3）黏液腺肥大、增生,浆液腺上皮发生黏液腺化生,如图 3-7-12 所示。

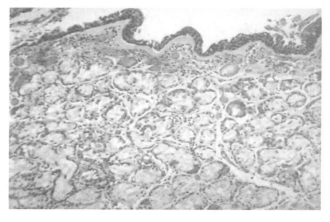

图 3-7-12　慢性支气管炎（高倍镜,中期）

（4）黏膜和黏膜下层充血、水肿，伴大量淋巴细胞、浆细胞和中性粒细胞浸润，管壁周围肺组织也有淋巴细胞、浆细胞浸润，如图 3-7-13 所示。

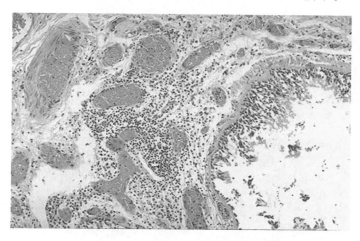

图 3-7-13　慢性支气管炎(低倍镜，晚期)

（5）部分管壁平滑肌束断裂、萎缩，软骨变性、萎缩。

（四）肺气肿

肺气肿表现为呼吸性细支气管、肺泡管、肺泡囊和肺泡均膨胀扩大；肺泡间隔变窄，肺泡孔扩大，部分肺泡隔断裂，扩张的肺泡互相融合成较大囊腔；肺泡壁毛细血管数量明显减少，小支气管和细支气管可见慢性炎细胞浸润，如图 3-7-14所示。

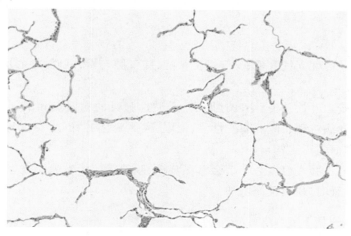

图 3-7-14　肺气肿(高倍镜)

（五）肺小细胞癌

肺小细胞癌如图 3-7-15 所示。

1.低倍镜观察

低倍观察可发现癌细胞小，大小较一致，癌细胞聚集呈巢，位于肺泡腔内或间质中。

2.高倍镜观察

高倍镜观察（见图 3-7-15）可发现癌细胞呈梭形，有 3~4 个淋巴细胞大小，核大，染色深，胞质少，部分细胞核一端尖、一端钝圆似燕麦。

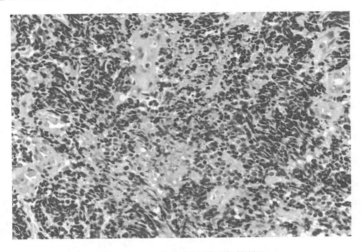

图 3-7-15　肺小细胞癌（高倍镜）

【思考题】

（1）试述慢性支气管炎、支气管扩张症、肺气肿与慢性肺源性心脏病之间的发生发展关系。

（2）比较大叶性肺炎、小叶性肺炎、间质性肺炎的相同点和不同点（从病因发病年龄、发病机理、部位、病变性质、范围、大体变化、镜下改变、痰特征、X 线、并发症等方面进行比较）。

（3）大叶性肺炎患者为什么会出现咳嗽、咳铁锈色痰？为什么患者在发热、呼吸困难减轻时，痰量反而增加？

【案例分析】

患者，男，23 岁，酗酒后遭雨淋，于当晚突然出现寒战、高热、呼吸困难、胸痛等症状,继而咳嗽,咳铁锈色痰,其家属急送当地医院就诊。听诊发现患者左肺下叶有大量湿性啰音,触诊语颤增强。血常规示 WBC $17×10^9/L$;X 线检查示左肺下叶有大片致密阴影。入院后患者经抗生素治疗,病情好转,各种症状逐渐消失。X 线检查示左肺下叶的大片致密阴影缩小 2/3 面积。患者于入院后第 7 天自感无症状出院。之后患者在冬季征兵体检中,X 线检查示左肺下叶有约 3 cm×3 cm 大小不规则阴影,周围边界不清,怀疑为支气管肺癌,在当地医院即做左肺下叶切除术。病理检查示肺部肿块肉眼为红褐色肉样,镜下为肉芽组织。

请分析:

(1)患者患了什么疾病? 为什么起病急、病情重、预后好?

(2)患者为什么会出现咳铁锈色痰?

(3)怀疑左肺下叶的支气管肺癌在病理检查后确诊为什么病变? 是如何形成的?

案例分析思路

第八章　消化系统疾病

实验八　消化系统疾病

【实验目的】

(1)掌握胃溃疡的好发部位、病理变化特点。

(2)掌握病毒性肝炎的基本病理变化及各型肝炎的病理变化特点。

(3)掌握门脉性肝硬化的病变特点及临床病理联系。

(4)熟悉坏死后性肝硬化的病变特点。

(5)熟悉消化系统常见肿瘤的病变特点、病变类型及扩散方式。

(6)培养健康科普宣教和定期体检意识,引导学生注意保持良好的生活饮食习惯。

【实验材料】

一、大体标本

(1)慢性胃溃疡。

(2)胃溃疡合并穿孔。

(3)各型胃癌。

(4)慢性脾淤血。

(5)阑尾炎。

(6)急性重型肝炎。

(7)亚急性重型肝炎。

(8)门脉性肝硬化。

(9)坏死后性肝硬化。

(10)胆汁性肝硬化。

(11)各型食管癌。

(12)结肠癌。

(13)各型肝癌。

二、病理组织切片

(1)慢性萎缩性胃炎。

(2)慢性胃溃疡。

(3)急性普通型病毒性肝炎。

(4)亚急性重型肝炎。

(5)门脉性肝硬化。

(6)胃腺癌。

(7)原发性肝细胞癌。

【实验注意事项】

(1)仔细观察胃溃疡大体标本和组织切片,辨认胃溃疡病的镜下四层结构。

(2)通过观察门脉性肝硬化的肉眼及镜下形态特点,深入理解其临床病理联系。

【实验内容】

一、大体标本观察

(一)慢性胃溃疡

慢性胃溃疡表现为胃小弯近幽门处黏膜面有一圆形或椭圆形溃疡病灶,直径在2.0 cm以内。溃疡边缘整齐,底部平坦,黏膜皱襞围绕溃疡病灶呈放射状排列,如图3-8-1所示。

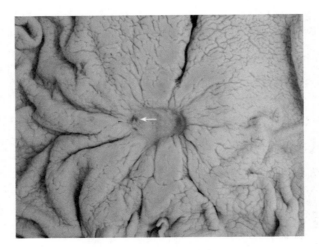

图 3-8-1　慢性胃溃疡

（二）慢性胃溃疡合并穿孔

慢性胃溃疡合并穿孔表现为胃溃疡病灶直径约 2 cm，见穿孔，如图 3-8-2 所示。

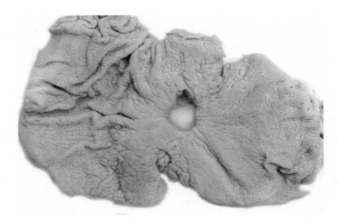

图 3-8-2　慢性胃溃疡合并穿孔

（三）胃癌

1.息肉型或蕈伞型

息肉型或蕈伞型胃癌表现为癌组织从黏膜面呈息肉状或蕈伞状向胃腔内突起，呈灰白色，质脆，如图 3-8-3 所示。

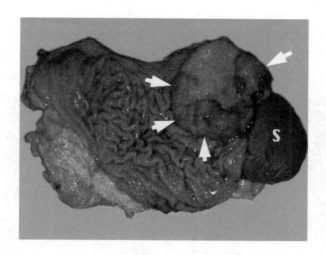

图 3-8-3　息肉型或蕈伞型胃癌
⇨:息肉型　S:蕈伞型

2.溃疡型

　　溃疡型胃癌表现为胃黏膜面有一大溃疡(直径常 2.0 cm),外形不规则或呈火山口状,边缘隆起,底部凹凸不平,如图 3-8-4 所示。

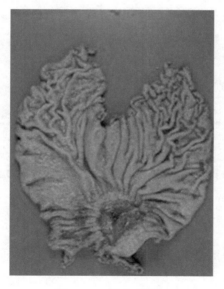

图 3-8-4　溃疡型胃癌

3.浸润型

浸润型胃癌如图 3-8-5 所示,其表现为癌组织向胃壁弥漫浸润性生长,与周围正常组织无明显分界;胃壁增厚、变硬;黏膜皱襞大部分消失,胃的形状似皮革制成的囊袋,称革囊胃。

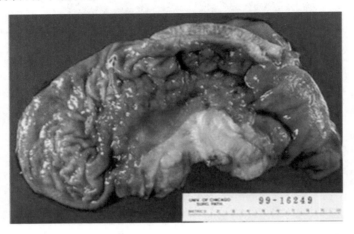

图 3-8-5　浸润型胃癌

(四)慢性脾淤血

慢性脾淤血表现为脾脏肿大、质硬,包膜增厚,呈暗红色,如图 3-8-6 所示。

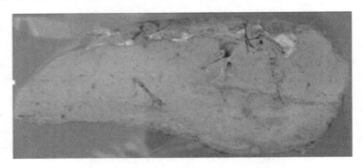

图 3-8-6　慢性脾淤血

(五)阑尾炎

阑尾炎表现为阑尾明显增粗,浆膜面血管高度扩张,可见灰白炎性渗出物,如图 3-8-7 所示。

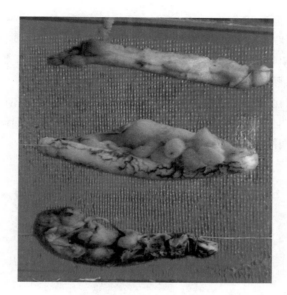

图 3-8-7　阑尾炎

（六）急性重型肝炎（急性黄色肝萎缩）

急性重型肝炎（急性黄色肝萎缩）表现为肝体积明显缩小，重量减轻，质地柔软，肝表面被膜皱缩；切面呈黄色或红褐色，肝组织变软如海绵状，如图3-8-8所示。

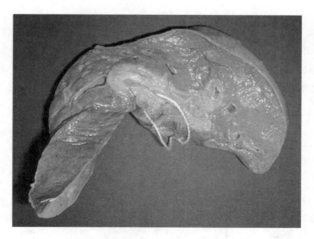

图 3-8-8　急性重型肝炎

(七)亚急性重型肝炎

亚急性重型肝炎表现为肝体积缩小,包膜有皱纹,发病初期切面黄褐色,结构不清,发病后期切面见粟米至绿豆大的肝细胞再生性小结节散在分布。

(八)门脉性肝硬化

门脉性肝硬化表现为肝脏体积缩小,质地稍硬;表面和切面呈小结节状,结节大小比较一致,直径小于0.5 cm,最大不超过1.0 cm;结节周围有灰白色纤维组织包绕,纤维间隔较窄,宽窄比较一致,如图 3-8-9 所示。

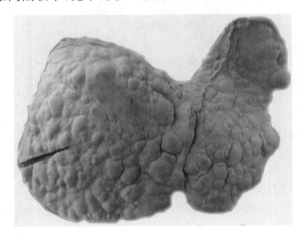

图 3-8-9　结节性肝硬化

(九)坏死后性肝硬化

坏死后性肝硬化表现为肝脏体积缩小,质地变硬。表面及切面布满大小不等的结节,结节直径多在 0.5～1.0 cm 以上,最大结节直径可达6 cm;结节由较宽大的纤维组织包绕,纤维间隔宽窄不一,如图 3-8-10 所示。

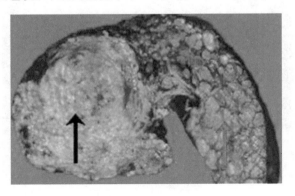

图 3-8-10　坏死后性肝硬化

（十）胆汁性肝硬化

胆汁性肝硬化表现为肝脏体积缩小，重量减轻，质地变硬，黄绿色，表面呈细颗粒状，如图 3-8-11 所示。

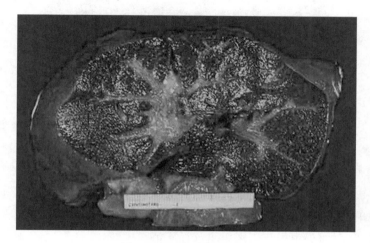

图 3-8-11　胆汁性肝硬化

（十一）食管癌

（1）髓质型食管壁均匀增厚，管腔变窄；切面癌组织呈灰白色质地较软似脑髓，表面可有浅表溃疡形成。

（2）蕈伞型肿瘤为卵圆形扁平肿块，如蘑菇状突入食管腔内，如图 3-8-12 所示。

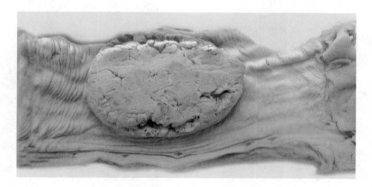

图 3-8-12　食管癌（蕈伞型）

（3）溃疡型肿瘤溃疡形成，溃疡外形不整，边缘隆起，底部凹凸不平，深达肌层，如图 3-8-13 所示。

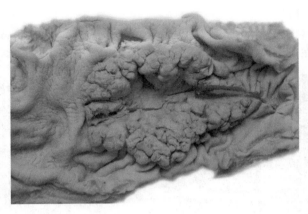

图 3-8-13　食管癌(溃疡型)

(4)缩窄型(见图 3-8-14)：①癌组织沿食管壁内浸润生长,常累及食管全周,形成明显的环形狭窄,黏膜皱襞消失。②近端食管腔显著扩张。③病变处食管壁增厚变硬,癌组织与周围组织分界不清。

(十二)结肠癌

结肠癌如图 3-8-15 所示,其表现为结肠壁有大肿物向肠腔突出,表面凸凹不平,粗大呈结节状或菜花状,中间有坏死,形成溃疡;其界限不清,癌组织破坏肠壁侵及浆膜。

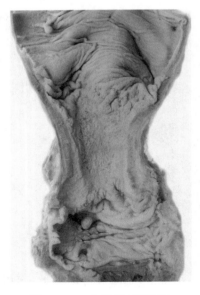

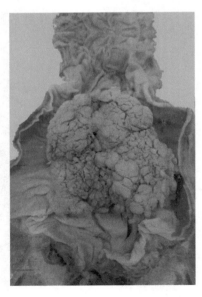

图 3-8-14　食管癌(缩窄型)　　　　图 3-8-15　结肠癌

（十三）原发性肝癌

1.巨块型肝癌

巨块型肝癌如图 3-8-16 所示,其表现为切面可见巨大实体肿块,婴儿头大小,圆形,占据肝的大部分;瘤组织质地较软,切面呈灰白色或黄褐色,中心部常有出血坏死;瘤体周边常有散在卫星状瘤结节,周围肝组织无硬化。

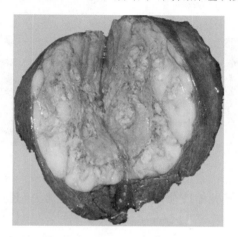

图 3-8-16　巨块型肝癌

2.结节性肝癌

结节性肝癌如图 3-8-17 所示,其表现为瘤结节散在、圆形或椭圆形、大小不等、有的可融和成较大的瘤结节,结节中央常伴有坏死;被膜下的瘤结节向表面隆起,周围伴有或不伴有肝硬化改变;弥漫型肝癌癌组织在肝内弥漫性分布,无明显结节形成,常伴有肝硬化。

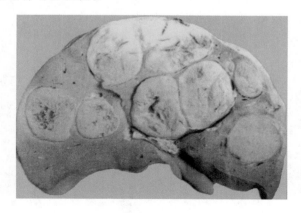

图 3-8-17　结节性肝癌

二、病理切片观察

(一)重度慢性萎缩性胃炎

重度慢性萎缩性胃炎如图 3-8-18 所示。

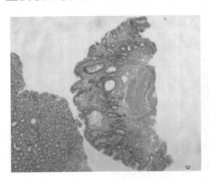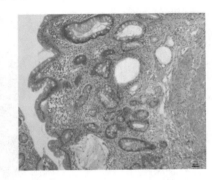

图 3-8-18 重度慢性萎缩性胃炎

(1)病变区胃黏膜萎缩变薄,黏膜固有腺萎缩消失(超过 2/3),腺腔变小并可有囊状扩张。

(2)胃黏膜上皮有明显的肠上皮化生,出现大量杯状细胞。

(3)固有层有不同程度的淋巴细胞和浆细胞浸润。

(4)低倍镜下观察可见黏膜变薄、腺体数目减少;高倍镜下观察可见腺体肠上皮化生,间质内大量炎细胞浸润。

(二)慢性胃溃疡

溃疡底部从上至下由四层结构组成:

(1)渗出层主要由浅红色的纤维素网及中性粒细胞组成。

(2)坏死层为红染、无结构的颗粒状物质,如图 3-8-19 所示。

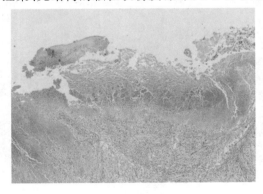

图 3-8-19 溃疡组织

（3）肉芽组织层由大量新生的毛细血管和成纤维细胞组成，伴有不等量的炎性细胞浸润，如图 3-8-20 所示。

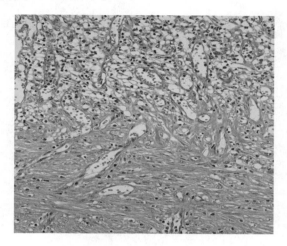

图 3-8-20　慢性胃溃疡（肉芽组织层、瘢痕层）

（4）瘢痕层为大量致密的纤维结缔组织，可发生玻璃样变性，其内可见小动脉壁内膜增厚，管腔变窄；神经断端呈结节状增生。

（三）急性普通型病毒性肝炎

（1）肝细胞广泛地变性，以胞浆疏松化和气球样变为主，如图 3-8-21 所示。

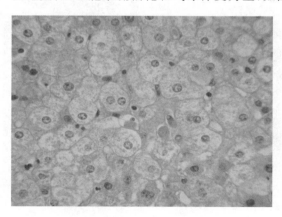

图 3-8-21　肝细胞气球样变

（2）部分肝细胞有嗜酸性变，有时可见嗜酸性小体及毛细胆管腔中胆栓形成，如图 3-8-22 所示。

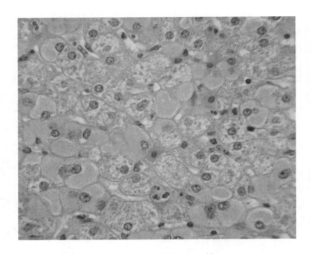

图 3-8-22　嗜酸性小体

（3）坏死轻微，肝小叶内可见散在的点状坏死。

（4）门管区及肝小叶内点状坏死处可有炎性细胞浸润。

（四）亚急性重型肝炎

亚急性重型肝炎如图 3-8-23 所示。

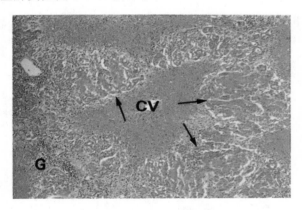

图 3-8-23　亚急性重型肝炎

（1）切片中有红色和紫色两种不同染色区域。

（2）红色区域为大片肝细胞坏死和明显的充血出血。

（3）紫色区域为结节状再生的肝细胞和增生的结缔组织及胆小管，结缔组织中有大量淋巴细胞浸润，胆管中可见淤胆现象。再生的肝细胞体积大，染色深，核大且染色较深，可出现双核。

（五）门脉性肝硬化

门脉性肝硬化如图 3-8-24 所示。

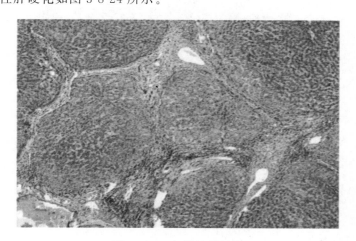

图 3-8-24　门脉性肝硬化

（1）正常肝小叶结构被破坏，由广泛增生的纤维组织将肝小叶分割包绕成大小不等、圆形或椭圆形的肝细胞团即假小叶。

（2）假小叶的肝细胞索排列紊乱，有脂肪变性的肝细胞，还有结节状再生的肝细胞。再生的肝细胞体积大，胞浆丰富，核大深染，可有双核。

（3）假小叶内中央静脉缺如或偏位或有两个以上中央静脉，部分假小叶内可见汇管区结构。

（4）假小叶周围纤维组织增生、包绕；汇管区或假小叶周围有炎性细胞浸润和胆小管增生，部分增生的胆管无管腔，称为假胆管。

（六）胃腺癌

胃腺癌如图 3-8-25 所示。

（1）此切片为胃管状腺癌（即高分化腺癌）。癌组织大部分浸润至黏膜下层及肌层，由大小不等、形状不规则、染色较深的腺腔（癌巢）组成。腺腔中癌细胞层次增多，排列紊乱，极性消失。

（2）癌细胞分化尚好，但其大小、形态及染色深浅不一，可见核分裂象。

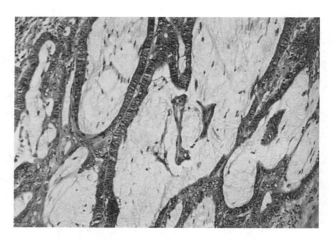

图 3-8-25　胃腺癌

(七)原发性肝细胞癌

原发性肝细胞癌如图 3-8-26 所示。

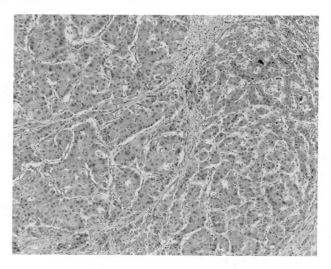

图 3-8-26　原发性肝细胞癌

（1）低倍镜下见大量深染的癌组织及周边部少量受压的肝组织。

（2）癌细胞排列呈条索状、片块状或小梁状（似肝细胞索），条索或小梁间为血窦。

（3）癌细胞似肝细胞，但有明显的异型性。其细胞大，呈多角形，胞浆丰富，嗜碱性增强，核大深染，核仁清楚；分化差者癌细胞异型性更明显，常有巨核、多核瘤巨细胞及核分裂象。

（4）癌巢中还可见红染无结构的颗粒状坏死物。

【思考题】

（1）比较良性、恶性溃疡的肉眼形态特点。

（2）比较门脉性肝硬化与坏死后性肝硬化有何异同。

（3）肝硬化失代偿时，门静脉压力增高的主要表现形式有哪些？肝功能障碍有哪些表现？

【案例分析】

患者，男，35 岁，突然上腹剧痛，并放射到肩部，呼吸时疼痛加重 2 小时，急诊入院。患者十多年前开始上腹部疼痛，以饥饿时明显，伴反酸、嗳气，有时大便隐血（十）。每年发作数次，多在秋冬之交和春夏之交，或饮食不当时发作，服碱性药物缓解。3 年前患者疾病发作时解柏油样大便，人软，无力，进食后上腹痛加剧，伴呕吐，呕吐物为食物，经中药治疗后缓解。入院前 3 天患者自觉每天 15～16 时及 22 时上腹不适，未予注意。患者入院前 2 小时突然上腹部剧痛，放射到右肩部，面色苍白，大汗淋漓入院。

体格检查：脉搏 120 次/分，血压 105/60 mmHg，神清，呼吸浅快，心肺（一），腹壁紧张，硬如木板，全腹压痛，反跳痛。腹部透视：双膈下积气。

请分析：

（1）该病的病理诊断及诊断依据是什么？

（2）该病有何病理变化？

（3）用病理学知识解释疾病发展过程中所出现的症状和体征，以及所发生的并发症。

（4）对预防该疾病如何进行健康科普宣教？

案例分析思路

第九章　淋巴造血系统

实验九　淋巴造血系统疾病

【实验目的】

（1）掌握淋巴瘤的病理类型及相应的形态学特征。

（2）掌握白血病的病理类型及病理表现，熟悉其临床特征。

【实验材料】

一、大体标本

（1）恶性淋巴瘤。

（2）慢性白血病之肝。

二、病理组织切片

（1）霍奇金淋巴瘤。

（2）非霍奇金淋巴瘤。

【实验注意事项】

（1）重点观察霍奇金病的镜下形态结构特点。

（2）仔细观察非霍奇金淋巴瘤镜下形态结构，比较淋巴结反应性增生与非霍奇金淋巴瘤有何不同。

【实验内容】

一、大体标本观察

(一)恶性淋巴瘤

恶性淋巴瘤表现为一个或数个相互融合肿大的淋巴结,呈结节或姜块状,有部分包膜,切面均质、质软、细腻、湿润,灰红或灰白色,似鱼肉状,可见散在的灰黄色坏死灶,如图 3-9-1 所示。

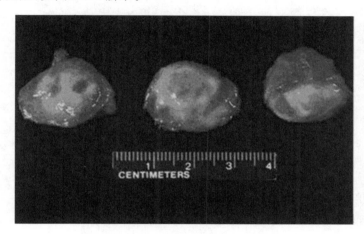

图 3-9-1　恶性淋巴瘤

(二)慢性白血病之肝

慢性白血病之肝的表现为肝肿大,包膜增厚,质较硬,切面暗红色,结构不明显,质地均匀,可见不规则梗死灶。

二、病理切片观察

(一)霍奇金淋巴瘤

1.低倍镜观察

(1)此切片取材于脾脏,原有的脾组织结构已被破坏,全为肿瘤组织代替。

(2)肿瘤组织中的细胞成分有两类,即肿瘤性细胞成分及反应性细胞成分。

2.高倍镜观察

高倍镜下的霍奇金淋巴瘤如图 3-9-2 所示。

(1)瘤细胞形态多样,可见形态各异的 R-S 细胞。该细胞胞浆丰富,细胞大小形态不一,单核、双核或多核,核膜厚而清楚,核内有一非常大(直径与红细胞相当)的嗜酸性、居中位的核仁,周围有空晕。切片中最多者为单核 R-S 细胞(又称霍奇金细胞),双核或多核 R-S 细胞为典型的 R-S 细胞(或诊断性 R-S 细胞),其中双核、等大、对称者称镜影细胞(最具诊断价值)。

(2)反应性细胞主要为淋巴细胞、嗜酸性粒细胞、中性粒细胞、浆细胞等。数目不等,散在分布于肿瘤细胞间。

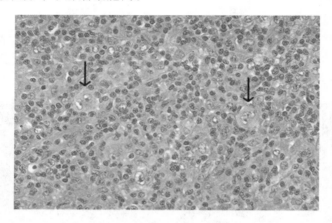

图 3-9-2　霍奇金淋巴瘤

(二)非霍奇金淋巴瘤

1.低倍镜观察

低倍镜观察可发现淋巴结结构消失,为弥漫性肿瘤性淋巴细胞所取代,细胞成分较单一。

2.高倍镜观察

高倍镜观察(见图 3-9-3)可发现淋巴细胞处于某种分化状态,并有异型性。

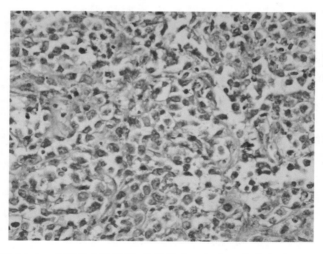

图 3-9-3　非霍奇金淋巴瘤,弥漫性大 B 细胞型淋巴瘤(高倍镜)

3.诊断要点

(1)成分较单一的肿瘤性淋巴细胞取代正常淋巴结结构。

(2)淋巴细胞有异型性。

【思考题】

1.非霍奇金恶性淋巴瘤的主要类型及各型的病理学特征是什么？

2.简述霍奇金病的病变特点及组织学类型。

3.白血病有哪些类型？病理上各有何特征？

【案例分析】

患者,男,30岁,以发热、盗汗、体重减轻入院。

体检:颈部淋巴结和锁骨上淋巴结肿大,尚可活动,为无痛性。淋巴结活检,镜下见淋巴结结构消失,其内细胞成分多样,有大量嗜酸性粒细胞、浆细胞、组织细胞,淋巴细胞和少量中性粒细胞浸润,并有多种瘤巨细胞,体积大,直径20～50 μm,椭圆形或不规则形;胞浆丰富,双色性或嗜酸性;核大,核内有一嗜酸性核仁,周围有一透明晕;可见部分典型的 R-S 细胞。

请分析:

1.作出病理诊断。

2.本病有何临床特点？

3.本病有哪些组织类型？

案例分析思路

第十章 泌尿系统疾病

实验十 泌尿系统疾病

【实验目的】

(1)掌握弥漫性毛细血管内增生性肾小球肾炎、弥漫性新月体性肾小球肾炎及弥漫性硬化性肾小球肾炎的基本病变。

(2)掌握急、慢性肾盂肾炎的病变特点及临床病理联系。

(3)熟悉其他类型的肾小球肾炎的基本病变及临床病理联系。

【实验材料】

一、大体标本

(1)急性弥漫性增生性肾小球肾炎。

(2)慢性肾小球肾炎。

(3)急性肾盂肾炎。

(4)慢性肾盂肾炎。

(5)肾细胞癌。

(6)膀胱癌。

二、病理组织切片

(1)急性弥漫性毛细血管内增生性肾小球肾炎。

(2)弥漫性新月体性肾小球肾炎。

(3)弥漫性硬化性肾小球肾炎。

(4)弥漫性膜性增生性肾小球肾炎。

(5)慢性肾盂肾炎。

(6)肾透明细胞癌。

【实验注意事项】

(1)重点观察各型肾小球肾炎的病变特点,深入理解其临床病理联系。

(2)仔细观察肾盂肾炎的病变特点,比较肾小球肾炎和肾盂肾炎的异同。

【实验内容】

一、大体标本观察

(一)急性弥漫性增生性肾小球肾炎

(双)肾体积轻或中度肿大,包膜紧张,表面光滑,充血呈红色,称大红肾,如图 3-10-1 所示;有时肾脏表面及切面可见散在的出血点,状似蚤咬,故称蚤咬肾,如图 3-10-2 所示。

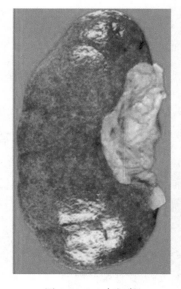

图 3-10-1　大红肾

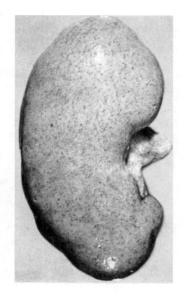

图 3-10-2　蚤咬肾

(二)慢性肾小球肾炎

慢性肾小球肾炎如图 3-10-3 所示。

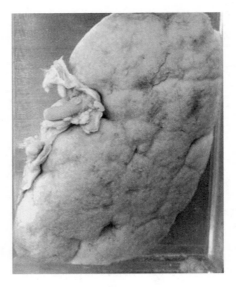

图 3-10-3　慢性肾小球肾炎

（1）肾体积缩小，重量减轻，质地变硬，表面呈弥漫性细颗粒状。

（2）切面肾皮质变薄，皮、髓质分界不清；肾盂周围脂肪组织增多。

（三）急性肾盂肾炎

急性肾盂肾炎表现为肾脏体积增大、表面及切面可见散在、大小不等的黄白色脓肿。脓肿周围可见充血带。此标本为下行感染之急性肾盂肾炎，如图3-10-4所示。

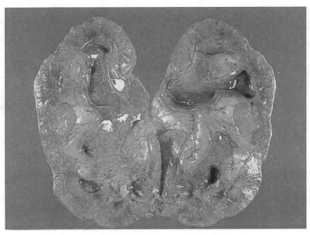

图 3-10-4　急性肾盂肾炎

（四）慢性肾盂肾炎

慢性肾盂肾炎表现为肾脏体积缩小，重量减轻，质地变硬；肾脏表面不光滑，有多个粗大不规则凹陷性瘢痕；切面皮髓质界限不清；肾乳头萎缩，肾盂、肾盏变形，肾盂黏膜增厚、粗糙，如图 3-10-5 所示。

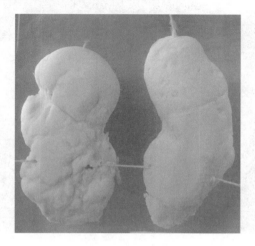

图 3-10-5　慢性肾盂肾炎

（五）肾细胞癌

肾细胞癌表现为标本为部分肾组织及肿瘤肿瘤位于肾的一极，呈圆形或类圆形，直径6～8 cm；切面分界较清楚，有时可见卫星结节，呈多色性改变：出血、坏死、囊性变、钙化等，如图 3-10-6 所示。

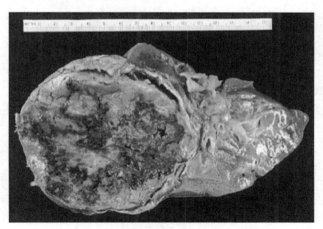

图 3-10-6　肾细胞癌

（六）膀胱癌

标本为部分膀胱壁及肿瘤，膀胱内壁见菜花样肿物，基底宽，有短蒂与黏膜相连，如图 3-10-7 所示。

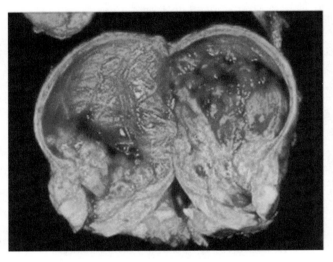

图 3-10-7　膀胱癌

二、病理切片观察

（一）急性弥漫性毛细血管内增生性肾小球肾炎

急性弥漫性毛细血管内增生性肾小球肾炎如图 3-10-8 所示。

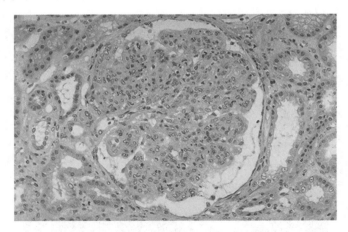

图 3-10-8　急性弥漫性毛细血管内增生性肾小球肾炎

（1）肾小球病变广泛，肾小球体积增大，细胞数目增多。系膜细胞、毛细血管内皮细胞不同程度增生，伴中性粒细胞、巨噬细胞浸润，毛细血管腔狭小甚至闭塞，肾小球囊变窄。

（2）肾小管上皮细胞变性，管腔内可见蛋白管型、细胞管型。

（3）肾间质血管扩张充血、水肿，以及有少数淋巴细胞和中性粒白细胞浸润。

（二）弥漫性新月体性肾小球肾炎

弥漫性新月体性肾小球肾炎如图 3-10-9 所示。

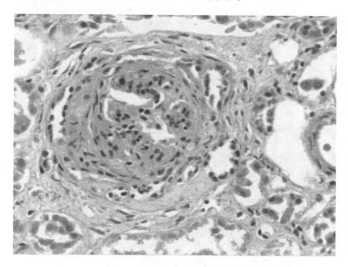

图 3-10-9　弥漫性新月体性肾小球肾炎

（1）肾小囊壁层上皮细胞明显增生，与渗出的单核细胞一起形成新月体或环状体。

（2）有些肾小球毛细血管发生纤维蛋白样坏死和出血。

（3）肾小管上皮细胞肿胀，管腔内可见透明管型及颗粒管型。

（4）间质内纤维组织增生，有较多的淋巴细胞、单核细胞等炎性细胞浸润。

（三）弥漫性硬化性肾小球肾炎

弥漫性硬化性肾小球肾炎如图 3-10-10 所示。

（1）部分肾小球纤维化、玻璃样变性，呈红染无结构的玻璃样小体，所属的肾小管萎缩以至消失，入球小动脉硬化、管壁增厚，管腔狭窄甚至闭塞；另一部分肾小球代偿性肥大，相应肾小管不同程度扩张，其中可见较多红染、均质的蛋白管型。

（2）肾间质纤维结缔组织增生及慢性炎症细胞浸润。

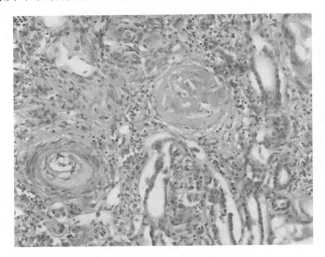

图 3-10-10　弥漫性硬化性肾小球肾炎

（四）弥漫性膜性增生性肾小球肾炎

肾小球毛细血管壁呈均匀的弥漫性增厚，如图 3-10-11 所示。

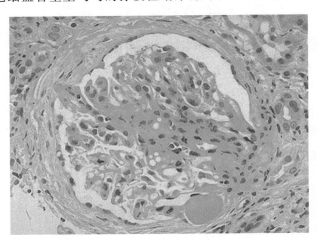

图 3-10-11　弥漫性膜性增生性肾小球肾炎

（五）慢性肾盂肾炎

慢性肾盂肾炎如图 3-10-12 所示。

（1）肾小球及其周围纤维化使肾小球萎缩、纤维化及玻璃样变性。有的肾小球呈代偿性肥大。病灶周围肾组织相对正常。

（2）病变区肾小管萎缩，纤维化。间质纤维组织增生，其中见大量淋巴细胞、少量单核细胞、浆细胞及中性粒细胞浸润。

（3）残存的肾小管多呈扩张状态，腔内充满均匀红染的胶样管型，形似甲状腺滤泡。

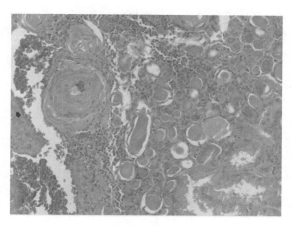

图 3-10-12　慢性肾盂肾炎

（六）肾透明细胞癌

肾透明细胞癌如图 3-10-13 所示。

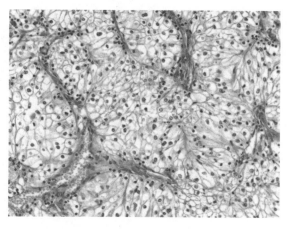

图 3-10-13　肾透明细胞癌

（1）癌细胞体积大，边界清楚，呈多角形，胞浆清亮透明（因含脂质和糖原制片时被溶解），细胞核小，深色染色。

（2）癌细胞排列呈条索状、片巢状、腺管状。

(3)间质少,血管非常丰富。

【思考题】

(1)如何用急性弥漫性增生性肾小球肾炎的病变解释其临床表现?

(2)简述弥漫性新月体性肾小球肾炎的主要病理变化。

(3)弥漫性硬化性肾小球肾炎引起的固缩肾最容易与什么疾病引起的固缩肾相混淆? 哪些疾病可引起固缩肾?

【案例分析】

患儿,男,9岁,因眼睑水肿、尿少三天入院,一周前曾发生上呼吸道感染。

体格检查:眼睑浮肿,咽红肿,心肺(一),血压128/92 mmHg。

实验室检查:尿常规示,红细胞(++),尿蛋白(++),红细胞管型 0～3/HP;24 小时尿量300 mL,尿素氮 11.4 mmol/L,血肌酐 170 μmol/L。

B超检查:双肾对称性增大。

请分析:

(1)对该患儿诊断可能是什么病?

(2)描述该患儿的肾脏病理变化。

(3)根据该患儿的病理变化解释出现的一系列临床表现。

案例分析思路

第十一章　生殖系统疾病

实验十一　生殖系统疾病

【实验目的】

(1)掌握宫颈癌的病变特征,熟悉慢性子宫颈炎的形态特点及类型。

(2)掌握乳腺癌的常见组织学类型及形态特点。

(3)了解卵巢常见肿瘤的类型和形态特征。

(4)了解阴茎癌、前列腺增生症及前列腺癌的病变特点。

【实验材料】

一、大体标本

(1)宫颈癌。

(2)子宫内膜癌。

(3)子宫平滑肌瘤。

(4)葡萄胎。

(5)侵袭性葡萄胎。

(6)绒毛膜癌。

(7)绒毛膜癌肺转移。

(8)乳腺癌。

(9)乳腺纤维腺瘤。

(10)卵巢囊腺瘤。

(11)畸胎瘤。

（12）前列腺增生。

（13）精原细胞瘤。

（14）阴茎癌。

二、病理组织切片

（1）子宫颈原位癌。

（2）子宫颈鳞状细胞癌。

（3）葡萄胎。

（4）绒毛膜上皮癌。

（5）卵巢囊腺瘤。

（6）前列腺增生症。

（7）前列腺癌。

【实验注意事项】

（1）重点观察宫颈癌的病变特征。

（2）仔细观察乳腺癌镜下形态结构，辨认各组织学类型。

（3）区别辨认卵巢黏液性肿瘤和浆液性肿瘤、良性葡萄胎和恶性葡萄胎的病变特征。

【实验内容】

一、大体标本观察

（一）宫颈癌

1.内生型

标本为子宫矢状切面，子宫颈已被破坏，完全被癌组织所代替；癌组织灰白色，呈菜花状，向子宫颈深部浸润，已达子宫体的下方，并向下侵入破坏阴道壁，如图 3-11-1 所示。

2.外生型

外生型宫颈癌的肿瘤呈乳头状或菜花状，突出于表面，灰白色，质脆，有出血、感染、坏死等，如图 3-11-2 所示。

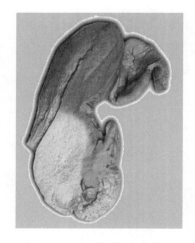

图 3-11-1　宫颈癌（内生型）

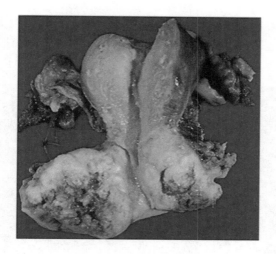

图 3-11-2　宫颈癌（外生型）

（二）子宫内膜癌（子宫体癌）

　　子宫内膜癌表现为癌组织侵及子宫内膜大部分,使宫内膜弥漫增厚,且呈不规则的乳头状向宫腔内生长;癌组织呈灰白,质脆,易坏死、脱落,如图 3-11-3 所示。

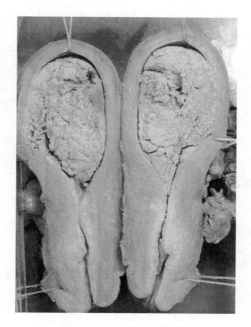

图 3-11-3　子宫内膜癌

(三)子宫平滑肌瘤

子宫平滑肌瘤表现为子宫横切面可见多个大小不等的圆形或椭圆形结节，有包膜，灰白，质硬，如图 3-11-4 所示。

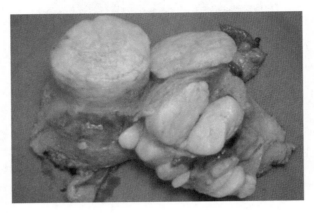

图 3-11-4　子宫平滑肌瘤

(四)葡萄胎

(1)完全性葡萄胎如图 3-11-5 所示。子宫腔扩张，腔内充满大小不等的透明囊泡，囊泡直径 0.1～2 cm，壁薄，囊泡之间有纤细的纤维条索相连，状似葡萄，无胚胎或胎儿。

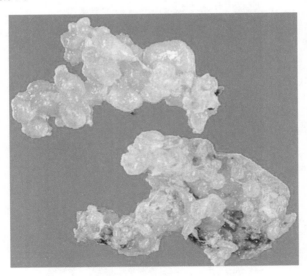

图 3-11-5　完全性葡萄胎

（2）部分性葡萄胎如图 3-11-6 所示。子宫腔扩张，腔内可见部分大小不等的透明囊泡，形如葡萄样外观，部分为正常的胎盘组织，可见胎儿或胎膜。

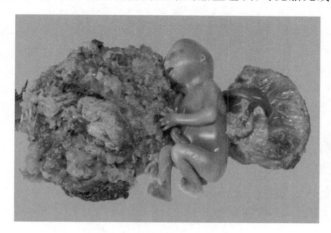

图 3-11-6　部分性葡萄胎

（五）侵袭性葡萄胎（恶性葡萄胎）

侵袭性葡萄胎（恶性葡萄胎）表现为子宫腔内可见多少不等的水泡状物，子宫肌壁内可见大小不等的水泡状组织侵入的病灶，伴出血、坏死，如图 3-11-7 所示。

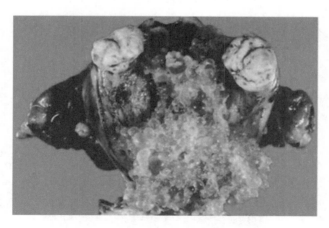

图 3-11-7　侵袭性葡萄胎

（六）绒毛膜癌（绒癌）

绒毛膜癌（绒癌）表现为癌组织位于子宫底部，呈暗紫色，结节状，质脆，可见出血坏死；结节侵入子宫壁，与子宫壁界限不清，如图 3-11-8 所示。

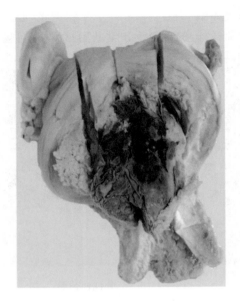

图 3-11-8　绒毛膜癌

(七)绒毛膜癌肺转移

绒毛膜癌肺转移表现为肺的切面上有多个灰黄色肿瘤结节;结节边界清,近圆形,肺周边居多,大小不一,大者核桃大小,小者黄豆大小,如图 3-11-9 所示。

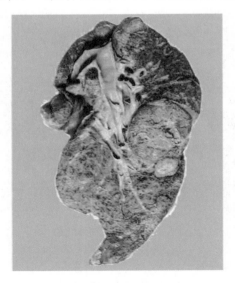

图 3-11-9　绒毛膜癌肺转移

（八）乳腺癌

乳腺癌表现为肿块表面皮肤呈橘皮样外观,乳头凹陷;肿块切面呈灰白色、质硬,癌组织向周围纤维脂肪组织伸展,界限不清;如图3-11-10所示。

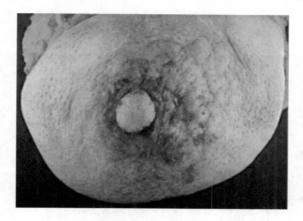

图 3-11-10　乳腺癌

（九）乳腺纤维腺瘤

乳腺纤维腺瘤表现为瘤体呈圆形,表面光滑,边界清楚,有完整包膜;切面见纵横交错的灰白色纤维束和不规则的小裂隙(增生和扩张的小导管),如图3-11-11所示。

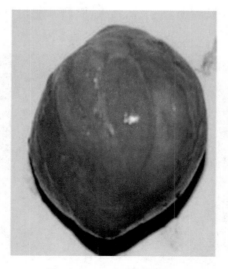

图 3-11-11　乳腺纤维腺瘤

（十）卵巢囊腺瘤

1.浆液性囊腺瘤

浆液性囊腺瘤表现为肿块呈囊性，多为单房，也可为多房；囊表面光滑，壁薄，囊内壁可有或可无乳头（此标本见乳头），囊内含清亮浆液，如图 3-11-12 所示。

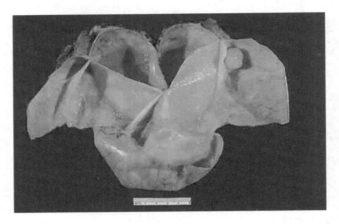

图 3-11-12　浆液性囊腺瘤图

2.黏液性囊腺瘤

黏液性囊腺瘤表现为肿块呈囊性，常为多房，也可为单房（此标本为多房性）；表面及内壁光滑，壁较薄，一般无乳头，囊内含灰白色半透明胶冻状黏液，如图 3-11-13 所示。

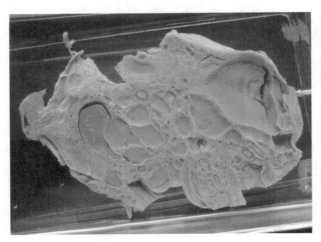

图 3-11-13　黏液性囊腺瘤

410

（十一）卵巢良性囊性畸胎瘤

卵巢良性囊性畸胎瘤表现为肿瘤为圆形或椭圆形囊实性肿物,表面光滑;囊内可有皮脂样物、毛发、骨、软骨、牙齿及其他成熟组织等,如图 3-11-14 所示。

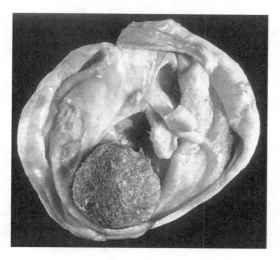

图 3-11-14　卵巢良性囊性畸胎瘤

（十二）前列腺增生

前列腺增生表现为前列腺体积增大,质韧;切面呈结节状,可见蜂窝状腔隙,新鲜标本挤压时有乳白色液体溢出;有些结节呈苍白色,均质,如图 3-11-15 所示。

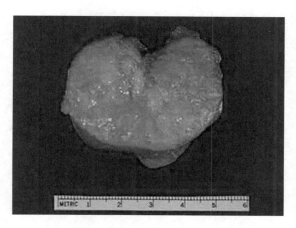

图 3-11-15　前列腺增生

（十三）精原细胞瘤

精原细胞瘤如图 3-11-16 所示，表现为睾丸弥漫性肿大，呈球形或分叶状，表面光滑；切面见肿块有明显界限，无包膜，实性，黄白色，均质状，质较软，常有出血、坏死。

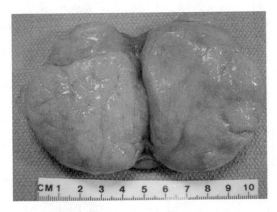

图 3-11-16　睾丸精原细胞瘤

（十四）阴茎癌

阴茎癌表现为肿块位于阴茎头，单个或多个；早期为小结节、小溃疡、血疹、疣状或乳头状，病灶常被包皮遮盖；晚期呈菜花状，质脆，有坏死、溃疡形成，会侵犯海绵体、尿道。

二、病理切片观察

（一）子宫颈原位癌

子宫颈原位癌如图 3-11-17 所示。

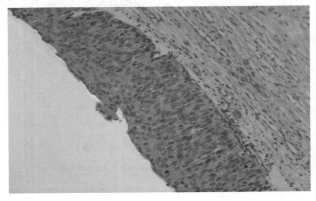

图 3-11-17　子宫颈原位癌

1.低倍镜观察

低倍镜观察病变部位,癌变上皮细胞数目增多,上皮层变厚。

2.高倍镜观察

高倍镜观察病变处癌细胞累及上皮全层,但基底膜完整。癌细胞排列紊乱,有明显异型性,大小不等,形态不一;核大深染,核大小、形状不一,染色质增粗,核分裂象易见。

(二)子宫颈鳞状细胞癌

子宫颈鳞状细胞癌如图 3-11-18 所示。癌细胞突破鳞状上皮基底膜向深部组织浸润,形成不规则的条索状、团块状癌巢。癌巢之间有较致密的纤维组织间质,间质内有多量淋巴细胞浸润。癌细胞有明显的异型性(细胞的大小、形态,核改变、核分裂象等)。

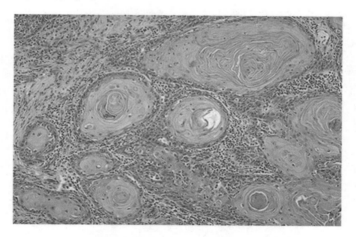

图 3-11-18　子宫颈鳞状细胞癌

(三)葡萄胎

1.低倍镜观察

葡萄胎低倍镜观察如图 3-11-19 所示。

(1)绒毛因间质高度水肿而增大,疏松淡染。

(2)绒毛间质内的血管消失或仅有少数无功能性毛细血管,内无红细胞。

(3)被覆绒毛表面的两种滋养层细胞有不同程度的增生。

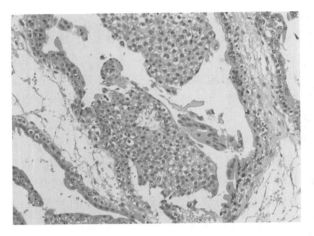

图 3-11-19　葡萄胎(低倍镜)

2.高倍镜观察

高倍镜观察葡萄胎如图 3-11-20 所示。绒毛内层为细胞滋养层,细胞滋养细胞呈圆形或多角形;胞浆丰富,疏松,淡染。其外层为合体滋养层,合体细胞体积大,形状不规则,细胞界限不清;胞浆红染,多含空泡,多核,核大深染。

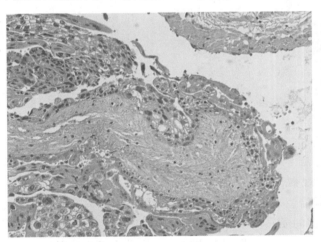

图 3-11-20　葡萄胎(高倍镜)

(四)绒毛膜上皮癌

1.低倍镜观察

低倍镜观察绒毛膜上皮癌可发现无血管、无间质。癌细胞排列成条索或团块状,不形成绒毛结构,在子宫肌层间侵袭性生长。

2.高倍镜观察

高倍镜观察绒毛膜上皮癌(见图 3-11-21)可发现癌细胞有两种,异型增生的细胞滋养层细胞,大小较一致,胞浆染色较淡;细胞核圆形、空泡状,核膜厚,核仁明显,巨核、怪核和核分裂等易见。异型增生的合体滋养细胞融合成片,细胞界限不清,胞浆红染;细胞核大小形状不一,染色较深。

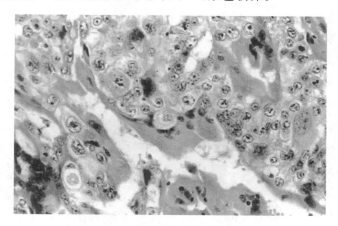

图 3-11-21　绒毛膜上皮癌(高倍镜)

(五)卵巢浆液性囊腺瘤

1.低倍镜观察

低倍镜观察(见图 3-11-22)可发现囊腔内有多数实体乳头与囊壁相连。

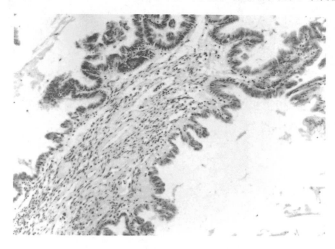

图 3-11-22　卵巢浆液性囊腺瘤(低倍镜)

2.高倍镜观察

高倍镜观察可发现囊壁和乳头间质均由含血管的纤维结缔组织构成,被覆瘤细胞为单层立方状或矮柱状。瘤细胞大小一致,排列规整,无核分裂像出现。细胞核圆形,多位于细胞中部,部分细胞表面可见纤细的微绒毛。

(六)卵巢黏液性囊腺瘤

1.低倍镜观察

低倍镜观察可发现囊腔内被覆单层柱状上皮。

2.高倍镜观察

高倍镜观察(见图 3-11-23)可发现囊壁被覆单层柱状上皮,缺乏杯状细胞。瘤细胞大小一致,排列规整,无核分裂象出现;细胞核圆形,多位于基底部。

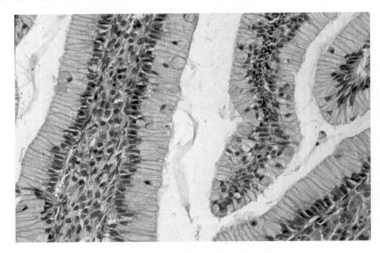

图 3-11-23　卵巢黏液性囊腺瘤(高倍镜)

(七)前列腺增生症

前列腺增生症如图 3-11-24 所示。其表现为腺体、平滑肌和纤维组织均明显增生,上皮细胞双层排列,向腔内突出呈乳头状或形成皱褶,腺腔内可见淀粉小体。

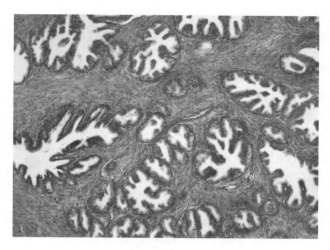

图 3-11-24　前列腺增生症

(八)前列腺癌

前列腺癌如图 3-11-25 所示,镜下见多数为分化较好的腺癌,肿瘤腺泡较规则,排列拥挤,可见背靠背现象。腺腔多由单层上皮构成,细胞核圆形或卵圆形,核膜清楚,可见清晰的核仁。

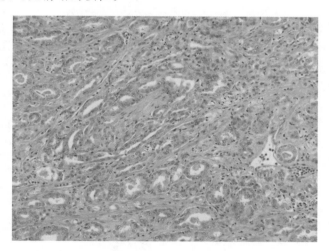

图 3-11-25　前列腺癌

【思考题】

(1)试比较葡萄胎、侵袭性葡萄胎及绒毛膜上皮癌病变的异同点。

(2)子宫颈癌有哪些病理学类型？如何蔓延和转移？

(3)乳腺癌有哪些大体改变？常见的组织学类型有哪些？

【案例分析】

　　患者，女，46岁，白带增多7个月，不规则阴道流血5个月且逐渐加重。患者病前月经周期正常，自述7个月前白带增多，开始为黄白色，以后呈脓性，有臭味；阴道流血时多时少，少时呈血性分泌物，常伴下腹坠胀不适；曾按慢性子宫颈炎治疗，无明显效果。既往十年前患者曾患有"子宫颈糜烂"，无其他病史，发育正常，体格消瘦，营养欠佳。

　　妇科检查见宫颈膨大，直径约6 cm，质硬；宫颈表面不光滑，有结节状突起，且有一小溃疡，有接触性出血。阴道内存少许血性分泌物，有臭味。子宫体增大，宫颈旁有结节状隆起，肛诊直肠软，指套无血。CT检查示腹膜后腹主动脉旁淋巴结肿大，肠系膜见多个肿大淋巴结。B超检查示：子宫体、子宫颈增大，子宫壁不规则，右输卵管及卵巢见实性肿块。

　　入院后进行宫颈活检，病理诊断为低分化鳞状细胞癌。因患者已属晚期，未行手术治疗，故采用放疗及支持疗法。此后病情逐渐恶化，日渐消瘦，半年后因恶病质而死亡。

　　请分析：

　　(1)本病例从慢性子宫颈糜烂是如何发展为子宫颈浸润癌的？经历了哪些病理过程？

　　(2)肉眼病变属于子宫颈癌的哪种类型？

案例分析思路

第十二章　内分泌系统疾病

实验十二　内分泌系统疾病

【实验目的】

(1)掌握非毒性甲状腺肿的分期及各期主要的病变特点,熟悉其临床病理联系。

(2)掌握毒性甲状腺肿的病变特点及临床病理联系。

(3)掌握甲状腺腺瘤和甲状腺腺癌的形态特点,熟悉其组织学分类。

【实验材料】

一、大体标本

(1)弥漫性胶样甲状腺肿。

(2)结节性甲状腺肿。

(3)弥漫性毒性甲状腺肿。

(4)甲状腺腺瘤。

(5)甲状腺癌。

二、病理组织切片

(1)弥漫性非毒性甲状腺肿。

(2)弥漫性毒性甲状腺肿。

(3)甲状腺滤泡腺瘤。

(4)甲状腺乳头状癌。

【实验注意事项】

(1)重点观察甲状腺肿的病变特点,深入理解其临床病理联系。

(2)仔细观察甲状腺腺癌的形态结构,辨认各组织学类型。

【实验内容】

一、大体标本观察

(一)弥漫性胶样甲状腺肿

甲状腺弥漫性对称性肿大,表面光滑,质地中等;切面棕褐色,半透明胶冻状。

(二)结节性甲状腺肿

结节性甲状腺肿如图 3-12-1 所示,表现为甲状腺肿大,表面凹凸不平;切面见多个大小不等的结节,有的境界清楚(但无完整包膜),有的结节灰红质实,有的褐色半透明,可有出血、坏死和囊性变。

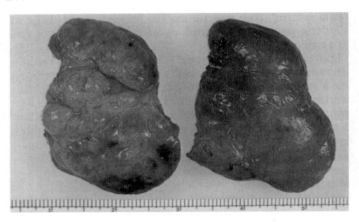

图 3-12-1　结节性甲状腺肿

(三)弥漫性毒性甲状腺肿

弥漫性毒性甲状腺肿如图 3-12-2 所示,表现为甲状腺弥漫肿大,表面光滑,质实而软;切面呈分叶状,结构致密似牛肉,灰红色,胶质少。

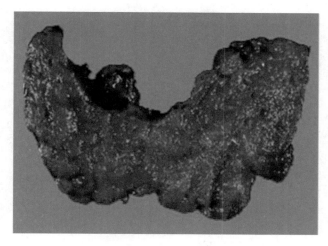

图 3-12-2 弥漫性毒性甲状腺肿

（四）甲状腺腺瘤

甲状腺腺瘤如图 3-12-3 所示，表现为甲状腺切面可见一圆形肿块，边界清楚，有完整包膜；肿块呈灰白色，实性，质地均匀；可并发出血、囊性变、钙化或纤维化。

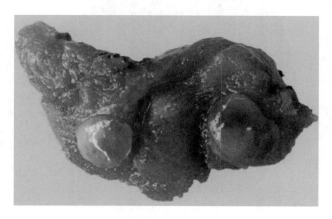

图 3-12-3 甲状腺腺瘤

（五）甲状腺乳头状癌

甲状腺乳头状癌如图 3-12-4 所示，其表现为甲状腺组织内见灰白色肿块；肿块分界不清，无包膜，质较硬，可继发出血、坏死、钙化等。

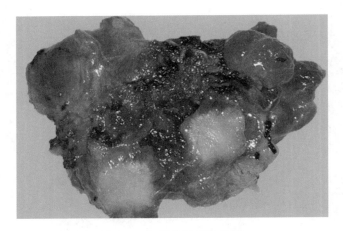

图 3-12-4　甲状腺乳头状癌

（六）甲状腺滤泡癌

甲状腺滤泡癌如图 3-12-5 所示，其表现为甲状腺组织内见孤立性灰白色肿块；肿块分界尚清，有包膜，局部可见包膜浸润。

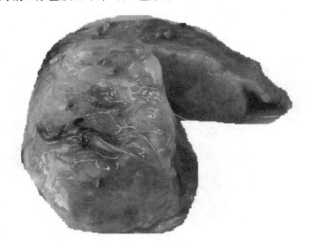

图 3-12-5　甲状腺滤泡癌

（七）甲状腺髓样癌

甲状腺髓样癌如图 3-12-6 所示，其表现为甲状腺组织内见孤立性灰黄色肿块；肿块分界尚清，缺乏包膜，切面质地细腻，可伴有出血或坏死。

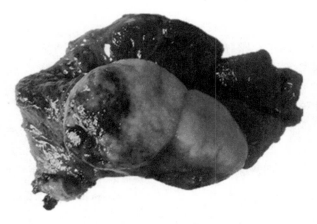

图 3-12-6　甲状腺髓样癌

二、病理切片观察

（一）弥漫性非毒性甲状腺肿

1.增生期

弥漫性增生性甲状腺肿表现为滤泡上皮增生呈立方形或低柱状,伴小滤泡和小假乳头形成,胶质较少,间质充血。

2.胶质贮积期

弥漫性胶样甲状腺肿如图 3-12-7 所示,其表现为部分上皮增生,可有小滤泡或假乳头形成;大部分滤泡上皮复旧变扁平,滤泡腔高度扩大,腔内大量胶质贮积;胶质浓厚,染色较红;间质无明显异常。

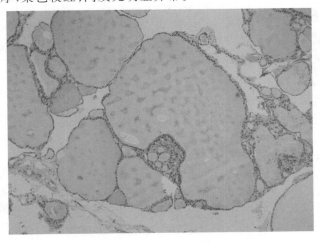

图 3-12-7　弥漫性非毒性甲状腺肿（Sanderson 小膨出）

3.结节期

结节性甲状腺肿表现为部分滤泡上皮柱状或乳头状增生，小滤泡形成；部分上皮复旧或萎缩，胶质贮积；间质纤维组织增生、间隔包绕形成大小不一的结节状病灶。

（二）弥漫性毒性甲状腺肿

弥漫性毒性甲状腺肿如图 3-12-8 所示，表现为滤泡上皮增生呈高柱状，有的呈乳头样增生，并有小滤泡形成；滤泡腔内胶质稀薄，滤泡周边胶质出现许多大小不一的上皮细胞的吸收空泡；间质血管丰富、充血，淋巴组织增生。

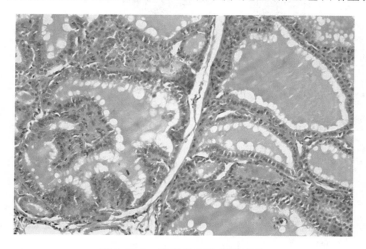

图 3-12-8　弥漫性毒性甲状腺肿

（三）甲状腺滤泡腺瘤

甲状腺滤泡腺瘤表现为肿瘤被膜完整，由大小较一致的圆形小滤泡构成；滤泡上皮细胞呈立方形，无明显异型性，无或仅有少量淡红色胶质；肿瘤间质水肿、黏液变性。

（四）甲状腺乳头状癌

（1）癌组织与正常组织间有部分纤维间隔，如图 3-12-9 所示。

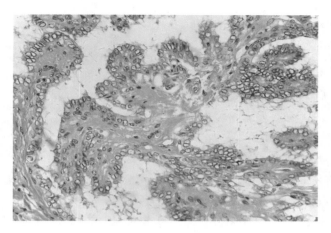

图 3-12-9　甲状腺乳头状癌

（2）癌组织有多级分支的乳头状结构；乳头上皮为单层或多层低柱状或立方形细胞；细胞核呈透明或毛玻璃状，核膜较厚，无核仁，可见核沟及核内假包涵体。乳头中心为纤维血管间质。

（3）间质中常见同心圆状的钙化小体，即砂粒体如图 3-12-10 所示。

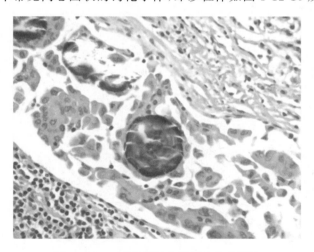

图 3-12-10　甲状腺乳头状癌中的砂砾体

【思考题】

（1）弥漫性毒性甲状腺肿与非毒性甲状腺肿的病变有何区别？

（2）如何鉴别结节性甲状腺肿和甲状腺腺瘤？

【案例分析】

患者,女,32岁,因心悸、怕热多汗,食欲亢进,消瘦无力,体重减轻来院诊治。

体格检查:体温37 ℃,脉率99次/分,眼球突出,睑裂增宽,双侧甲状腺弥漫性对称性肿大;基础代谢率+57%(正常范围:−10%～+15%);T3、T4水平升高,甲状腺摄^{131}I率增高。

患者入院后行甲状腺次全切除术,标本送病理检查:肉眼见甲状腺弥漫性肿大,表面光滑;切面质实,色灰红,呈鲜红牛肉状外观。镜下可见甲状腺滤泡弥漫性增生,上皮细胞呈柱状,并形成乳头状结构突向滤泡腔;滤泡腔较小,腔内胶质少而稀薄,靠近上边缘有成排的吸收空泡;间质血管丰富,明显充血,有大量淋巴细胞浸润并有淋巴滤泡形成。

请分析:

(1)该患者的病理诊断及依据。

(2)分析临床病理联系。

(3)除本例外,还有哪些疾病能导致甲状腺弥漫性肿大?

案例分析思路

第十三章　神经系统疾病

实验十三　神经系统疾病

【实验目的】

(1)掌握流行性脑脊髓膜炎的病理改变及临床病理联系。

(2)掌握流行性乙型脑炎的病理改变及临床病理联系。

(3)熟悉神经系统肿瘤的病变特点。

【实验材料】

一、大体标本

(1)流行性脑膜炎。

(2)流行性乙型脑炎。

(3)星形胶质细胞瘤。

(4)脑膜瘤。

(5)神经鞘瘤。

(6)神经纤维瘤。

二、病理组织切片

(1)流行性脑膜炎。

(2)流行性乙型脑炎。

(3)星形胶质细胞瘤。

(4)脑膜瘤。

(5)神经鞘瘤。

（6）神经纤维瘤。

【实验注意事项】

（1）重点观察流行性脑膜炎的病理改变,深入理解其临床病理联系。

（2）仔细观察流行性乙型脑炎的病变特点,从病理学角度解释其临床表现。

【实验内容】

一、大体标本观察

（一）流行性脑膜炎

流行性脑膜炎如图 3-13-1 所示,表现为蛛网膜下腔有灰黄色脓液积聚,覆盖于脑表面,使脑回和脑沟结构模糊,脑血管明显扩张充血。

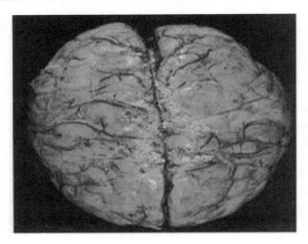

图 3-13-1　流行性脑膜炎

（二）流行性乙型脑炎

流行性乙型脑炎如图 3-13-2 所示,表现为脑膜血管充血,脑水肿明显以至脑回变宽、脑沟变浅;切面大脑皮质可见散在或成群,界清,粟粒或针尖大小的半透明脑软化灶。

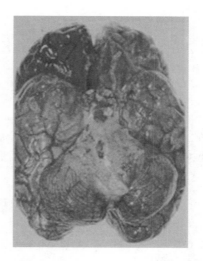

图 3-13-2 流行性乙型脑炎

（三）星形胶质细胞瘤

星形胶质细胞瘤表现为瘤组织无包膜，与正常脑组织无截然分界；肿瘤切面灰白，质软或呈胶冻状外观，可形成大小不等的囊变区；肿瘤所在的脑半球脑组织肿胀，较对侧宽；脑原有结构挤压变形。

（四）脑膜瘤

脑膜瘤表现为常与硬脑膜紧密相连，呈球形或分叶状，有包膜；肿块质实、韧，切面灰白色，颗粒状或条索状，可见白色钙化砂粒，质较硬。

（五）神经鞘瘤

神经鞘瘤如图 3-13-3 所示，表现为肿瘤大小不一，圆形或结节状，包膜菲薄、完整；切面实性，灰白或灰黄色半透明，可伴有出血和囊性变。

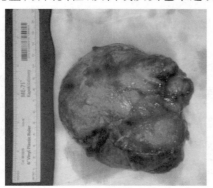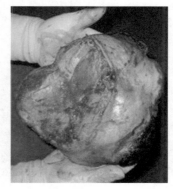

图 3-13-3 神经鞘瘤

（六）神经纤维瘤

神经纤维瘤多见于皮下，可单发或多发。其肿块境界较清，但无包膜，质实，切面灰白并可见漩涡状纤维，少有出血和囊性变。

二、病理切片观察

（一）流行性脑膜炎

流行性脑膜炎如图 3-13-4 所示，表现为蛛网膜下腔血管扩张、充血，并有大量渗出物积聚使蛛网膜下腔显著增宽；渗出物为脓性，主要为中性粒细胞及脓细胞；脑实质变化不明显。

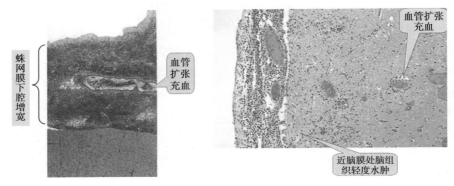

图 3-13-4　流行性脑膜炎

（二）流行性乙型脑炎

（1）脑实质血管变化和炎症反应：血管高度扩张、充血，血管周围间隙加宽，脑组织水肿，淋巴细胞、单核细胞围绕血管周围形成袖套状浸润，如图 3-13-5A 所示。

（2）神经元变性：坏死神经元变性、肿胀，尼塞尔（Nissel）小体消失，胞浆内空泡形成，核偏位，另可见噬神经现象及卫星现象，如图 3-13-5B 所示。

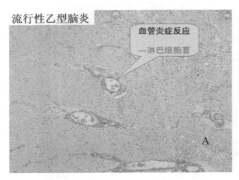
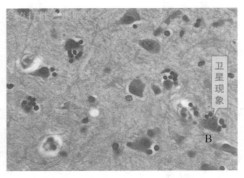

图 3-13-5　流行性乙型脑炎

（3）软化灶形成：灶性神经组织变性、坏死，液化形成镂空筛网状软化灶，呈圆形，界清，散在分布，如图 3-13-6A 所示。

（4）小胶质细胞增生小胶质细胞增生明显，形成小胶质细胞结节，如图 3-13-6B 所示，多位于小血管旁或坏死的神经元附近。

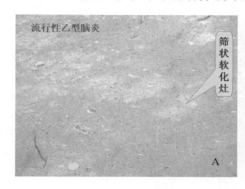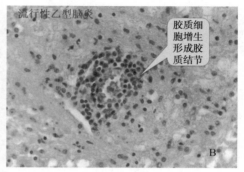

图 3-13-6　流行性乙型脑炎

（三）星形胶质细胞瘤Ⅱ～Ⅲ级

星形胶质细胞瘤Ⅱ～Ⅲ级表现为瘤细胞排列稀疏，细胞大小、形状及染色极不一致，常见单核及多核瘤巨细胞色深，染色质粗，核分裂象及病理性核分裂象常见。其瘤细胞周围有多少不等的胶质纤维，瘤内可见大小不等的坏死和出血区。该细胞血管较丰富，血管内皮及外膜细胞明显增生、肿胀，血管腔可闭塞。其中星形胶质细胞瘤Ⅱ级如图 3-13-7 所示。

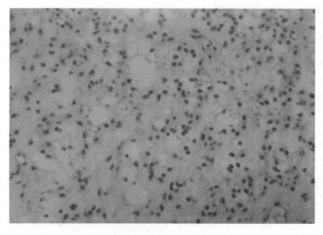

图 3-13-7　星形胶质细胞瘤Ⅱ级

（四）脑膜瘤

脑膜瘤如图 3-13-8 所示，表现为瘤细胞排列成束状、编织状或旋涡状，其间有网状及胶原纤维；瘤细胞呈梭形或合体状，胞浆丰富，红染，核椭圆或圆形，细胞无异型性。

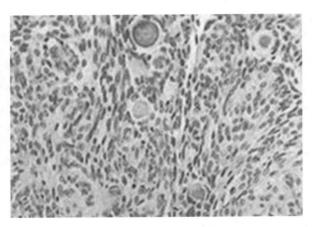

图 3-13-8　脑膜瘤

（五）神经鞘瘤

神经鞘瘤在镜下有两种组织形态，分别是束状型（Ａ型）和网状型（Ｂ型）。

1.束状型（Ａ型）

该瘤细胞细长、梭形，境界不清；核梭形，互相紧密排列成束状、栅栏状，或呈不完全漩涡状，如图 3-13-9所示。

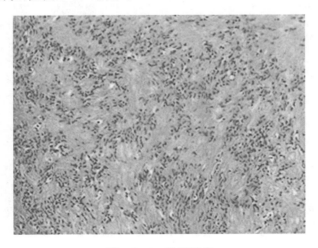

图 3-13-9　神经鞘瘤

2.网状型（B 型）

该瘤细胞稀少,星芒状,可排列成稀疏网状结构,常有小囊腔形成。

（六）神经纤维瘤

神经纤维瘤如图 3-13-10 所示,主要由神经鞘膜细胞和纤维母细胞构成。其细胞长梭形,紧密排列呈束状,之间有淡染的黏液基质及纤维。

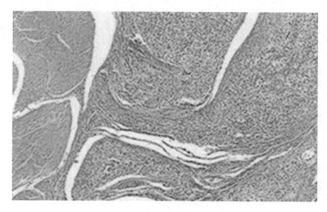

图 3-13-10　神经纤维瘤

【思考题】

（1）试比较流脑及乙脑的病因、病变部位、主要病理变化及可能出现的后遗症。

（2）简述胶质瘤的一般生物学特征。

【案例分析】

患者,女,18 岁,因头痛 8 小时,呕吐、昏迷 1 小时入院。8 小时前开始头痛,1 小时前出现呕吐、全身酸痛、呼吸短促、昏迷。

查体:体温39.5 ℃,脉搏 126 次/分,呼吸短促,昏迷,瞳孔散大、对光反射消失,膝腱反射消失。

外周血:白细胞 $43.0×10^9/L$,其中中性粒细胞 0.96。

临床诊断:脑膜炎,入院后经急救治疗无效于入院后 2 小时死亡。

尸体解剖主要发现:身高 160 cm,发育、营养良好;双侧瞳孔散大（直径0.8 cm）;双侧扁桃体大;右肺480 g,左肺470 g,双肺下叶散在实变,实变区以呼吸性细支气管为中心的肺泡壁毛细血管扩张,肺泡腔内有淡红色物质充填,肺泡壁和肺泡腔内中性粒细胞浸润;肝1 760 g,表面和切面呈红色与黄色相间,肝窦变窄,部分肝细胞质呈空泡状,并将细胞核挤向胞膜下,形似脂肪细胞;左肾150 g,右肾140 g,左肾皮质散在直径0.2 cm的黄白色、圆形病变,其肾小球和肾小管结构破坏、消失,代之为中性粒细胞;脑1 520 g,脑膜、脊膜血管扩张,左顶及右颞叶血管周有黄白色的渗出物,脑底部有较多黄绿色液体,蛛网膜下腔血管扩张,大量蛋白渗出和中性粒细胞浸润,革兰染色查见 G^- 球菌,部分神经细胞变性。

请分析:

(1)死者生前患有哪些疾病? 其诊断依据是什么?

(2)死者的死亡原因是什么?

(3)死者所患疾病是怎样发生、发展的?

案例分析思路

第十四章　传染病

实验十四　传染病

【实验目的】

（1）掌握结核病的基本病理变化及其转归,原发性肺结核的病变特征及其转归,继发性肺结核的类型及其病变特征。

（2）掌握伤寒、细菌性痢疾的病变特征,熟悉其临床病理联系。

（3）熟悉肺外器官结核（肠、腹膜、肾、骨等）的病变特征。

（4）熟悉梅毒、麻风的基本病变。

（5）了解钩端螺旋体病、流行性出血热和艾滋病的主要病变特征。

【实验材料】

一、大体标本

（1）原发性肺结核。

（2）粟粒性肺结核。

（3）浸润性肺结核。

（4）慢性纤维空洞性肺结核。

（5）干酪样肺炎。

（6）肺结核球。

（7）肺外器官结核。

（8）肠伤寒。

（9）细菌性痢疾。

(10)阿米巴痢疾之结肠。

(11)阿米巴肝脓肿。

二、病理组织切片

(1)结核结节。

(2)肠伤寒。

(3)细菌性痢疾。

【实验注意事项】

(1)重点观察结核病的基本病理变化,深入理解其转归。

(2)仔细观察细菌性痢疾的病变特征,解释其临床病理联系。

【实验内容】

一、大体标本观察

(一)原发性肺结核

原发性肺结核如图 3-14-1 所示,其病变特点为原发综合征,即肺原发病灶、结核性淋巴管炎和肺门淋巴结结核。原发灶肺上叶下部靠近胸膜处可见约 1 cm 大小的黄白色干酪样坏死灶。原发灶内结核杆菌沿淋巴管蔓延引起结核性淋巴管炎(X 线片可见)。肺门淋巴结结核同侧肺门有两处淋巴结肿大,切面黄白色。

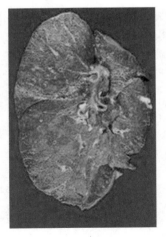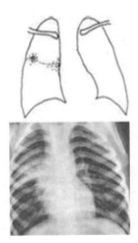

图 3-14-1 原发性肺结核

(二)粟粒性肺结核

肺原发病灶或其他结核病灶中结核杆菌经血道播散形成粟粒性肺结核或全身粟粒性结核,如图 3-14-2 所示。

(1)粟粒性肺结核肺表面和切面可见大量散在、均匀分布、大小一致、境界清楚、灰白淡黄、圆形的粟粒大小的结节状病灶。

(2)肝、脾、肾粟粒性结核肝、脾、肾表面和切面可见与粟粒性肺结核一样的结节性病灶。

(三)浸润性肺结核

浸润性肺结核如图 3-14-3 所示,病灶位于肺上部(相当于锁骨下区域),病变中央为干酪样坏死,色灰黄,周围边界模糊为渗出性炎症(肉眼不易分辨)。干酪样坏死物液化经支气管排出后可形成急性空洞。

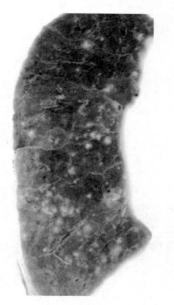

图 3-14-2　粟粒性结核

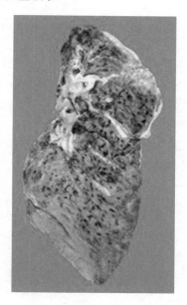

图 3-14-3　浸润性肺结核

(四)慢性纤维空洞性肺结核

慢性纤维空洞性肺结核如图 3-14-4 所示,表现为两侧肺中可见多个厚壁空洞,大小不一,形状不规则;洞内壁有灰黄色干酪样坏死物,外层为较厚的增生的纤维结缔组织;空洞附近肺组织有显著的纤维组织增生,使肺变形。

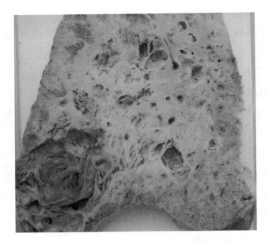

图 3-14-4　慢性纤维空洞性肺结核

(五)干酪样肺炎

干酪样肺炎如图 3-14-5 所示,表现为肺切面散在分布大小不一、灰黄色的不规则形干酪样坏死灶。

(六)肺结核球

肺结核球如图 3-14-6 所示,表现为肺内可见一个孤立的、有纤维包裹的、境界清楚的球形干酪样坏死病灶,病灶为单个,直径为 2～5 cm,位于肺上叶。

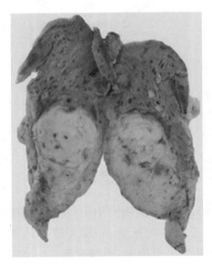

图 3-14-5　干酪样肺炎

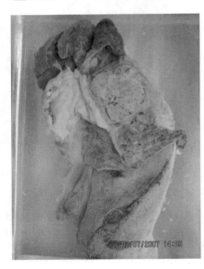

图 3-14-6　肺结核球

（七）肺外器官结核

1.肠结核

（1）溃疡型肠结核

溃疡型肠结核如图 3-14-7 所示，多发生在回盲部，黏膜面可见溃疡。溃疡特点为环形或带状，其长轴与肠的长轴垂直，边缘参差不齐，可深达肌层或浆膜层；溃疡底有干酪样坏死物，愈合后易引起肠道狭窄。

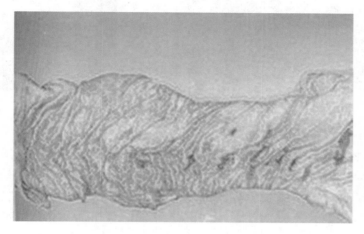

图 3-14-7　溃疡型肠结核

（2）增生型肠结核肠壁因大量结核性肉芽组织和纤维组织增生，使肠壁变厚、变硬，临床上可引起肠梗阻或形成肿瘤样肿块（须与肠癌鉴别）。

2.结核性腹膜炎

结核性腹膜炎表现为腹膜上有多少不等的灰白色结节及多量的纤维素渗出，渗出物机化后均可引起腹腔器官特别是肠管间、大网膜、肠系膜粘连。

3.肾结核

肾结核如图 3-14-8 所示，表现为肾脏体积增大，肾实质内有大小不一的干酪样坏死灶，将肾脏结构大部分破坏；部分坏死物质液化破溃入肾盂、肾盏而形成大小不等的空洞，空洞内可见干酪样坏死物。

4.脊椎结核

脊椎结如图 3-14-9 所示，表现为椎体发生干酪样坏死并破坏椎间盘及相邻的椎体，椎体发生塌陷而成楔形，造成脊柱后凸畸形，周围软组织也有结核病变。

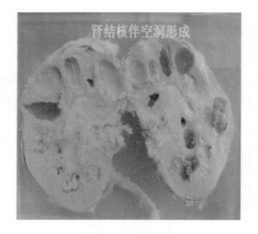

图 3-14-8　肾结核

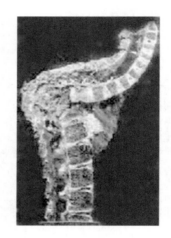

图 3-14-9　脊椎结核

(八)肠伤寒

(1)髓样肿胀期肠黏膜淋巴组织肿胀,形成椭圆形(集合淋巴小结)或圆形。

(2)孤立淋巴小结隆起,突出黏膜表面,形成"脑回"样结构,如图 3-14-10A 所示。

(3)坏死期肿胀的淋巴组织中心发生坏死,坏死物质凝结成灰白或黄绿色干燥的痂皮。因坏死物的边缘部分仍可呈髓样肿胀状态,故可呈堤状隆起,如图 3-14-10B 所示。

(4)溃疡形成期坏死物脱落后,形成与原来淋巴组织大小形态一致的溃疡。溃疡呈圆形或椭圆形,边缘较整齐,椭圆形者其长轴与肠的长轴平行,愈合后一般不会引起肠道狭窄,如图 3-14-10C 所示。

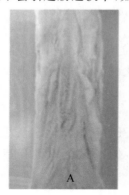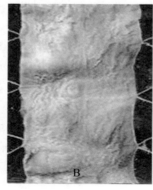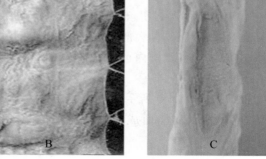

图 3-14-10　肠伤寒

（九）细菌性痢疾

细菌性痢疾表现为结肠黏膜表面被覆一层灰黄色或灰褐色、干燥似"糠皮"状的假膜,此膜由渗出的纤维素、坏死组织、中性粒细胞、红细胞及细菌共同组成,如图 3-14-11A 所示;有的区域假膜脱落,形成大小不一、形状不规则的浅表性地图样溃疡,如图 3-14-11B 所示。

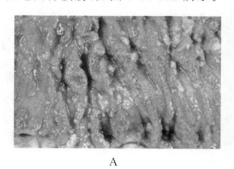 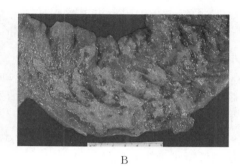

A   B

图 3-14-11　细菌性痢疾

（十）阿米巴痢疾之结肠

阿米巴痢疾之结肠表现为结肠黏膜面可见多数大小不等、形状不整的点状溃疡,切面溃疡呈口小底大烧瓶状,如图 3-14-12 所示。

（十一）阿米巴肝脓肿

阿米巴肝脓肿表现为肝左叶可见一较大的脓肿灶,脓肿内坏死物已经流出,脓肿壁不光滑,附着残留的坏死物,如图 3-14-13 所示。

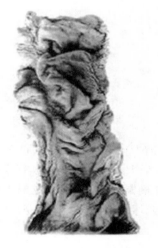 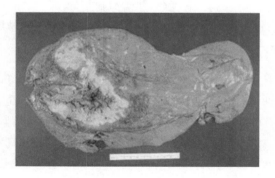

图 3-14-12　阿米巴痢疾之结肠　　　　图 3-14-13　阿米巴肝脓肿

二、病理切片观察

（一）结核结节

肺组织内有许多大小相似的结核结节散在分布，典型的结核结节如图 3-14-14 所示，由内向外观察其成分依次为：

（1）干酪样坏死，为一片红染无结构的颗粒状物质。

（2）类上皮细胞位于干酪样坏死灶周围，胞体较大，境界不清，胞核呈圆形或卵圆形，染色质少，呈空泡状，核内可有一个或两个核仁，胞浆丰富，染色淡，形态与上皮细胞相似。

（3）郎汉斯巨细胞，散在于类上皮细胞之间，体积巨大，有多个核排列在细胞周边，呈花环状、马蹄状或散布于细胞中，形态与类上皮细胞核相似，胞浆丰富。

（4）淋巴细胞和纤维母细胞，在类上皮细胞周围可见大量淋巴细胞及不等量的纤维母细胞和胶原纤维。

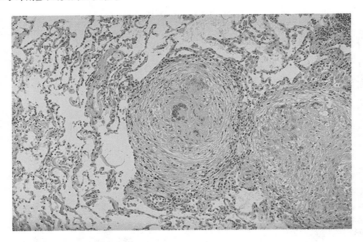

图 3-14-14　结核结节

（二）肠伤寒

肠伤寒如图 3-14-15 所示。回肠黏膜下淋巴滤泡中有大量增生的巨噬细胞（即伤寒细胞），聚集成团，形成伤寒小结，也称伤寒肉芽肿。伤寒细胞的特点为体积大、圆形或椭圆形，胞浆丰富、红染，核圆形或椭圆形，位于中央或偏于胞体的一侧。胞浆内常可见吞噬的淋巴细胞、红细胞或坏死细胞碎片。

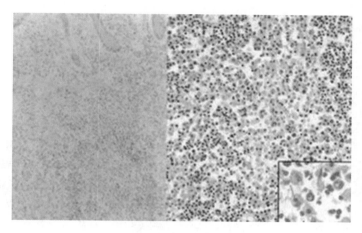

图 3-14-15　肠伤寒

（三）细菌性痢疾

细菌性痢疾表现为肠黏膜表面有假膜覆盖，黏膜上皮及腺体大量破坏；假膜主要为纤维素、坏死的肠黏膜、细菌、中性粒细胞及红细胞等，部分有脱落；黏膜下层、肌层、浆膜层充血、水肿，中性粒细胞及巨噬细胞浸润，出现点状出血。

图 3-14-16A 示低倍镜图像，可见表面有假膜覆盖；图 3-14-16B 示高倍镜图像，可见假膜主要为假膜主要为纤维素、坏死的肠黏膜、细菌、中性粒细胞及红细胞等。

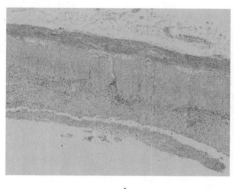
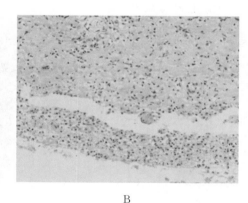

A　　　　　　　　　　　　　　　B

图 3-14-16　细菌性痢疾

【思考题】

（1）试述结核病的基本病变及其发展和转归。

（2）从所学过的知识，考虑局部淋巴结肿大可能由哪些疾病引起？形态上有何不同？

（3）比较急性菌痢和肠伤寒的好发部位及炎症性质有何不同？

【案例分析】

患者，男，65 岁，农民，其间断咳嗽、咳痰 5 年，加重伴咯血 1 个月。患者 5 年前受凉后低热、咳嗽、咳白色黏痰，给予抗生素及祛痰治疗，1 个月后症状不见好转，体重逐渐下降，后拍胸片诊为"浸润型肺结核"。之后患者肌注链霉素 1 个月，口服利福平、雷米封 3 个月，症状逐渐减轻，遂自行停药。此后一直咳嗽，咳少量白痰，未再复查胸片。2 个月前劳累后咳嗽加重，少量咯血伴低热、盗汗、胸闷、乏力又来就诊；病后进食少，二便正常，睡眠稍差，无药物过敏史。

体格检查：T 37.4 ℃，P 98 次/分，R 23 次/分，BP 135/80 mmHg；神志清楚，消瘦，全身无皮疹，浅表淋巴结未触及，巩膜不黄；气管居中，两上肺呼吸音稍减低，并闻及少量湿啰音，右上肺背部可闻及湿啰音；心界不大，心率 96 次/分，律齐，无杂音；腹部平软，肝脾未触及，四肢及脊柱正常。

辅助检查：血 Hb 122 g/L，WBC 4.5×10^{7}/L，中性粒细胞百分比（NEU%）60%，淋巴细胞百分比（LYM%）45%，血小板（PLT）230×10^{7}/L，红细胞沉降率（ESR）40 mm/h，尿蛋白（一）。痰涂片查抗酸杆菌阳性；胸片示两肺上叶斑片状密度增高影，其间可见透光区；右侧位片示病灶位于右中叶背段，可见空洞。

请分析：

（1）本病的诊断及诊断依据有哪些？

（2）浸润性肺结核临床表现与转归是什么？

案例分析思路

附　录

附录一　实验室守则

（1）严格遵守形态学实验室的所有规章制度。室内各种电教设施不能随便调整；学生未经允许不得使用教师专用电教设备，严禁复制教学课件及对电脑和网络设置进行任何更改。

（2）遵守学习纪律，专心实验，保持室内安静，文明礼貌，穿戴整齐。

（3）爱护显微镜、教学标本和病理切片以及实验室其他用具，不得损坏。大体标本和玻片均来自人体（患者或尸体），极不易采集，必须自觉爱惜。观察大体标本时，禁止倾斜和震摇标本瓶。实验结束时，须注意检查切片标本（切片勿遗忘在显微镜载物台上或夹在书本里），确证无误，如数交还。标本和切片如有损坏应立即报告，按价酌情赔偿。

（4）实验前仔细阅读实验指导，复习有关理论，了解实验目的与要求。

（5）实行卫生值日制，实验完毕，将显微镜及标本整理后，做到人走断电、断水，关好门窗。

附录二　光学显微镜的构造与使用

光学显微镜（通常称显微镜或光镜）是组织学实验观察的主要仪器。了解光镜的构造，正确而又熟练地使用光镜是本门学科重要的基本技能训练项目之一。

（一）光学显微镜的构造

1.机械部分

（1）镜座：以稳定和支持显微镜。

（2）镜臂：供握持显微镜用。

（3）镜筒：上装有目镜，下装有转换器与物镜。

（4）调节器：可升降镜筒或镜台，以调节观察标本的焦点（粗调节器多用于低倍镜，细调节器多用于高倍镜）。

（5）转换器：呈圆盘状，接镜筒下端，底面有 3～4 个小孔，供装物镜用。

（6）载物台：供放标本用的平台，中央有一圆孔，台面上有片夹或推片器。

（7）聚光器螺旋：通过升或降可以调节光的强弱。

2.光学部分

（1）反光镜：聚合器下方的一个圆形双面镜，需弱光时用平面镜，需强光时用凹面镜。

（2）聚光器：由几个透镜组成，可聚集光线，其下装有光圈，拨动小柄可使光圈内口放大或缩小。

（3）物镜：装在转换器上，镜头标有"10×"（低倍镜），"40×"（高倍镜）"100×"或"90×"（油镜）。

（4）目镜：标有"5×""10×""15×"等放大倍数符号，数字愈大则放大倍数愈高。常用"10×"目镜，有的内装有指针。双目镜筒有两个同倍数的目镜。

光镜的放大倍数＝目镜放大倍数×物镜放大倍数。

（二）光学显微镜的使用方法

1.取镜

拿镜时以右手握镜臂，左手托镜座。观察时置于身体左前方，以便右手做记录或绘图。

2.对光

对光时先使低倍物镜与镜筒成一直线，然后升高聚光器，打开光圈，用左眼观察目镜，调节反光镜直到视野内的光线明亮均匀为止。聚光器、光圈、反光镜的调节应根据所观察的标本内容和光线强弱的具体情况随时调整。

3.置片

将组织玻片标本置于载物台上，然后把组织标本移到载物台孔中心，并加以固定，注意盖玻片面应向上。

4.观察

（1）用低倍镜：先用粗调节器把镜筒逐渐下降到物镜头与标本相距0.5 cm；再以左眼观察目镜。用粗调节器缓慢调节镜筒，直到视野内出规模糊图像时改用细调节器调到物像清晰为止。低倍镜下主要观察组织和器官的基本结构。

（2）用高倍镜：如需要仔细观察细胞或其他微细结构，应将观察部位移至视野中央，再换高倍镜观察。观察步骤同上，直到获得清晰的物像为止。

（3）用油浸镜：先经低倍镜、高倍镜找到要观察的物像，将其移置视野中心，上升镜筒，移开高倍镜。在标本观察部位滴上一小滴香柏油或液体石蜡，转换油镜，下降镜筒使油镜头浸入油内，然后用目镜观察，步骤同上，直到视野内出现清晰的物像为止。观察后移开镜头，用擦镜纸蘸二甲苯擦净镜头和玻片标本。

5.收镜

观察完毕，取下组织玻片标本，将片夹或推片器摆正。用绸布擦净光学部分，用棉布擦拭机械部分，将物镜"八"字分开，使其下降到接近载物台，并将反光镜放平，将显微镜送还原处。

（三）注意事项

（1）不得拆卸显微镜的任何部分。光学部分禁用口吹或手抹，应用绸布或擦镜纸擦拭。

（2）用显微镜观察时两眼睁开，用左眼观察，右眼看图。

（3）要爱护显微镜，如发现损坏应及时向教师报告，以便修理。

（四）光镜标本的观察

光镜观察组织标本是组织学实验的主要内容。由于所观察的组织标本大部分是石蜡切片，HE染色制成的，所以常把组织标本通称为组织切片。光镜下观察组织标本应注意如下几个问题。

1.切面与立体关系

理论课总是以全面和立体的观点进行讲解，但在组织切片标本上却是一幅切面图像，如脊神经节内神经元，因切面不同，所观察到的细胞形态结构也不同，然而很难在一个视野中看到全部结构。因此，观察切片时应联系组织结构的切面的方向，边移动、边观察、边思考，并联想到切面与立体和整体的关系。

2.循序、重点观察

观察组织切片时应先用肉眼观察一下标本的大致情况。例如切片中标本的数目、实质性器官或中空性器官、皮质与髓质等。然后用低倍镜辨明组织或中空性器官的层次；实质性器官的皮质与髓质。同时应注意切片的切面方向，接着换高倍镜观察代表该组织或器官的特征性结构。

观察组织切片时要根据组织器官的结构规律而逐步观察。例如观察细胞时，先看细胞外形、大小、排列规律，再看细胞核的位置、大小、形状、嗜色性及核仁情况，最后看胞质多少、嗜色性、细胞器及胞质内特殊结构。观察实质性器官时则先看被膜,再看皮质和髓质或实质和间质,最后看其特征性微细结构;观察中空性器官时则应从内先辨层次,随后看各层次的特征性结构内容,辨明它是何种器官。

3.人工伪像的识别

活细胞或组织在制片过程中会受到某些因素的影响。例如脂肪细胞内的脂滴被溶后形成空泡、软骨细胞的皱缩现象、组织结构之间的裂隙以及染料残渣、刀痕、气泡等都属于人工伪像,观察时应注意加以识别。

附录三 石蜡包埋切片的制作过程和原理

实验室所用标本大多为石蜡组织切片,其制作过程介绍如下:

(1)取材:材料愈新鲜愈好,以防组织的死后变化,组织块厚度不应超过0.5 cm。

(2)固定:将组织块放入10%福尔马林、布安(Bouin)氏液等固定剂中固定24小时,使组织细胞的蛋白质变性,以保存其原有的形态。

(3)浸洗:固定后须经流水或酒精洗涤,直至组织内的固定剂洗净为止,一般约24小时。

(4)脱水:经过50%、70%、80%、90%、95%、100%各级酒精脱水,每级为2~6小时,其目的在于除去组织中的水分。

(5)透明:组织脱水后,浸入二甲苯内直至透明为度,使组织中的酒精被透明剂取代后才能浸蜡包埋,一般为半小时至2小时。

(6)浸蜡:入温热之石蜡内渗透数小时,通常为2~4小时即可。

(7)包埋:将温热之石蜡倒入一定形状的容器内,使组织凝固其中,以待切片。

(8)切片:用切片机将含有组织的蜡块切成厚度5~8 μm薄片。

(9)贴片与烘片:将切片在温水中展开,然后放在涂有蛋白甘油的载玻片上,置于45 ℃温箱中烘干。

(10)脱蜡与复水:切片浸入二甲苯内10~20分钟,再经过100%、95%、90%、80%、70%酒精脱蜡各5分钟,然后入蒸馏水2分钟。

(11)染色:切片放入苏木素染液5~10分钟后,自来水洗2分钟,0.5%盐酸溶液分色数秒钟(光镜下检查胞核呈浅红色,细胞质及胶原纤维几乎无色),蒸馏水洗,流水冲洗0.5小时,蒸馏水洗1分钟,70%、80%、90%酒精各5分钟,0.5%伊红染液3~5分钟,95%酒精分色(至无红色自组织上脱下为止)。染色结果为细胞核呈紫蓝色,细胞质和细胞间质的某些有形成分则呈粉红至红色。

(12)脱水:已染色的组织切片依次放入 95％酒精 1～2 分钟,100％酒精（Ⅰ）（Ⅱ）各10 分钟。

(13)透明:切片脱水后放入二甲苯（Ⅰ）（Ⅱ）（Ⅲ）内,每道工序各10 分钟。

(14)封固:将已透明的组织切片从二甲苯中取出,滴加树胶,盖上盖玻片封存。

附录四　临床病理学基本技术

(一)送验标本的选择和处理

临床医生在医疗工作中,为了诊断、治疗和判断预后的需要常常要送验病理组织标本进行确诊,即进行病理诊断及分类。病理诊断常被视为最有权威性的一级诊断。但是,病理医生的诊断必须结合临床有关资料,具体说就是要求临床医生准确认清病变,作出初步临床诊断及正确采取和处理病变标本,并能全面填写病理检查申请单。

1.诊断性送验标本的采取和选择

对于临床不能确诊的病变,为了明确诊断,取下部分病变或全部病变进行病理诊断,以便确定治疗原则。具体要求如下:

(1)全身如有多数同样病灶,应送典型而有代表性的部位,如周身多处浅表淋巴结肿大,以摘取颈淋巴结为好。但腹股沟淋巴结受累,有大有小,有软有硬,应取较大而硬者为好。

(2)单一病灶病变较大者,不能全部取出时,可只取一部分进行病理诊断,但必须充分暴露病变,确切的取到病变部分,否则无法作出正确诊断。

(3)在切取标本时,除尽量避免破坏和钳夹病变外,切勿过度牵拉和挤压,否则会造成组织细胞严重变形,无法观察甚至造成误诊。

2.治疗性手术切除标本的送验

为了治疗而行外科手术切除的标本,原则应全部送到病理科检验。如因各种原因不能全送时,应按上述原则选取典型部位送验,手术中需做冰冻切片者更应如此。

3.送验标本的处理

(1)切取的病变标本,各种体液、穿刺液细胞检查等标本应立即送病理科固定,或切取后马上固定于 10％福尔马林（或 95％的酒精）溶液内,以免组织自溶。

(2)将送验标本写好患者姓名,贴好标签,如同一患者同时取有数种组织,应分盛容器,并分别注明,详细填写送验申请单;临床医生若有特殊要求时,应在申请单上注明或事先联系。然后将标本与申请单一并交送病理科。

(二)病理申请单的填写(重点要求)

一般情况要求填写姓名、年龄、性别、职业、籍贯、住址及住院号等,因为某些疾病与性别、年龄有关;而某些职业病、地方病、肿瘤又与职业、籍贯等有关。此外姓名、住址、住院号等与进一步了解病情、随访,科研资料的收集等有关,故应认真填写。

1.送验标本

送验标本的填写要求包括组织名称及取材部位。

2.病史摘要

病史摘要的填写要求包括病程、症状体征、治疗情况、检查结果等。

3.手术所见

手术所见的填写要求包括病变部位、大小、形状、数目、界限、硬度、与周围关系等。

4.临床诊断

临床诊断时考虑可能是哪类疾病、排除哪类疾病等。

5.送验要求

送验时应填写如确定病变性质(良恶性),肿瘤有无浸润、转移等。

病理医生进行诊断必须结合上述临床资料,这样才能对疑难病例,不典型病变作出较正确的病理诊断。否则,仅凭显微镜下观察常无法确诊或只能描述所见,所以,病理-临床医生必须密切协作,才能作出正确诊断。

(三)病理切片的制作

病理切片的制作包括下列九个步骤

1.取材

从大体标本上择取病变部分组织,切成约 1 cm×1 cm×0.2 cm 的组织块。

2.固定

将上述组织块浸在固定液里,使细胞内物质凝固,避免组织自溶和腐败,将细胞和组织成分尽可能按活体形状保存。常用固定液为:10%福尔马林(4%甲醛),用量最少为组织块的 4 倍体积,固定时间 24 小时。

3.脱水

大多数组织固定剂是用水溶剂,为将组织包埋在蜡内必须除去水分,这一步一般是浸于逐级增加浓度的酒精来完成。由 80% 至无水酒精,共 5 级,每级 1 小时。

4.透明

由于酒精和石蜡不能混合,须再用一种石蜡的溶剂置换酒精,而大多数石蜡溶剂有使组织的折光率增高的作用并表现清晰,所以称之为透明,由二甲苯来完成,约 2 小时。

5.浸蜡

将组织块浸入溶化的石蜡内,时间根据组织块大小和种类,浸蜡温度等来定,一般 4 小时即可。

6.包埋(铸块)

将组织从蜡液中取出置入充满融熔石蜡的包埋框内,再将此铸块冷却。

7.切片与附贴

将包埋好的组织块切制成厚 2～4 μm 的蜡条,再在温水浴内将带有组织的蜡条附贴在载玻片上。

8.染色

经常应用的是苏木素-伊红染色法,这是一种常规的染色法,组织经过染色,其形态结构可以全部显示。基本步骤是先用二甲苯脱蜡,再逐级降低浓度酒精浸水,其次染色,再逐级升高浓度酒精脱水,最后用二甲苯透明。

9.玻片封固(略)

(四)组织特殊染色

特殊染色是为了达到某些特殊的要求,或为了显示特殊的组织结构,而进行的有目的、有选择的一种染色方法。它能帮助探索组织变化情况及程度,可以帮助病变定位,以及确定诊断。特殊染色的方法繁多,经常应用的如附表 1 所示。

附表 1　特殊染色方法、用途表

组织成分	固定液	制片	常用的染色法	染色结果
胶原纤维	10％福尔马林	石蜡	万吉森(VanGieson)氏苦	胶原纤维呈红色
黄色弹力纤维	10％福尔马林	石蜡	温格尔(Weinger)氏雷锁	弹力纤维呈蓝黑色
网状纤维	10％福尔马林	石蜡	戈登-斯威特(Gonrdon-Sweet)	网状纤维呈黑色
肌肉横纹	10％福尔马林	石蜡	马洛里(Mallory)磷钨酸-苏木素(PTAH)法	横纹呈蓝色
糖原	10％福尔马林	石蜡	过碘酸希夫(PAS)反应	糖原呈红色
黏液物质	10％福尔马林	石蜡	PAS 反应	黏液物质呈红色
脂肪	—	冰冻	苏丹Ⅲ和苏丹Ⅳ	脂肪呈橘红色

续表

组织成分	固定液	制片	常用的染色法	染色结果
脂肪	—	冰冻	油红 O 法	脂肪呈红色
RNA、DNA	卡诺氏液	石蜡	甲基绿派洛宁法	RNA 呈红色，DNA 呈蓝绿色
玻璃样物	10％福尔马林	石蜡	PAS 反应	玻璃样物呈红色
纤维蛋白	10％福尔马林	石蜡	Mallory 氏 PTAH 法	纤维蛋白呈蓝色
肥大细胞	10％福尔马林	石蜡	0.5％甲苯胺蓝	肥大细胞呈紫蓝色
淀粉样物质	10％福尔马林	石蜡	刚果红	淀粉样物质呈红色
淀粉样物质	10％福尔马林	石蜡	甲基紫	淀粉样物质呈紫红色
分枝杆菌	10％福尔马林	石蜡	抗酸染色	分枝杆菌呈红色，背景呈蓝色

（五）免疫组织化学染色

1.免疫组化的意义

近年来,随着免疫组织化学技术的发展和各种特异性抗体的出现,使许多疑难肿瘤得到了明确诊断。在常规肿瘤病理诊断中,5％～10％的病例单靠 HE 染色难以作出明确的形态学诊断。尤其是免疫组化在肿瘤诊断和鉴别诊断中的实用价值受到了普遍的认可,其在低分化或未分化肿瘤的鉴别诊断时,准确率可达 50％～75％。

免疫组织化学的临床应用主要包括以下几方面:

（1）恶性肿瘤的诊断与鉴别诊断。

（2）确定转移性恶性肿瘤的原发部位。

（3）对某类肿瘤进行进一步的病理分型。

（4）软组织肿瘤的治疗一般需根据正确的组织学分类,因其种类多、组织形态相像,有时难以区分其组织来源,应用多种标志进行免疫组化研究对软组织肿瘤的诊断是不可缺少的。

（5）发现微小转移灶,有助于临床治疗方案的确定,包括手术范围的确定。

（6）为临床提供治疗方案的选择。

2.免疫组化原理

抗原抗体反应,即抗原与抗体特异性结合的原理,通过化学反应使标记抗体的显色剂(荧光素、酶、金属离子、同位素)显色来确定组织细胞内抗原(多肽和蛋白质),对其进行定位、定性及定量的研究。

抗体与抗原之间的结合具有高度的特异性,免疫组化正是利用这一特性,即先将组织或细胞中的某些化学物质提取出来,以其作为抗原或半抗原去免疫实验动物,制备特异性抗体,再用这种抗体(第一抗体)作为抗原去免疫动物制备第二抗体,并用某种酶(常用辣根过氧化物酶)或生物素等处理后再与前述抗原成分结合,形成抗原-一抗-二抗复合物,将抗原放大。由于抗体与抗原结合后形成的免疫复合物是无色的,因此,还必须借助于组织化学方法将抗原抗体反应部位显示出来(常用显色剂二氨基联苯胺法显示为棕黄色颗粒)。通过抗原抗体反应及呈色反应,显示细胞或组织中的化学成分,在显微镜下可清晰看见细胞内发生的抗原抗体反应产物,从而能够在细胞或组织原位确定某些化学成分的分布、含量。组织或细胞中凡是能作为抗原或半抗原的物质,如蛋白质、多肽、氨基酸、多糖、磷脂、受体、酶、激素、核酸及病原体等都可用相应的特异性抗体进行检测。

3.常用免疫组化分类

(1)免疫荧光方法:这是最早发明的免疫组织化学技术。它利用抗原抗体特异性结合的原理,先将已知抗体标上荧光素,以此作为探针检查细胞或组织内的相应抗原,在荧光显微镜下观察。当抗原抗体复合物中的荧光素受激发光的照射后即会发出一定波长的荧光,从而可确定组织中某种抗原的定位,进而还可进行定量分析。由于免疫荧光技术特异性强、灵敏度高、快速简便,所以在临床病理诊断、检验中应用比较广。

(2)免疫酶标方法:是继免疫荧光后,于 20 世纪 60 年代发展起来的技术。基本原理是先以酶标记的抗体与组织或细胞作用,然后加入酶的底物,生成有色的不溶性产物或具有一定电子密度的颗粒,通过光镜或电镜,对细胞表面和细胞内的各种抗原成分进行定位研究。免疫酶标技术是目前定位准确、对比度好、染色标本可长期保存,适合于光镜、电镜研究等。免疫酶标方法的发展非常迅速,已经衍生出了多种标记方法,目前在病理诊断中广为使用的当属过氧化物酶-抗过氧化物酶法(PAP)、卵白素-生物素-过氧化物酶复合物法(ABC)、链霉菌抗生物素蛋白-过氧化物酶法(SP)、即用型二步法(聚合物链接)等。

(3)免疫胶体金技术:免疫胶体金技术是以胶体金这样一种特殊的金属颗粒作为标记物。胶体金是指金的水溶胶,它能迅速而稳定地吸附蛋白,对蛋白的生物学活性则没有明显的影响。因此,用胶体金标记一抗、二抗或其他能特异性结合免疫球蛋白的分子(如葡萄球菌 A 蛋白)等作为探针,就能对组织或细胞内的抗原进行定性、定位甚至定量研究。由于胶体金有不同大小的颗粒,且胶体金的电子密度高,所以免疫胶体金技术特别适合于免疫电镜的单标记或多标记定位研究。由于胶体金本身呈淡至深红色,因此也适合进行光镜观察,如应用银加强的免疫金银法则更便于光镜观察。

参考文献

1.魏晓丽.病理学实验教程[M].北京/西安:世界图书出版社,2020.

2.郭晓奎,董为人.基础医学实验示范教程[M].北京:人民卫生出版社,2020.

3.任明姬,崔明玉,耿世佳.组织学与胚胎学实验指导[M].江苏:凤凰科学技术出版社,2020.

4.李筱贺,吴仲敏.人体解剖学实验[M].武汉:华中科技大学出版社,2020.

5.杜月光.病理学实验指导[M].杭州:浙江大学出版社,2019.

6.陈振文,杨美玲.病理学与病理生理学实验及学习指导.北京:人民卫生出版社,2019.

7.余文富.解剖学与组织胚胎实训教程[M].杭州:浙江大学出版社,2019.

8.和七一.免疫学实验教程[M].长春:吉林大学出版社,2019.

9.石玉秀.组织学与胚胎学实验教程[M].3版.北京:高等教育出版社,2018.

10.张亚琴.病理学实验指导[M].北京:人民卫生出版社,2018.

11.吕正梅.组织学与胚胎学实验指导[M].合肥:中国科学技术大学出版社,2018.

12.蒋吉英.人体解剖学实验[M].北京:科学出版社,2017.

13.汪剑威.人体解剖学实验指导[M].北京:北京大学医学出版社,2016.

14.高音.人体解剖学实验[M].2版.北京:科学出版社,2015.

15.蒋杞英.组织学与胚胎学实验指导[M].郑州:河南大学出版社,2014.

16.王同曾.人体解剖学实验指导[M].北京:科学出版社,2013.

17.邹仲之.组织学与胚胎学[M].8版.北京:人民卫生出版社,2013.

18.金晓梅,汤美荣.组织学与胚胎学实验指导[M].合肥:中国科学技术大学出版社,2012.

19.陈光忠.新编解剖组胚学实验教程[M].上海:复旦大学出版社,2010.